中医药科研诚信与学术规范

王诗源　主编

山东大学出版社

图书在版编目(CIP)数据

中医药科研诚信与学术规范/王诗源主编.—济南:
山东大学出版社,2020.8
　ISBN 978-7-5607-6687-4

　Ⅰ.①中…　Ⅱ.①王… 　Ⅲ.①中国医药学－学术研究
－道德规范　Ⅳ.①R2

中国版本图书馆 CIP 数据核字(2020)第 161736 号

策划编辑　徐翔
责任编辑　徐翔
封面设计　牛钧

出版发行　山东大学出版社
社　　址　山东省济南市山大南路 20 号
邮政编码　250100
发行热线　(0531)88363008
经　　销　新华书店
印　　刷　山东和平商务有限公司
规　　格　720 毫米×1020 毫米　1/16
　　　　　18.5 印张　340 千字
版　　次　2020 年 8 月第 1 版
印　　次　2020 年 8 月第 1 次印刷
定　　价　56.00 元

《中医药科研诚信与学术规范》
编委会

前　言

　　中医药学是中华民族的伟大创造，为中华民族繁衍生息做出了巨大贡献。《中共中央国务院关于促进中医药传承创新发展的意见》中明确指出：要充分"发挥中医药在维护和促进人民健康中的独特作用"，充分发挥中医药在疾病预防、治疗、康复中的独特优势，为增进人民健康福祉做出新贡献。中医药是我国医学科学的重要组成部分，中医药的生命力在于它的理论体系的科学价值和防治疾病的独特疗效。要落实中医药守正创新精神，就要在坚持中医的整体观念、辨证施治、治未病等核心思想的基础上，积极利用现代科学技术，加强中医药的科学研究，促进中医药理论的发展和创新，促进中医药现代化。

　　科研诚信和规范是中医药事业健康发展的内在要求和重要保障，随着中医药科学研究的扩大和深入，中医药学术道德和学术规范愈加重要。我国有关部门和教育科研机构一直非常重视科研诚信教育。2009 年，科学技术部科研诚信建设办公室组织编写了《科研诚信知识读本》和《科研活动诚信指南》；中国科学院、国家自然科学基金委员会也先后组织编写或翻译了科研诚信相关的读本和案例。此外，越来越多的高等教育机构开设了科研诚信课程，这些都为普及科研诚信，营造健康的科研学术氛围发挥了积极作用。

　　就中医药学术道德和规范来说，目前国内还没有针对中医药学科而专门编制的学术道德和学术规范教材。中医药领域的研究生是当前中医药科研的生力军，但这一群体对学术腐败现象认知有限，知识产权意识淡薄，因此实施研究生学术规范养成教育是势在必行的。将中医药学术道德引入课堂是中医药科研道德规范化的必由之路，也是当今中医药学科发展所需要的。这正是我们编写本部教材的目的所在。

　　本书涵盖了中医药科研项目的申报、科研项目的实施、科研成果的形成、科研成果的评价、科研成果的发表与传播等多个环节。除绪论外，全书共有七章内容。绪论部分概括介绍了中医药科学研究现状、中医药高校学术诚信与学风建设现状,并分析了目前存在的主要问题。其余各章就中医药学科学术道德与学术规范、中医药研究程序规范、中医药学科学术论文写作规范、中医药学科成果发表规范、中医药学科学位论文写作规范等方面进行了研究和探讨,并单独用一章进行学术不端行为的介绍和案例剖析。附录部分,就国家近年出台和发布的科研诚信相关法律、法规和文件进行了全面、系统的调研和梳理,依照发文机关将这些法律、法规和文件进行了编排。读者可以通过附录内容的学习,了解和掌握科研诚信建设相关法律法规和文件,在遇到具体问题时也可查阅相关条目。

为了突出本书的中医药特色,每一章后面都附有两个"古代医药名家学术美德故事",如"实事求是严谨治学的医宗扁鹊""开明而严谨的淳于意""不畏权威且具有革新探索精神的王清任、张元素""不畏艰险深入疫区获取第一手资料的吴又可""兼具实干和创新精神的王惟一""心系苍生具有医学伦理情怀的甄权和大医精诚的孙思邈"等。这些都彰显了中医药学亘古流传的求实创新和深入实践的学术精神、刻苦钻研和不耻下问的治学态度、实事求是和真实客观的科研诚信等优良的传统和作风。同时,这一环节内容也增加了教材的趣味性和可读性。

本书适合中医药科研人员、科研管理人员和教育工作者阅读,也可以作为中医药院校本科生和研究生开展科研诚信教育和科研行为规范教育方面的基础性教材。

由于编者时间仓促、水平有限,其中有许多不足之处在所难免,敬请各位读者批评指正,给予多多指导。

编者

2020 年 8 月

目　录

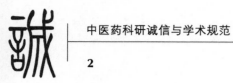

绪 论

第一节 中医药科学研究现状

一、中医药科学研究总趋势

中医药经过几千年的发展已形成了科学的理论,并且在保护人们的健康水平上起着重要的作用。近几十年来的中医药发展历程表明,科学技术研究对提高临床能力和水平、促进中医药事业发展具有重要作用。无论中医药理论的发展,还是临床诊疗技术和水平的提高,都需要科学技术研究作为支撑,要在充分继承和发扬中医药优势的基础上,依靠科学技术研究发展中医药。

目前,中医药科学研究呈现多样化发展趋势,理论与临床研究并举,科研经费达到一定规模且呈稳定状态。中医药科学研究总体包括理论研究与临床研究,又可进一步细分为理论阐发、应用研究、试验发展、研究与发展成果应用、科技服务转化等。其成果也多种多样,体现在发表科技论文、出版科技著作、专利授权、软件著作权、新药证书、形成国家或行业标准、植物新品种权授予等方面。但总的来说仍然是以发表科技论文、出版科技著作这些理论成果为主,而体现创新性、应用性的专利,软件,新药,国家或行业标准,植物新品种等方面的成果较少。如何把理论研究的成果运用到中医药的临床、保健等领域依然是个重要课题,是中医药科学研究的重点和难点问题。

中医药有着无比丰富的理论,传统理论在新形势下也需要创新,理论终究要运用才有生命力。我国的中医药理论研究成果显著,有很多著作和学术论文问世。多年来,中医药应用研究也得到了重视,中医药的专利不断增多。

二、中医药科学研究人才培养

中西医药学结合共同构成中西医药学理论体系,这是统一、新型的医药学理论体系,二者优势互补。仅有中西医学结合,没有中西药学结合,则中西医学的结合是不可能真正达到的;若无中西医学结合,中西医药学的结合亦难彻底。这两类结合,互相促进,不断深化,最后达到中西医药学结合。中西医药学所提供的药物及使用规律,都是为防治人体的疾患,此为二者结合的根本所在。因各自的特殊性或称内在的科学性,决定了二者结合的基础与核心将是中医药学。培养具备跨学科知识体系的研究生将是未来中医药科学研究人才培养的大趋势。

目前,中医药学在逐年扩大高层次人才招生。研究生是中医药科学研究的生力军,扩大研究生规模在一定意义上推动了中医药科学的研究发展。中医人才的培养有自身的特色,除院校学历教育外尚有师承带徒制,两者各有优势和不足,权衡利弊,应结合两者优势。随着中医药科研阵地的拓展,越来越多的研究生在学术期刊上发表学术成果,对于研究生进行学术道德规范教育势在必行。

第二节　中医药高校学术诚信与学风建设现状

随着国家对学术诚信的重视,各高校已逐步开展学术诚信建设和教育。

一、加强学术诚信与学风建设至关重要

随着在校研究生规模不断扩大,研究生群体在推进学校文化建设中的主体地位日趋明显,研究生群体在校园文化建设中的作用逐渐突出。科学研究是追求真理、探索真理、揭示真理、捍卫真理的过程。培养研究生求真务实、为真理献身的科学精神不仅是推动科学事业发展的不竭动力源泉,也是提升高校科学研究水平和学校核心竞争力的重要举措。研究生既是当前科学研究的生力军,也是科教事业发展的未来和希望。学术诚信和学风建设是研究生培养工作的重要内容,也是培养创新人才的重要保证。

在研究生中开展学术诚信与学风建设教育,有利于帮助研究生掌握科研工作的规范,确立严谨治学的品格,完善学术人格,维护学术尊严,自觉抵制学术不端行为;有利于引导研究生传承学校老一辈专家学者的优良学风与品质,努力成为优良学术道德的践行者和良好学术风气的维护者;有利于在今后的教学和科

研工作中弘扬求真务实、严谨自律的精神,对营造校园良好的学术氛围,促进学校文化强校名校建设至关重要。

二、学术诚信教育纳入研究生培养环节,并形成长效机制

学术道德、学术规范是研究生培养环节的重要组成部分。近年来,许多高校都相继制定了《学术行为规范及管理办法》《学位论文造假行为处理办法》《研究生学位论文查重的暂行办法》等相关规定。这一系列制度对研究生和其导师在科学研究和学术活动中的学术道德要求做了详尽的说明,对违反学术道德规范行为的认定和处理办法做出了规定,在制度层面上有了保证。

高校也越来越重视研究生学位论文的质量控制,规范了硕士、博士学位论文的格式,加大了撰写学位论文的过程控制,对开题报告、论文初稿、论文评议评阅、论文终稿、论文答辩各个阶段都加大监督检查力度,设置学位论文查重环节,要求每篇学位论文签署原创声明,对存在抄袭、引用不规范等现象,进行严肃处理。

三、加强学术诚信与学风建设时不我待

近年来不断曝光的国内外学术不端行为使得社会各界更加关注科学道德和学术规范问题。学术不端行为不仅是个人问题,更隐藏着巨大的社会危害性。学术不端行为的发生除了不利于人才的培养与成长、学科的发展,更直接降低了社会对科学家的信任和对科学的信心,带来社会责任心、职业道德、探索精神等的下降和缺失;学术不端行为如果任其发展,将抑制自主创新能力的增强,阻碍创新型国家的建设,后果非常恶劣,影响非常深远。加强研究生学术诚信与学风建设,净化学术环境与学术氛围已成为时不我待的事情。

第三节 目前存在的主要问题

研究生作为当前科研的生力军,在当前国内学术界大环境下实施研究生学术规范养成教育是必需的。研究生群体对学术腐败现象认知有限,对自己恪守学术规范信心不足,知识产权意识淡薄,这些现象严重影响学术规范养成教育的实施。应充分意识到学术腐败对研究生学术规范养成教育的负面影响,采取多种措施加强学术规范养成教育的效果。

随着中医药科学研究的不断扩大和深入,中医药学术道德规范越显重要。越来越多的高校和研究机构制定了一系列的相关规范,进行了重要的学术道德

规范普及讲座。但是学术道德规范大多仍然处于讲座及红头文件阶段,虽然研究生与科研人员接受了普及性教育,但是收效甚微。将中医药学术道德引进课堂是中医药科研道路规范的必由之路,也是当今中医药学所需要的。

◆古代医药名家学术美德故事◆

医宗扁鹊实事求是的学术精神

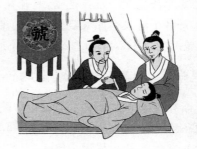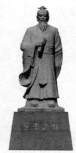

扁鹊,姬姓,秦氏,名越人,春秋战国时期名医,渤海郡郑(今雄县郑州镇)人。《史记·太史公自序》云"扁鹊言医,为方者宗",晋代葛洪则以扁鹊为"治疾之圣",明代杨继洲称"扁鹊为祖师"。扁鹊不但是医学科学的奠基人,他高尚的医德医风和实事求是的学术精神也是万世之表率。

根据典记,魏文王曾求教于名医扁鹊:"你们兄弟三人都精于医术,那么请问,在你们三兄弟中,究竟谁的医术是最好的呢?"扁鹊回答道:"大哥的医术最好,二哥的医术差些,而我是三个人中医术最差的那一个。"并解释说:"大哥治病,是在病情发作之前,病人自己还没有意识到身体不适,大哥就下药铲除了病根,他是治未病,但这使他的医术难以被人认可;我的二哥治病,是在病初起之时,症状尚不明显,二哥稍加用药就能遏制病情,别人都认为二哥只能治小病;而我治病,都是在病情十分严重,病人痛苦万分时,我要在经脉上穿刺放血或在患处敷以毒药以毒攻毒,这样治疗效果比较引人注意,以至于名闻天下。"扁鹊非常实事求是地分析和评价了自己兄弟三人的医疗水平。

而扁鹊到虢国行医,赶上虢太子"暴死"。扁鹊认为太子"死"的奇特,便主动"至虢宫门下"求治,后经认真诊断和精心调治,太子果然痊愈了。扁鹊从而名扬天下,人们都称赞他为神医,能"起死复生",扁鹊却谦逊地说:"越人非能生死人也,此自当生者,越人能使之起耳。"扁鹊没有借此标榜自己能起死回生,而是实事求是地评价了自己只不过是让不该死的病人恢复生命而已。

　　除了高超的医术，扁鹊这种淡泊名利、谦虚谨慎的高尚医德医风和实事求是的科学态度，为后世医家树立了楷模，其被尊奉为医宗是当之无愧的。

淳于意开明而严谨的学术精神

　　淳于意是西汉初著名医学家。汉文帝时，他曾任齐太仓令，故称"仓公"。大史学家司马迁对他特别推崇，将他和医宗扁鹊放在一起，作了《扁鹊仓公列传》。而医圣张仲景在《伤寒杂病论》的序言中，也把淳于意与神农、扁鹊等相提并论，可见其学术影响力之大。

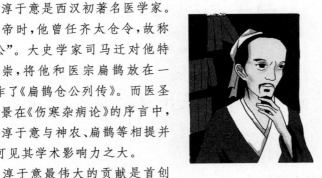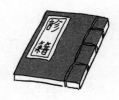

　　淳于意最伟大的贡献是首创病历的书写。他对每位患者的个人资料、疾病的诊断治疗经过等都进行了详细记载，并将典型病例经验进行总结，写出了中国医学史上第一部医案——《诊籍》，这部典籍也是世界历史上病历的首创，比西方诊籍的创立早数百年。而且淳于意在《诊籍》中并不是只记录治疗成功的病案，也有误诊的病案记录。据载，汉文帝曾问他："你诊病能做到全部正确没有失误吗？"淳于意坦诚地回复："我不能做到诊治万无一失。"这种实事求是的科学态度，是非常值得敬佩的。

　　在封建社会，同行之间往往将自己的治病方法视为谋生的饭碗，秘而不宣，甚至很多家族还立下传男不传女的规矩。而淳于意在行医过程中，发现单靠自己一个人的能力根本无法救治天下所有百姓。于是他便决心打破这种知识封闭的狭隘意识，对每一位找他求学的人，都丝毫不吝惜自己所学，悉心指导；非常乐于公开自己的诊疗经验和有效的药方，注重医学传承教育，是秦汉时期文献记载中带徒最多的一位医家。淳于意思想开明，胸襟开阔，他的这种大公无私的学术精神值得我们每一个人学习。

第一章　中医药学科学术道德与学术规范概述

第一节　中医药学学术道德规范的界定

一、学术

叶继元先生将学术定义为"一切科学的总称",对学术的研究,既可以是对整个知识领域的研究,又可以专指对某些学科的研究。以中医学为例,中医学的学术就是指对中医学学科本身的研究。人文学家张荣寰将学术的概念界定为对存在物及其规律的学科化论证。这个词对应的英文"Academia",更常见的意义是指进行高等教育和研究的科学与文化群体,在作这个意义用时对应于中文的学术界或学府。随着社会发展,学术内容逐渐细化,各类专门的学术领域逐渐出现,研究内容也越来越有针对性。

目前对于学术的定义是指系统专门的学问,也是学习知识的一种,泛指高等教育和研究,是对存在物及其规律的学科化。而学术研究就是指借助已有理论、知识、经验等,对研究问题进行假设、分析、探讨并得出结论。学术研究一般有三种类型:首先,在现有成果之外,取得新的成果;其次,对现有成果提出疑问,指出存在的问题,发现或纠正现有成果的错误;最后,对现有成果进行鉴定、评价、综述、总结。

中医学学术研究则应是基于中医学已有的理论知识经验,对中医学中的若干问题进行假设分析,对其进行研究,并取得相应的学术成果。

二、学术道德

道德是社会意识形态之一,是反映和调整人们现实生活中的利益关系,用善恶标准评价,依靠人们内心信念、传统习惯和社会舆论维系的价值观念和行为规范的总和。作为道德组成部分之一的职业道德是所有从业人员在职业活动中应该遵循的行为准则,涵盖了从业人员与服务对象、职业与职工、职业与职业之间的关系。因此,学术道德是指进行学术研究时应遵守的准则和规范。遵守学术道德,很重要的部分就是要有诚信。考试作弊、抄袭作业无疑都属于诚信缺失的范围,而论文写作中的剽窃可以归入更低门槛的道德范畴。

学术道德建设应包含三个层次的工作:一是理顺学术行为主体的各种社会关系,建设合理的学术体制;二是道德体系本身的构建,包括能被整个社会和学术共同体所认可的道德理念的重塑和道德原则的构建,以及切实可行的规范体系的建立和完善;三是培养可执行道德原则和道德规范的学术行为主体。研究生的学术道德建设与整个学术界的道德建设互为前提和条件,其目的在于培养具有强烈的道德自觉性、充分了解相关学术规范并具有道德行为能力的学术新生力量,并带动整个学术界的道德建设改革,从而为推动一个良性循环、可持续性发展的学术生态圈的建立提供充足的道德氧气。

三、学术规范

所谓学术规范,是指学术共同体内形成的进行学术活动的基本规范,或者根据学术发展规律制定的有关学术活动的基本准则。它涉及学术研究的全过程,学术活动的各方面,包括学术研究规范、学术评审规范、学术批评规范、学术管理规范。也有学者对学术规范作出了横向概括,认为它包括两方面的含义:一是学术研究中的具体规则,如文献的合理使用规则,引证标注规则,立论阐述的逻辑规则等;二是高层次的规范,如学术制度规范、学风规范等。综合以上,学术规范主要表现在以下三个层面:内容层面的规范,价值方面的规范,技术操作层面的规范。

依此,中医学学术规范,指中医学者讨论、参与、制定的,有关各方共同遵守的,有利于中医学术积累和创新的各种准则和要求,是中医学长期学术活动中经验的总结与概括,这些规范约束和引领着中医学者的学术行为。

第二节　中医药学学术道德规范的内容

学术道德规范的理论体系是复杂的,是一个学科领域中所有通行标准的综合。具体到中医药学科,其学术道德规范应具有共性和特性。中医药学学术带的规范应该包括四个层次,即中医药学基本核心内容规范、中医药学学科基本建制规范、中医药学学科基本价值与研究操守规范、中医药学研究成果规范。

一、中医药学基本核心内容规范

第一层次为中医药学基本核心内容规范,如中医药学的概念、性质、体系、边界等。中医药学是研究人体生理病理、疾病诊断与防治以及摄生康复的一门医学科学,至今已有数千年的历史。中医药学是"以中医药理论与实践经验为主体,研究人类生命活动中医学中健康与疾病转化规律及其预防、诊断、治疗、康复和保健的综合性科学"。中医学是治病救人的科学,属应用科学范畴,是具有社会科学、人文科学特点的自然科学。古代的中医学以经验医学为主,当代则向现代化中医药学发展。

二、中医药学学科基本建制规范

第二层次为中医药学学科基本建制规范,主要包括中医药学术史、主要学派、不同时期的代表学者、高等院校中医药专业学术团体和机构的规范。中国医学是西方医学系统之外另一个独立的医学体系。中国医学史是中华文明大河中之一支流,以其旺盛生命力自立于古今学科之林,传承不辍,生生不息。中医药学发展,代不乏人,历代医家著书立说,不断丰富中医药理论体系。现阶段,中医药学的研究具有天时地利人和,凭借着绝佳的时机,学术研究突飞猛进。高等院校中医药专业学术团体和机构是中医药研究的主力军,各个组织都十分重视学科基本兼职,对自身学术行为进行规范。

三、中医药学科基本价值与研究操守规范

第三层次为中医药学科基本价值与研究操守规范,主要包括中医药学在自身领域中的学术地位,中医药学者应具有的学术精神、学术积累、学术创新、学术传承等。现代医学作为当前医学领域的主流医学,其在理论基础和实践方式上都与中医药学有一定差别,让全世界都接受中医药学,目前来看是不可能的,但

是西方国家已经注意到这个具有悠久历史的医学，逐渐地承认中医药学，将之纳入医保范畴。中医药科研工作也为保卫世界人类健康立下汗马功劳，青蒿素的发现就是有力佐证。作为科学研究者，虽然中医学和临床医学有一定区别，但是中医药学者亦应遵守当今的学术规范，这有利于保障中医药学的科学研究顺利进行。

四、中医药学研究成果规范

第四个层次是中医药学研究成果规范，主要包括中医学论著的撰写规范，如论著的引文、注释、署名、摘要等。任何科学研究都要形成研究成果，研究成果规范是科学研究的重要准则。中医药学的现阶段研究，已有高水平学术论文发表，遵守中医药学研究成果规范是保证中医药科研成果向标准化、规范化转化的必由之路。

第三节　中医药学学术道德规范的目的

一、保障学术传承

中医学具备自身特点，与其他自然科学、社会科学相比较，其最大特点不仅仅是创新，同时也是传承。中医药学是传承的，没有传承，传统会被遗忘。中医药学能够经历千年而延续至今，是因为一代又一代的中医药学者对于传承责任的坚守。正是因为中医药学有着这样的学术特色，学术道德规范对于保障中医药学的长远发展作用才更为突出。传承不是简单地抄录，而是对前人研究成果的继承与发扬。学术规范最核心的要素就是确定学术研究的标准和尺度，既要禁止不规范研究，又要杜绝粗浅重复性研究。在未能正确传承前人学术成果、把握前人学术水平的情况下盲目开展学术研究，由此形成的科学成果也极可能是存在问题的。中医药学学术道德规范是促进学术传承，形成健康学术氛围的重要保障。

二、促进学术交流

任何学术研究都要相互交流，中医药学也是如此。不同的学术团体之间需要保持一定的学术交流，遵循一定的交流准则。目前学术交流的形式，除了学术汇报，还有学术成果的发表。中医药学科相关的学术期刊多达数十种，有各种高校的学报,也有综合性期刊,这些都是中医药学学术交流的理论阵地,每年有千余篇学术成果发表。因此,建立一套行之有效的学术规范,形成良性的学术交流氛围,对于促进学术交流和知识传播有着重要意义与价值。

三、推动学术创新

中医药学具有传承与创新的双重任务,积累深厚的中医药学更加需要创新。创新是学术本质的追求,也是一个学科能够不断前进的内在动力。没有创新,学科的发展就会故步自封。从中医药学的发展轨迹来看,每一次质的飞跃都是基于中医理论的创新,如金元时期中医学进入突飞猛进的时代,就是因为当时的医家在继承前任观点的同时阐发自身学术观点,推动了中医基础理论的完善与发展。学术道德规范与学术创新相互依存,只有在学术规范的引领下,学术研究才能做到有章可循,形成良好互动,在积累中传承,在传承中创新。

第四节　中医药学学术道德规范的功能

一、形成良好的学术氛围

中医药学的研究对象是人的生命,其具有严谨的学术氛围,中医药学术务必言之有据。贯彻学术道德规范,可以防止学术失范、学术不端和学术腐败现象,有利于改善学术环境,提升学者的精神品格,形成良好的学术风气和健康的学术氛围。学术道德规范可以培养并增强学术自由意识,中医药学在学术科研过程中要突破枷锁,培养独立且自由的思想。正因如此,我们才更应该重视学术道德规范。学术规范越是严格,就越能培养中医药学的学术自由和中医药学者的独立科研精神,发现并培养学术创新人才。

二、提升学术研究水平

目前,中医药学科研欣欣向荣,已成为一个相对成熟的学术领域,对于中医药学来说,强调学术规范,就意味着中医药学者在做科学研究时应该做到选题精、要求严、成果真、应该在论题的选择、思路的开拓、资料的收集、成果的撰写等各个方面都要受到学术道德规范的管理和约束,如此才有望推出创新性学术成果,在理论与实践上严谨、科学,推动学科发展。中医药学术发展不仅仅需要成果的罗列,同时也需要学术团体独立、自由、客观、严谨的学术风气,这种学术风气是中医药学术团体的责任与使命，也是能否提出具有前瞻性、创新性、科学性成果的重要前提。

三、提升中医药学的国际认同

放眼国际，中医药走出国门，走向世界是必然趋势，在以现代医学为主流的大趋势下，中医药学能否在世界医学界占据话语权也取决于中医药学术道德规范。受到西方学科体系影响，中医药学科学研究方法越来越广泛，但总体而言尚未进入国际前沿行列，在国际学术影响上，甚至没有达到与实际研究水平相匹配的程度。现代医学体系的学术规范是严格甚至苛刻的，中医药学的学术道德规范也必须和国际接轨。同时随着现代网络的发展，检查手段的完善，学术道德失范的案例越来越多，这不仅影响了中医药学在国际学术界的学术声誉，也降低了中医药学在国际学术界应有的地位与影响，因此，制定适用于中医药学的严谨的学术道德规范是当务之急。只有在研究过程中坚持学术规范，才能持续推出具有国际影响的研究成果，进而不断提升中医药学在国际学术领域的认可度与话语权。

◆古代医药名家学术美德故事◆

张元素虚怀若谷和不畏权威的学术精神

张元素，字洁古，宋金时期的名医，易水学派创始人，后世又尊称他"易水老人"，著有《医学启源》《脏腑标本寒热虚实用药式》《药注难经》《医方》《洁古本草》《洁古家珍》以及《珍珠囊》等。

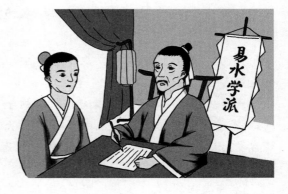

张元素性格谦逊，遇到医术比他好的人能够主动去学习，承认自己的不足。他曾经为一位叫刘景升的危重病人治疗，病人当时面色蜡黄，形容枯槁，张元素判断其已经是病

入膏肓，便告知病人他也无回天之力了。几年后，张元素偶遇刘景升，刘景升不仅没有病亡，反而身体强壮。刘景升说后来是一位道人让他每日吃梨喝梨汤，病竟然就痊愈了。张元素听完之后，立刻自愧不如，感叹自己的大意差点害死一条人命，回去便对自己的徒弟们说："人命大于天，行医治病，但凡病人有一点生机，我们就不能放弃，山外有山，我们要多去向别人学习。"正是因为有这样谦逊的态度，张元素的医术才不断进步，最终成了一代名医。

张元素不仅谦逊，在医术高于自己的人面前，也是毫不畏惧。据《金史·张元素传》记载，由于金元以前佛老玄学泛滥，医学发展因循守旧，拘泥古方，而张元素认为"运气不齐，古今异轨"，他每次都是针对每个病人的不同表现开出新的药方。但同朝名医刘完素对他的观点十分蔑视。当时的金元四大家刘完素，世称"刘河间"，自成"火热论"一家之说，治法上多用寒凉药，并创制了不少名方，医名显赫一时，且他年长张元素近20岁，所以一直也没把张元素放在眼里。一次，刘完素生病了，经自己治疗一连几天也不见好转，张元素听说后竟不请自到，但刘完素面朝墙壁而卧，根本不理睬他。张元素毫不在意，自行给刘完素诊脉。诊完脉，就其病情谈了自己的看法。刘完素听后表示认可，决定就按张元素的思路治疗，不久病就好了。从此以后，张元素的医名就显扬起来了。

张元素在无名道医面前敢于承认自己医术上仍有不足，而在学术比自己高的权威前辈面前却不畏惧的严谨治学的精神，使得他在医学方面取得了颇高的成就。后人不仅尊他为"易水学派"鼻祖，还称他为"医学改革家"。明代李时珍称赞他"大扬医理，灵素而下，一人而已"。

王惟一的学术创新精神

王惟一，名王惟德，集宋以前针灸学之大成，著有《铜人腧穴针灸图经》，铸造针灸铜人两座，是中国著名针灸学家之一。

王惟一所取得的学术成就与他宝贵的学术创新精神是分不开的。北宋年间，针灸学非常盛行，但是战乱频仍，有关针灸学的古籍错误很多，导致医疗事故经常发生。这种情况下，王惟一决心编绘规范的针灸图谱和铸造标有十二经循行路线及穴位的铜人，以统一针灸诸家之说。

他"纂集旧闻，订正讹廖"，编撰《铜人腧穴针灸图经》（简称《图经》），《图经》完稿后，王惟一担心流传过程中再出现传抄讹谬，便创造性地将之刻于石上，在大相国寺内建成针灸图石壁堂，昭示公众，以便学者观摩。同时，王惟一亲自设计铜人，从塑胚、制模以至铸造的全部过程，他都和工匠们在一起，攻克了无数技术难关，终于在公元 1027 年铸成了两座针灸铜人。铜人体表标有354 个穴位名称，所有穴位都凿穿小孔，体内还有木雕的五脏六腑和骨骼，这个铜人既是老师讲授"人体腧穴课"的"金刚钻"，又是检查学生腧穴定位的"试金石"。考试时在铜人体表涂蜡，体内注入水银，令被试者取穴进针，如果取穴部位准确，则针进而水银出。如取穴有误，则针不能插入。

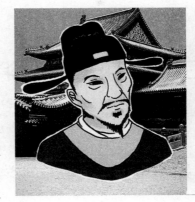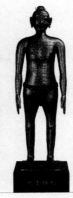

　　《铜人腧穴针灸图经》和针灸铜人对统一针灸穴位的规范和推广普及起到了积极作用，同时促进了中国及世界针灸医疗技术的发展，是中国针灸史上的里程碑，被视为"中国医学史上的珍宝"。在医学史上，针灸铜人是世界上最早创制的人体经脉经穴模型，也是世界上最早的如实反映人体内脏及骨骼的解剖模型，开创了直观化教学的先例，是教育史上形象实物教学法的重要发明，堪称世界首创。创新是发展的动力源泉，正是由于他不断创新的精神才有了这么多"世界首创"的头衔，也正是由于他的创新精神，才使得这么多看似不可能的事情变为了可能。

第二章 中医药学科学术道德规范

第一节 中医药学学科基本建制

一、专业设置

根据教育部《学位授予和人才培养学科目录》(2011 年发布,2018 年更新,以下简称《学科目录》),与中医药学相关的有"中医学""中西医结合""中药学"3 个一级学科。其中"中医学"下设 13 个二级学科:中医基础理论、中医临床基础、中医医史文献、方剂学、中医诊断学、中医内科学、中医外科学、中医骨伤科学、中医妇科学、中医儿科学、中医五官科学、针灸推拿学、民族医学。"中西医结合"下设 2 个二级学科:中西医结合基础、中西医结合临床;"中药学"下设 9 个二级学科:中药资源学、中药炮制学、中药鉴定学、中药化学、中药分析学、中药药理学、中药药剂学、临床中药学、民族药学。

大部分高校中医药学的学科设置与《学科目录》基本一致,《授予博士、硕士学位和培养研究生的二级学科自主设置实施细则》规定,学位授予单位可在本单位具有学位授权的一级学科下,自主设置与调整授予学位的二级学科。因此,各院校中医药学的专业设置、研究方向并不完全相同。

二、中医药学教育

(一)我国高等中医药教育的发展史

1956 年 9 月,上海、成都、广州、北京四所中医学院相继成立,标志着中医药教育正式步入高等教育殿堂,中医药学的知识传承也从传统的师承模式转为现代高等教育模式。1966 年,中医药学院由先前的 21 所被撤并为 11 所。1977 年中医学各种院校开始正规招生,专科、本科和研究生建制相应齐全。20 世纪 80 年代中期提出了对培养目标、专业设置、学科建设、教材建设等全面进行改革。90 年代以后先后成立了 7 所中医药大学,27 所中医学院和民族传统医学院。2000 年之后建立了包括院校教育、继续教育在内的中医药教育体系。至 2016 年全国有高等中医药院校 42 所,其中独立设置本科的中医药高等院校 25 所,设立中医药专业的高等院校 238 所,硕士授予单位 46 个,博士授予单位 17 个。经过 60 余年的发展,院校教育已经成为中国中医药高等教育的主体,实现了由传统教育方式向现代教育方式的转变,初步形成了由院校教育为主体,多层次、多院型协调发展的办学格局。

(二)我国高等中医药教育的现状

根据教育部公布的 2019 年全国大学名单筛选,我国目前共拥有公办本科中医药大学和学院 25 所(见表 2-1)。

表 2-1　公办本科中医药大学和学院名单

序号	学校名称	主管部门	所在地	办学层次
1	北京中医药大学	教育部	北京市	本科
2	上海中医药大学	上海市	上海市	本科
3	天津中医药大学	天津市	天津市	本科
4	南京中医药大学	江苏省	南京市	本科
5	广州中医药大学	广东省	广州市	本科
6	成都中医药大学	四川省	成都市	本科
7	黑龙江中医药大学	黑龙江省	哈尔滨市	本科
8	山东中医药大学	山东省	济南市	本科
9	辽宁中医药大学	辽宁省	沈阳市	本科
10	长春中医药大学	吉林省	长春市	本科
11	浙江中医药大学	浙江省	杭州市	本科
12	湖南中医药大学	湖南省	长沙市	本科
13	湖北中医药大学	湖北省	武汉市	本科
14	福建中医药大学	福建省	福建省	本科
15	广西中医药大学	广西壮族自治区	南宁市	本科

续表

序号	学校名称	主管部门	所在地	办学层次
16	安徽中医药大学	安徽省	合肥市	本科
17	江西中医药大学	江西省	南昌市	本科
18	河南中医药大学	河南省	郑州市	本科
19	陕西中医药大学	陕西省	咸阳市	本科
20	甘肃中医药大学	甘肃省	兰州市	本科
21	山西中医药大学	山西省	太原市	本科
22	云南中医药大学	云南省	昆明市	本科
23	西藏藏医药大学	西藏自治区	拉萨市	本科
24	贵州中医药大学	贵州省	贵阳市	本科
25	河北中医学院	河北省	石家庄市	本科

2020年3月3日，教育部公布了《普通高等学校本科专业目录（2020年版）》，根据统计，中医药类本科专业共有20个（见表2-2）。

表2-2　中医药类本科专业目录

学科门类		专业类		专业名称	
10	医学	100500	中医学类	100501	中医学
				100502	针灸推拿学
				100503	藏医学
				100504	蒙医学
				100505	维医学
				100506	壮医学
				100507	哈医学
				100508	傣医学
				100509	回医学
				100510	中医康复学
				100511	中医养生学
				100512	中医儿科学
				100513	中医骨伤科学

续表

学科门类		专业类		专业名称	
10	医学	100600	中西医结合类	100601	中西医临床医学
		10080	中药学类	100801	中药学
				100802	中药资源与开发
				100803	藏药学
				100804	蒙药学
				100805	中药制药
				100806	中草药栽培与鉴定

（三）我国高等中医药教育的实力

6所中医药大学上榜"双一流"。根据教育部公布的"双一流"名单统计，共有8所高校的中医药类学科入选"一流学科建设高校"名单（见表2-3）。其中，中医药大学有6所，均为"老牌"中医药院校。其中，北京中医药大学3个中医药学一级学科入选"双一流"。

表 2-3　中医药类学科入选"双一流"建设名单

学校名称	世界一流学科
北京中医药大学	中医学，中西医结合，中药学
天津中医药大学	中药学
上海中医药大学	中医学，中药学
南京中医药大学	中药学
广州中医药大学	中医学
成都中医药大学	中药学
中国医科大学	中药学
复旦大学	中西医结合

全国第四轮学科评估。根据全国第四轮学科评估来看，中医学参评高校共有37所，北京医科大学和上海中医药大学获评A＋；中药学参评单位43所，黑龙江中医药大学和上海中医药大学获评A＋；中西医结合参评高校54所，北京医科大学和上海中医药大学获评A＋。全国高校中药学评估结果、中医学评估

结果、中西医结合评估结果分别如表 2-4、表 2-5、表 2-6 所示。

表 2-4　全国高校学科评估结果（中药学）

评估结果	学校代码及名称
A+	10228 黑龙江中医药大学
	10268 上海中医药大学
A−	10063 天津中医药大学
	10315 南京中医药大学
B+	10026 北京中医药大学
	10316 中国药科大学
	10412 江西中医药大学
	10633 成都中医药大学
B	10163 沈阳药科大学
	10344 浙江中医药大学
	10559 暨南大学
	10572 广州中医药大学
B−	10023 北京协和医学院
	10162 辽宁中医药大学
	10199 长春中医药大学
	10369 安徽中医药大学
	10507 湖北中医药大学
C+	10441 山东中医药大学
	10471 河南中医药大学
	90030 第二军医大学
	90032 第四军医大学
C	10343 温州医科大学
	10662 贵阳中医学院
	10716 陕西中医药大学
	10735 甘肃中医药大学
C−	10025 首都医科大学
	10393 福建中医药大学
	10541 湖南中医药大学
	10600 广西中医药大学
	12121 南方医科大学

表 2-5 全国高校学科评估结果（中医学）

评估结果	学校代码及名称
A+	10026 北京中医药大学
	10268 上海中医药大学
A−	10315 南京中医药大学
B+	10063 天津中医药大学
	10228 黑龙江中医药大学
	10572 广州中医药大学
	10633 成都中医药大学
B	10162 辽宁中医药大学
	10344 浙江中医药大学
	10441 山东中医药大学
	10541 湖南中医药大学
B−	10199 长春中医药大学
	10369 安徽中医药大学
	10393 福建中医药大学
C+	10025 首都医科大学
	10412 江西中医药大学
	10471 河南中医药大学
	10507 湖北中医药大学
	10600 广西中医药大学
C	10662 贵阳中医学院
	10716 陕西中医药大学
	10735 甘肃中医药大学
C−	10384 厦门大学
	10680 云南中医学院
	14432 河北中医学院

表 2-6 全国高校学科评估结果（中西医结合）

评估结果	学校代码及名称
A+	10026 北京中医药大学
	10268 上海中医药大学
A−	10246 复旦大学
	10315 南京中医药大学
	10572 广州中医药大学
B+	10063 天津中医药大学
	10161 大连医科大学
	10162 辽宁中医药大学
	10610 四川大学
	12121 南方医科大学
B	10001 北京大学
	10228 黑龙江中医药大学
	10393 福建中医药大学
	10487 华中科技大学
	10633 成都中医药大学
	90030 第二军医大学
B−	10062 天津医科大学
	10089 河北医科大学
	10344 浙江中医药大学
	10541 湖南中医药大学
	90032 第四军医大学
C+	10023 北京协和医学院
	10248 上海交通大学
	10316 中国药科大学
	10369 安徽中医药大学
	10441 山东中医药大学
	10559 暨南大学

续表

评估结果	学校代码及名称
C	10025 首都医科大学
	10412 江西中医药大学
	10558 中山大学
	10760 新疆医科大学
	14432 河北中医学院
C−	10507 湖北中医药大学
	10600 广西中医药大学
	10698 西安交通大学
	10716 陕西中医药大学
	11117 扬州大学

三、中医药学专业学会

(一)中华中医药学会

中华中医药学会(China Association of Chinese Medicine)是我国成立最早、规模最大的中医药学术团体。中华中医药学会接受业务主管部门中国科学技术协会和登记管理机关民政部的业务指导与监督管理。学会办事机构是国家中医药管理局直属事业单位。中华中医药学会是全国中医药科学技术工作者和管理工作者及中医药医疗、教育、科研、预防、康复、保健、生产、经营等单位自愿结成并依法登记成立的全国性、学术性、非营利性法人社会团体,是党和政府联系中医药科学技术工作者的纽带,是中国科学技术协会的组成部分,是发展我国中医药科技事业的重要社会力量。

中华中医药学会在理事会、常务理事会的领导下,由秘书长主持日常工作。学会秘书处设有 11 个部门:办公室(人事处、党办、纪检监察办公室)、学术部、师承继教部、科学普及部、国际交流部、科技评审部、标准化办公室(研究与评价办公室)、信息部(期刊管理办公室)、会员服务部、财务部、后勤保卫部。

中华中医药学会主办的期刊主要有《中医杂志》《中国实验方剂学杂志》《中华中医药杂志》《中华中医药学刊》《中医学报》等。

（二）世界中医药学会联合会

世界中医药学会联合会（World Federation of Chinese Medicine Societies，WFCMS）（简称"世界中联"）成立于 2003 年 9 月 25 日，是经中华人民共和国国务院批准、民政部登记注册、总部设在中国北京的国际性学术组织。

其建设宗旨为推动中医药学的国际交流、传播与发展，增进世界各国（地区）中医药团体之间的了解与合作，加强世界各国（地区）的学术交流，提高中医药业务水平，保护和发展中医药，促进中医药进入各国的主流医学体系，推动中医药学与世界各种医药学的交流与合作，为人类的健康做出更大贡献。

其主要职责为制定并发布与中医药有关的国际行业标准，并以此为基础，开展国际认证。通过国际标准化建设，推动了中医药在世界各国健康有序发展。开展各类学术活动，促进世界各国中医药团体之间的交流与合作，发展学术，培养人才；组织中医师、针灸医师、中药师、中医护师、技师、中医教师的资格（水平）国际考试，有利于提高从业人员的水平，确立学术地位；开展国际培训、人才交流、远程会诊，旨在提高中医药队伍的整体素质和学术水平；建立门户网站，开展信息咨询、信息服务，出版发行学术刊物，宣传中医药特色与优势，以促进中医药的国际传播；举办国际会展，构建国际交流平台，以促进中药、保健品和医疗器械的国际贸易；世界中联还可以承接国际国内医药科研项目的管理，为有关组织、机构提供医药项目技术支持和服务；以医院、特色专科等为平台，开展中医医疗技术、服务等方面的国际合作与交流；组织评选中医药领域唯一的国际奖项"中医药国际贡献奖"，授予各国在中医药医疗、教学、科研和推动中医药立法等方面取得优秀成果，并为推动中医药学的国际传播做出突出贡献的团体和个人。

世界中联下设秘书处，为世界中联的日常工作机构。秘书处设有综合办公室（国际贡献奖办公室）、信息中心、翻译中心、学术部、财务部、科技管理部、国际标准部、资格考试部、国际培训部、国际医疗与人才交流合作部、国际联络部、临床循证研究指导中心、《世界中医药》杂志、国际合作部等工作部门。截至 2018 年底，世界中联已拥有 70 个国家和地区的 270 个团体会员，180 余个分支机构，包括 164 个专业（工作）委员会，19 个合作委员会、发展委员会或联盟。

（三）世界针灸学会联合会

世界针灸学会联合会（World Federation of Acupuncture-Moxibustion Societies）（简称"世界针联"）是在民政部登记的国际性社团，是与世界卫生组织建立正式工作关系的非政府性针灸团体的国际联合组织，总部设在中华人民共和国首都北京，1998 年与世界卫生组织建立非政府性正式关系，是世界卫生组织非政府组织成员机构之一。

世界针联的建设宗旨为促进世界针灸界的了解和合作,加强国际间的学术交流,进一步发展针灸医学,不断提高针灸医学在世界卫生保健工作中的地位和作用,为人类的健康做出贡献。

(四)中国民族医药学会

中国民族医药学会(China Medical Association of Minorities,CMAM),成立于 1994 年 2 月 18 日,是经民政部批准,由各民族医药工作者、管理工作者以及相关单位专家自愿结成的全国性、非营利性社会团体,是党和政府联系广大民族医药工作者的桥梁和纽带。中国民族医药学会以中华民族"多元一体"医药文化大发展、大繁荣为己任,全面落实党的民族医药政策和卫生、中医药工作方针,严格执行国家有关法律法规和各项规章制度,坚持"学术立会,会员为本,服务为基础,制度为保障"的办会理念。

(五)中国中药协会

中国中药协会(China Association of Traditional Chinese Medicine,CATCM)于 2000 年 12 月 18 日经民政部(民社登〔2000〕2 号)批准成立,是依照国家有关法律、法规自愿组成的自律性、非营利性的全国中药社会团体法人组织。

协会宗旨是坚持以邓小平理论和"三个代表"重要思想为指导,深入贯彻落实科学发展观,遵守法律、法规,认真贯彻国家《社会团体登记管理条例》和国务院办公厅《关于加快推进行业协会商会改革和发展的若干意见》等行业相关法规政策;沟通政府、服务企业,全面履行代表、自律、管理、协调、服务等职能,弘扬中药文化,促进中药行业持续健康发展。

(六)中国针灸学会

中国针灸学会(China Association of Acupuncture-Moxibustion)是由全国针灸医学及相关领域的科技工作者及相关单位自愿结成的全国性、学术性、非营利性法人社会团体,是中国科学技术协会的团体会员,是党和政府联系针灸医学科技工作者的桥梁和纽带,是发展我国针灸医学事业的重要社会力量。中国针灸学会接受业务主管单位中国科学技术协会和行业主管单位国家中医药管理局的业务指导,接受社会团体登记管理机关民政部的监督管理。中国针灸学会于 1979 年 5 月 16 日成立,当时为中华全国中医学会的二级学会,1985 年 3 月 5 日经国家体改委批准,升为国家一级学会。

协会宗旨为遵守国家宪法和相关法律法规、政策,遵守社会道德风尚,贯彻执行党和政府有关发展中医药事业的方针和政策,团结全国针灸医学工作者,促进针灸医学的繁荣和发展,促进针灸医学的普及和推广,促进针灸医学人才的成长和提高,为社会主义经济建设、政治建设、文化建设、社会建设以及生态文明建设服务。充分发扬学术民主,坚持继承与发扬并重和理论联系实际、实事求是的科学态度,弘扬"尊重劳动,尊重知识,尊重人才,尊重创造"的风尚,积极倡导"创新、求实、协作、奉献"的精神,为党和政府科学决策服务。认真履行为针灸科研、医疗、教学、产业、健康服务等工作者服务的职责,反映他们的意见建议,维护他们的合法权益,营造良好科技氛围,坚定不移地走中国特色社会主义社团发展道路,建设开放型、枢纽型、平台型社会团体组织,真正成为紧密团结联系广大科技工作者的人民团体。

(七)中国中西医结合学会

中国中西医结合学会(Chinese Association of Integrative Medicine)是中西医结合医学科学技术工作者组成的学术性群众团体,是依法成立的社团法人,是中国科学技术协会的团体会员。中国中西医结合研究会于 1981 年 11 月在北京成立,挂靠在中国中医研究院。1990 年经中国科学技术协会批准,更名为"中国中西医结合学会",挂靠在中国中医科学院(原中国中医研究院)。学会下设 60 个专业委员会、4 个工作委员会、31 个地方分会;有中国国内会员 83 269 名,在美国、日本、韩国、新加坡等国家拥有部分外籍通讯会员。

中国中西医结合学会主办有《中国中西医结合杂志》、*Chinese Journal of Integrative Medicine*、《中国骨伤》《中国中西医结合耳鼻咽喉科杂志》《中国中西医结合急救杂志》《中国中西医结合外科杂志》《中国中西医结合肾病杂志》《中国中西医结合皮肤性病学杂志》《中国中西医结合影像学杂志》《中西医结合心脑血管病杂志》等学术期刊。

四、中医药学学术期刊简介

表 2-7 和表 2-8 所列分别为北京大学图书馆《中文核心期刊》最新收录的中医药学期刊与中国科学技术信息研究所出版的《中国科技论文统计源期刊》所收录的中医药学期刊。两大列表存在一定的交集,在期刊的排名上存在一定差异。两大评价体系中的这些期刊属于集中刊发中医药学领域论文的专业杂志,不同于那些虽然也会刊发若干篇中医药学方面的论文但主要不是刊发中医药学论文的综合性杂志。

表 2-7 《中文核心期刊》收录的中医药学期刊

杂志名称	主办单位
《中草药》	国家食品药品监督管理总局;信息中心中成药信息站
《中国中药杂志》	中国药学会
《针刺研究》	中国中医研究院针灸所;中国针灸学会
《中国实验方剂学杂志》	中国中医科学院中药研究所;中华中医药学会
《中国中西医结合杂志》	中国中西医结合学会;中国中医科学院
《北京中医药大学学报》	北京中医药大学
《中华中医药杂志》	中华中医药学会
《中医杂志》	中华中医药学会;中国中医科学院
《中成药》	国家食品药品监督管理总局;信息中心中成药信息站
《中药材》	国家食品药品监督管理总局;中药材信息中心站
《中国针灸》	中国针灸学会;中国中医医学院针灸研究所
《中药药理与临床》	中国药理学会;四川省中医药科学院
《世界科学技术—中医药现代化》	中科院科技政策与管理科学研究所;中国高技术产业发展促进会
《中药新药与临床药理》	广州中医药大学
《南京中医药大学学报》	南京中医药大学
《天然产物研究与开发》	中国科学院成都文献情报中心
《中华中医药学刊》	中华中医药学会;辽宁中医药大学
《中国中医基础医学杂志》	中国中医科学院中医基础理论研究所
《时珍国医国药》	时珍国医国药杂志社

表 2-8 《中国科技论文统计源期刊》收录的中医药学期刊

杂志名称	主办单位
《安徽中医药大学学报》	安徽中医药大学
《北京中医药》	北京中医药学会;北京中西医结合学会
《长春中医药大学学报》	长春中医药大学

续表

杂志名称	主办单位
《成都中医药大学学报》	成都中医药大学
《广州中医药大学学报》	广州中医药大学
《国际中医中药杂志》	中华医学会;中国中医科学院中医药信息研究所
《河北中医》	河北省医科院情报所;河北省中医药学会
《河北中医药学报》	河北医科大学
《湖北中医药大学学报》	湖北中医药大学
《湖南中医药大学学报》	湖南中医药大学
《环球中医药》	中华国际医学交流基金会
《吉林中医药》	长春中医药大学
《江苏中医药》	江苏省中医药学会;江苏省中西医结合学会;江苏省针灸学会
《辽宁中医药大学学报》	辽宁中医药大学
《辽宁中医杂志》	辽宁中医药大学;辽宁省中医药学会
《南京中医药大学学报》	南京中医药大学
《山东中医药大学学报》	山东中医药大学
《山东中医杂志》	山东中医药学会;山东中医药大学
《上海中医药大学学报》	上海中医药大学;上海市中医药研究院
《上海中医药杂志》	上海中医药大学;上海市中医药学会
《世界中医药》	世界中医药学会联合会
《四川中医》	四川省中医药学会
《天津中医药》	天津中医药大学;天津中医药学会;天津中西医结合学会
《天津中医药大学学报》	天津中医药大学
《西部中医药》	甘肃省中医院研究院
《现代中医临床》	北京中医药大学
《云南中医学院学报》	云南中医学院

续表

杂志名称	主办单位
《浙江中医药大学学报》	浙江中医药大学
《中国中医骨伤科杂志》	中国中医药学会;湖北省中医药研究院
《中国中医基础医学杂志》	中国中医科学院中医基础理论研究所
《中国中医急症》	中华中医药学会
《中国中医眼科杂志》	中国中医科学院
《中国中医药信息杂志》	中国中医研究院中医药信息研究所
《中华中医药学刊》	中华中医药学会;辽宁中医药大学
《中华中医药杂志》	中华中医药学会
《中医学报》	中华中医药学会;河南中医学院
《中医药导报》	湖南省中医药学会;湖南省中医管理局
《中医杂志》	中华中医药学会;中国中医科学院
《现代中药研究与实践》	安徽中医药高等专科学校;中华中医药学会中药鉴定委员会
《中国现代中药》	中国中药协会;中国医药集团有限公司;中国中药有限公司
《针刺研究》	中国中医研究院针灸所;中国针灸学会
《物分析杂志》	中国药学会
《药物评价研究》	天津药物研究院;中国药学会
《中国天然药物》	中国药科大学;中国药学会
《中国药理学通报》	中国药理学会
《中国药理学与毒理学杂志》	军事医学科学院毒物药物研究所;中国药理学会;中国毒理学会
《上海针灸杂志》	上海市中医药研究院;上海市针灸学会
《针灸临床杂志》	中华中医药学会;黑龙江中医药大学;中国针灸学会临床分会
《中国医药》	中国医师协会
《中国医药导报》	中国医学科学院
《世界中西医结合杂志》	中华中医药学会

续表

杂志名称	主办单位
《现代中西医结合杂志》	中国中西医结合学会河北分会;中华中医药学会
《中草药》	国家食品药品监督管理总局;信息中心中成药信息站
《中国中药杂志》	中国药学会
《中国实验方剂学杂志》	中国中医科学院中药研究所;中华中医药学会
《中国中西医结合杂志》	中国中西医结合学会;中国中医科学院
《北京中医药大学学报》	北京中医药大学
《中成药》	国家食品药品监督管理总局;信息中心中成药信息站
《中药材》	国家食品药品监督管理总局;中药材信息中心站
《中国针灸》	中国针灸学会;中国中医医学院针灸研究所
《世界科学技术—中医药现代化》	中科院科技政策与管理科学研究所;中国高技术产业发展促进会

第二节　中医药学学术道德规范的界定和内容

一、中医药学学术规范的界定

所谓中医药学学术规范,主要是指在中医药学相关领域的研究、教学、写作、发表和讨论过程中,中医药学者所应遵守的各种惯例、规则和专业要求。一方面,由于现代的中医药学学科属于自然科学的一个重要门类,它首先需要遵守自然科学研究、教学、写作、发表和讨论的一般准则,以使中医药学能够站在同样的学术规范平台上与其他相关学科进行对话和交流;另一方面,由于中医药学自身源远流长的学术传统和自成一体的知识传统,它早已成为现代学术分工中的一个独立学科,因此还要遵守这个学科自身属性所带来的专业边界和相关规范。

二、中医药学学术道德规范的内容

广义的中医药学学术规范,应该涵盖中医药学研习者在研究、教学、写作、发表和讨论等学术活动中所应遵守的规范;具体的中医药学学术规范主要包括:中医药学研究基本规范、研究程序规范、研究方法规范、学术成果呈现规范、引文规范、署名及著作方式标注规范、学术评价和批评规范等等。换言之,在中医药学相关的学术活动和学术过程中,从外在和内在、内容和形式等各个方面,规范、引导研习者的所有惯例、行为和专业常规,都属于中医药学学术规范的基本内容。

第三节 中医药学学术道德规范功能及其准则

一、有利于形成良性的学术生态

学术规范对学术生态的意义,就好比比赛规则对比赛的意义。虽说学术以探明真相、获取真知、追求真理为追求,不同于一般意义上的比赛竞争。但当学术成为相关学者共同参与的一项事业时,其中还是有互动规则、竞争和优胜劣汰的,只不过这里的竞争和淘汰机制主要是靠学术共同体的认同和时间的检验。因此在学术界,对遵守学术规范的学者而言,那些不遵守学术规范的学者,就好比比赛中搅局的选手,会破坏整个学术界的氛围和生态。就中医药学研究而言,不遵守中医药学的基本研究规范,就会使中医药学者难以评价其研究质量和研究贡献;不遵守中医药学的研究程序规范和写作规范,也会扰乱整个中医药学界的学术秩序,进而影响其他学科和整个学术界对中医药学的声誉评价;不遵守中医药学的学术批评规范,将使正常的学术讨论越出既定的边界,而成为中医药立场之争、意气之争和动机之争,撕裂学术共同体,阻碍学术交流和学术共识的生成;不遵守学术评价规范,将使那些名不副实的学术作品获得不应有的荣誉和影响,而那些真正优质的作品却被埋没,这不仅会造成一种逆淘汰和反激励,而且,会使那些不学无术的学术投机分子在中医药学界呼风唤雨,破坏整个中医药学界的学术生态。因此,从中医药学的长远发展和声誉维系的角度看,对学术规范的强调是至关重要的。

二、有利于提高中医药学的研究水平

对中医药学的研究而言,学术规范贯穿整个研究的始终。首先,中医药学研究的选题、视角、研究框架、核心概念和研究方法,若能接续既有的中医药学学术谱系,凸显中医药学研究的学科取向,聚焦中医药学研究的核心问题和重大问题,往往更容易取得高水平的研究成果。就此而言,只有专业的,才是整个学术界的。其次,中医药学研究在具体展开时,只有遵循既有的学术规范,才能够使

研究结论建立在可靠的研究过程和科学的研究方法的基础上,也才能为其他学者的质疑、交流和认同提供便利。研究程序规范和写作规范也是中医药学学术水平提高的必要条件。就学术批评规范和学术评价规范而言,它们对中医药学研究水平的提高同样不可或缺。规范的学术批评,可以发现既有研究的问题,从而在接下来的研究中予以改进,也可以防止那些有重大缺失的研究谬种传播。规范而公平的学术评价,将形成学术研究的正向激励和示范效应,并将研究资源引向优质的研究人才和研究机构,从而持续性地保障中医药学研究水平的不断提升。

三、有助于提高中医药学的研究效率

如果学者不遵守学术规范,同行和后来者将无法有效地与他对话或运用他的材料和发现,导致整个学术共同体研究效率的低下。对共同规范的了解和遵守,将极大地降低学术生产和学术交流的成本,使学者宝贵的时间和精力都能用于真正的研究上。中医药学者若不能遵守学术规范,中医药学的学术研究将停留在低水平重复的境地。对一个具体的中医药学研究者而言,不遵守学术规范,短期来看似乎是提高了研究和写作的"进度",但这种进度在后面的学术投稿和学术交流中将得到"反馈",直至被要求从头开始重新来过。对整个中医药学学术共同体而言,只要有一部分人不遵守学术规范,就会降低整个中医药学界的研究效率、发表效率、交流效率、批评效率和评价效率,导致研究者宝贵的时间和精力的浪费,也导致研究资源的浪费。

四、有助于促进中医药学研究的国际化

在全球化的今天,不论是信息的获取、前沿问题的把握、理论范式的运用,还是方法的更新和学者的互动合作,任何一个国家的学术若要获得发展,都需要充分参与国际交流,并使自己的研究成果经受国际学术界的检验。自然科学领域的学术研究是如此,社会科学领域的研究同样是如此。只有遵守国际学术规范的学者,才能有效地参与国际学术同行的对话,听取他们的批评意见,从而改进自己的研究。也只有遵守国际学术规范的研究成果,才能获得国际学术界的认可,并得到应有的评价。否则,学术研究就只能是地域性的或国别性的,不能为人类的知识共同体和学术共同体做出应有的贡献。虽然中医药学学科的研究具有一定的国家性和中医药性,甚至包含一定的中医药价值观和意识形态诉求,但只要遵守现有的国际学术规范,还是有机会将我们的研究成果在国际学术界发

表,让国际上的医药同行听到我们的声音,听懂我们的声音。这不仅对国内中医药学研究的视野拓展有帮助,更是国家文化"软实力"的一部分,直接关系到相关讨论和争论中的话语权问题。

第四节 学术不端的表现及危害

一、学术不端的表现

学术不端是指学术界的一些弄虚作假、行为不良或失范的风气,或指某些人在学术方面剽窃他人研究成果,败坏学术风气,阻碍学术进步,违背科学精神和道德,抛弃科学实验数据的真实诚信原则,给科学和教育事业带来严重的负面影响,极大损害学术形象的丑恶现象。这种现象的出现主要是因为现今学术体制中学术行政化的衍生现象,应当对其及时、有效制止。学术不端行为是指违反学术规范、学术道德的行为,国际上一般用来指捏造数据(fabrication)、篡改数据(falsification)和剽窃(plagiarism)三种行为。一稿多投、侵占学术成果、伪造学术履历等行为也可包括进去。学术不端行为存在于世界各国、各个历史时期。我国目前学术不端行为也较为严重,其表现为违反者众多、发生频繁,各个科研机构都时有发现,而且涉及从院士、教授、副教授、讲师到研究生、本科生的各个层面。

二、学术不端的危害

学术不端行为败坏科学界的声誉,阻碍科学进步。学术的意义是求真,探求真理本来应该是每个学者的崇高职责,诚实也应该是治学的最基本的态度。在人类的活动中很难找出其他像学术这样强调真实的活动,学者也因之受到公众的敬仰,甚至被视为社会的良心。如果科学界的声誉由于学术不端行为的频发而受到严重损害,败坏了科学研究在公众心目中的形象,那么必然会阻碍科学的进步,因为做科学研究需要全社会的支持的,需要有科研资金的提供,需要有一个比较好的科研环境。没有了这些因素,科学就很难发展。

学术不端行为也直接损害了公共利益。科学研究在很大程度上都在使用国家资金,学术造假就是在浪费纳税人的钱。有的学术造假是和经济腐败相勾结的,是为了推销假药、假产品的,那么就是在骗取消费者的钱,危害消费者的身体健康。

学术不端行为违反学术规范,在科研资源、学术地位方面造成不正当竞争。如果靠剽窃、捏造数据、捏造学术履历就能制造出学术成果、获得学术声誉、占据比较高的学术地位,那么脚踏实地认认真真搞科研的人,是竞争不过造假者的。而且学术造假还对同行造成了误导。如果有人相信了虚假的学术成果,试图在其基础上做进一步的研究,必然是浪费时间、资金和精力,不仅影响到学位的获得和职务的升迁,而且还会造成对科学研究的误判。受造假者最直接危害的往往是同一实验室、同一研究领域的人。

因此,人人都有权利和义务维护学术规范、学术道德,这样做也是在保护自己的利益。

◆古代医药名家学术美德故事◆

"外科鼻祖"华佗钻研创新和不耻下问的学术品德

华佗,字元化,一名旉,沛国谯县人,东汉末年著名的医学家。其医术高明,且尤其擅长外科,精于手术,还发明了麻醉药"麻沸散",而被后人称为"外科鼻祖"。华佗具有极高的创新研究精神和实践精神,为了减轻病人外科手术时的痛苦,华佗想了不少办法,做了不少试验,却总是收不到预期效果。一次,他去乡下行医,听说有一种臭麻子花(曼陀罗花)具

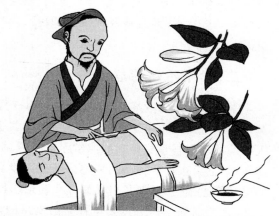

有麻醉作用,便亲自服用,感觉头晕目眩,满嘴发麻。于是就连花带果采集了臭麻子花回去进行实验,同时又走访了许多医生,收集了其他一些有麻醉作用的药物,经过多次不同配方的炮制,终于成功完成了最早的麻醉药试制。他又尝试把麻醉药和热酒配制,麻醉效果更好,因此给这种药取名"麻沸散"。麻沸散比美国医生摩尔顿发明的乙醚麻醉要早1 600多年。

虽然被誉为"神医"，华佗却依旧保持着孜孜不倦的求学精神和不耻下问的谦逊态度。一次，华佗给一位年轻人诊治头风病，却效果不好。不久，年轻人的病竟然痊愈了，华佗听说是被一位乡野郎中给治好的，便决心去拜师学艺，怕因自己名声太大，老师会拒收，便改名换姓去当了学徒。在当学徒期间，华佗勤勤恳恳，最终学得了治疗头风病的绝技。等出师之时，郎中才知道眼前这个卑躬谦逊的学徒竟然是医名远扬的华佗，不由地惊叹不已。新事物的创造来自于创新，正是有了他的创新钻研精神才完成了麻沸散从无到有的创造。

"为医林改错"的王清任

王清任，字勋臣，直隶玉田（今属河北）人，是清代富有革新精神的解剖学家与医学家。王清任的解剖实践是我国解剖学史上第一次大胆的创新，他根据解剖观察及行医经验，写成一部具有创新精神的解剖学专著——《医林改错》，对我国解剖学的发展做出了重大贡献，被西方医学界称为中国近代解剖学家。

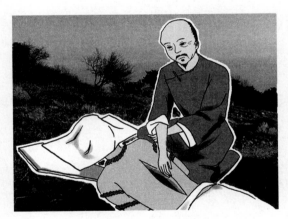

在多年的行医生涯中，王清任发现《内经》《难经》等古医书中对人体脏腑的记载存在许多矛盾或错误之处，意识到中医解剖学知识欠缺，从此，便冲破封建礼教束缚，开始了近30年的解剖学研究实践。嘉庆二年（1797），王清任至滦县稻地镇行医时，适逢流行"温疹痢症"，每日死小儿百余，他不畏染病之险，一连十多天，详细对照研究了30多具尸体内脏。他与古医书所绘的"脏腑图"相比较，发现古书中的记载多不相合。他为了解除对古医书中说的小儿"五脏六腑，成而未全"的怀疑，嘉庆四年（1799）六月，在奉天行医时，闻听有一女犯将被判处剐刑（肢体割碎），他赶赴刑场，仔细观察，发现成人与小儿的脏腑结构大致相同。后又去北京、奉天等地多次观察尸体，并向恒敬（道光年间领兵官员，见过死人颇多）求教，明确了横膈膜是人体内脏上下的分界线。此外，王清任也曾多次做过"以畜较之，遂喂遂杀"的动物解剖实验。

经过一系列解剖和研究,王清任终于搞清了人体的内部结构。于是,他根据所得资料精心绘出了《脏腑图记》,并于 1830 年写成《医林改错》一书。书中有图谱 25 幅,自创新方 31 个,纠正了古代医书中对人体脏腑记载的某些错误,是我国中医解剖学上具有重大革新意义的著作。《医林改错》一书极大地丰富了祖国医学宝库,对世界医学的发展也有一定影响。

第三章　中医药研究程序规范

　　中医药是我国医学科学的重要组成部分,几千年来为中华民族的繁衍昌盛做出了卓越的贡献。中医药的生命力在于它的理论体系的科学价值和防治疾病的独特疗效。要落实中医药的传承创新原则,就要在坚持中医的整体观念、辨证施治、治未病等核心思想的基础上,积极利用现代科学技术,加强中医药的基础研究,促进中医药理论的发展和创新,促进中医药现代化。因此中医药科研也必须要进行规范化管理。

第一节　中医药学学科学术研究操守与方法

一、中医药学学科学术研究操守

　　学术是指系统专门的学问,是对存在物及其规律的学科化。学者具有以学术为基本生存方式的特定职业身份。人类的学术活动具有终极神圣性,对学者有特殊的道德诉求。中医药学科学术研究操守的基本维度为:学术价值社会取向,强调必须以社会化的价值取向作为个体行为的逻辑起点和终极功能目标;学术信念真实取向,强调学术研究必须客观面对研究对象,诚信对待学术研究的历史知识成果;学术行为规范取向,这既是个体行为准入的制度要求,亦是集体行为准入的社会前提,是整个中医药学术界作为命运共同体的肯定形式或存在特征;学术人格独立取向,强调学理追问的精神个体性和学术言说的个人主体性或者主体间性。

二、中医药学学科学术研究方法

　　在中医药学科研中,通常运用三类方法获得材料:观察法、实验法、调查法。

（一）观察法

从自然存在的现象中搜集材料，这是最基本的科研方法。一切科学都是以观察为根基的，一切科研都离不开观察。观察的水平可以是整体的、系统的、器官的、组织的、细胞的、亚细胞的或分子的。在整体观念的指导下，在可能范围内观察越全面深入细致越好；在深入细致分析的基础上，将整体与局部材料进行综合，判断则更加准确。

（二）实验法

实验法指的是在人为地控制一些条件与因素的基础上，施加欲了解因素，以观察结构、生化与功能的改变或疾病过程的变化，从而揭示规律性的方法。与观察法相比，它具有主动、精确、效率高的特点，所以它是取得典型材料的重要方法。医学科学实验有些可以在病房进行，但有些必须在实验室以人或动物作为实验对象而进行。对于医学发展来说，临床观察研究与实验室研究相互配合，这是必不可少的。

国家中医药管理局在 2005 年就出台了《中医药科研实验室管理办法（修订）》《中医药科研实验室分级标准》等管理规定，以加强中医药科研实验的规范化和科学化管理，提高中医药科学实验的质量和标准，进而推动中医药科研整体水平提高。

（三）调查法

凡属要判定一个未知事物是否存在、存在比率如何以及哪些因素与之有关，都需要采取调查法。由于调查法尤其在流行病学领域中的科研具有重要地位，因此它是中医流行病学研究的一种基本方法。

第二节　研究选题的基本要求

一、选题原则

中医药学科的选题，一般要遵循以下原则：专业性、学术性、创新性、可行性。

（一）专业性

任何学科都有明确的研究方向，中医药学选题的专业性，简单地说，就是研究者选择的课题要基本符合自己的专业方向。虽然目前学科交叉现象愈加明显，但交叉不等于融合，盲目地跨专业研究，不仅不易取得研究成效，也是学术研究的忌讳。因此选题要基本符合所从事的研究专业，这是首要原则。

(二)学术性

学术性是学术论文的灵魂,没有学术性的选题严格意义上不能算作学术研究。中医药学有自己的基本范畴和基本观点,以及由这些基本范畴和基本观点构成的学科体系。所谓学术性的选题,就是考虑研究内容是否属于中医药学范畴,是否对学术的丰富发展有意义。

那么,如何选择有学术性的课题呢?一方面,需要充分占有文献资料,了解前人研究。如果不了解学术发展脉络,选取前人早已提出并解决的问题,还自以为是新问题,重复别人劳动,甚至达不到前人研究水平,这就没什么学术价值。另一方面,要了解学科当前的研究现状,在此基础上,选取学术研究前沿问题,而不是亦步亦趋,跟在别人后面。

(三)创新性

选题的创新性即某问题是前人没有解决或没有完全解决的问题,或是对前人已解决的问题提出新观点、新方法。科研最重要的本质就是应当具有创造性,科研选题切忌重复别人已完全解决的课题。学术新人常有这样的认识误区,认为要有创新性,所选问题就要是前无古人的独创。诚然,选择前人没有研究或研究极少的课题是创新,但是老题目做出新意来,也是创新。重要的是研究者本身是否把握了课题的本质内容,找到问题症结,作出创造性的突破。新视角、新方法、新材料,一样体现创新性。

(四)可行性

选题时必须考虑有无完成该题目的主客观条件。主观条件包括研究者的知识结构、研究能力、兴趣爱好等因素在内的研究者自身的条件;客观条件指资料、设备、经费、时间等外在条件。主客观条件制约着研究进程,必须予以重视。诚如上文所述,对学术新人而言,我们提倡"小题大做",在自己能力范围内选取一个具体问题,多层次、多角度地深入研究。

二、选题途径

(一)从文献调研发现问题

宋代学者朱熹指出:"读书有疑,有所见,自不容不立论。其不立论者,只是读书不到疑处耳!"一些学生每到选题时便无所适从,不知从何处入手,发现不了问题。究其原因,不外乎读书不够或是不会读书。任何研究都不是无源之水、无本之木,都需要站在前人的肩膀上。因此,选题前要充分搜集相关文献,关注前人研究是否存在不够充分、不够深入、不够妥当的地方,特别是学科领域中还有哪些问题尚待解决;或者虽然都解决了,但由于时代的发展,新材料的发现,需要补充、修正或重新讨论的。对学术界有争论的问题,需要理清是否还存在代表性意见之外的观点,是否有必要进行进一步探讨等。

此外,应针对性地阅读相关的专业文献和著作,从中分析和发现问题。阅读时要保持审慎的眼光,看看研究的结论与论据是否吻合,研究方法是否得当,是否对自己有启发,研究是否有可推进之处,或者还存在什么缺陷等。在此基础上,结合自身的知识积累和兴趣,寻找选题。

(二)关注中医药学科研究热点

了解当前中医药学科研究热点,对初学者确定研究兴趣与选题方向很有帮助。具体途径有关注中医药领域的项目课题、积极参加学术研讨会等。作为研究者,特别是年轻人,不能脱离学术主流。对这些项目课题保持关注,不仅可以了解学界最新动态,还能对选什么题、如何选题提供有益的参考。

参加国际、国内学术研讨会是选题的又一来源,与期刊相比,学术研讨会上的信息往往是最新的,从中能了解其他学者最近在从事什么研究,有什么新的观点和新的发现,把握他们所关注的热点、前沿问题。另一方面,参加研讨会可以直接参与讨论,请教一些问题,得到指点。

(三)根据学术价值选题

选题是否有意义,其实就是对选题的学术价值进行判断,价值判断没有固定标准,但是否具有学术价值,学术共同体有不成文的认识及相应解释。大致如下:①首次对某一问题进行综合性研究,增加新的研究成果,加以解释和阐述;②在研究范围、方法、实验设计等方面,对已有研究做出新的解释,或提出创新性观点;③运用不同的研究方法进行跨学科研究;④引入新的理论、方法或研究领域,进行其他国家已经做过但国内尚未出现的研究;⑤为老问题提供新的论据;⑥研究本学科他人未曾涉及或被忽略的课题;⑦开拓新的研究领域,开展前人尚未做过的研究工作等。

(四)根据兴趣选题

兴趣是最好的老师,"知之者不如好之者,好之者不如乐之者"。科研工作到了一定程度,都会经历一段艰苦而单调的过程,没有巨大的热情支撑是很难持续的。对某一论题有一定认识,并有持续的好奇心,十分重要。因此,学术新人选题时,应将自己的学术兴趣与所在的研究领域结合起来。

第三节　研究设计的内容与要求

　　研究设计是对整个研究工作进行规划,包括制定详细的研究方案及操作步骤,选择恰当的研究途径等。研究设计在整个研究过程中起着举足轻重的作用,直接影响研究目标和最终成果的质量。一份详尽的、规范的研究设计能为科研活动奠定良好的基础。研究设计必须要包含以下内容,换言之,研究者只有认真回答下列问题,才能基本达到研究设计的要求。

一、选题及基本信息

　　回答选题是什么,简明清晰地说明课题名称、选题缘由、研究目标等基本信息。

二、研究目的及意义

　　回答为什么研究,揭示课题的价值和方向。结合自己的选题和前人研究,简要说明选题的意义、影响,论述切忌空话、套话。

三、研究框架

　　研究框架是研究设计的核心内容。例如,论文分多少章节,绪论的内容,章、节的标题,主要内容是什么,结论是什么等。所选课题的学术史回顾、文章的核心观点、主要论点、参考文献等内容都应理清、阐明。

四、研究方法

　　应根据研究内容选择适合的方法,需要根据研究的问题来选择。

五、研究进度

　　研究进度即研究计划时间表。例如,毕业论文计划用多长时间写完,其中查找资料多长时间,初步成稿多长时间,修改完善多长时间等。制定研究进度,要充分考虑选题、资料搜集的难易程度,实事求是。

六、拟取得的成果

　　研究成果包括调查报告、研究论文或专著等。例如项目申报计划,要说明项目研究完成后,会形成什么成果形式,是论文,还是专著等。同时,对所选课题研究成果也要有一个基本的描述,预计能形成哪些结论或推论,对学术研究有什么意义、影响,也需要简单说明。

第四节 文献考察与资料收集的基本要求

文献调研指的是为了进行某项科学研究而进行的信息检索和文献利用活动。围绕某课题进行文献调研,需要解决以下问题:该领域现在的研究重点是什么? 哪些问题已经解决,已经得出哪些结论,结论是否可靠? 该领域的研究人员采用哪些研究方法? 通过文献考察与资料收集,可以明确该领域研究背景、研究现状和研究水平,掌握研究方法,发现研究的不足,进而确立新的研究课题,使学术研究得以"在巨人的肩膀上"进行。

一、文献考察与收集的原则

(一)完整性原则

完整性原则是指文献收集的信息源覆盖面要全,争取不漏掉任何有用的文献信息。在具体收集过程中,保证文献收集工作的全面性需要注意两个方面:第一,在信息源选择方面要尽量选择文献来源广、文献来源级别高的数据库和检索工具。第二,在检索过程中要制定科学合理的检索策略,提高查全率。

(二)经济性原则

经济性原则是指文献调研要尽量节约成本。首先,本着就近原则,先考虑本地资源,后考虑外地资源,如先收集的信息源应该是本校图书馆和院系资料室资源,然后是本地区其他信息资源,最后才是外地资源。其次,要优先使用数字资源和网络资源。数字资源和网络信息源可以大大节约检索时间,降低调研成本。再次,优先使用免费资源。本着先免费、后收费的顺序,广泛利用各个信息源。

(三)连续性原则

当今世界,科研进展速度和信息更新速度相当快。因此,文献收集不应是一次性的,而应该是一种连续性的活动,作为科研工作者,应该时常关注世界科技的发展变化,关注周围的信息源的变化,只有做到经常进行收集,不断更新个人的信息储备,才能把握学科发展趋势。

(四)多样性原则

文献收集的途径很多,除了通过检索工具或检索系统进行文献检索外,参加学术会议、听取科技报告、进行个人交流、参加网上讨论等均是有效的调研途径。文献调研不应该拘泥于单一的途径，充分利用各种交流方式获取信息，才能获得最丰富的信息，取得最佳成果。

（五）目的性原则

目的性，指收集资料的方法和内容须与研究的目的相符合，围绕研究课题的研究现状、研究路径、阶段性研究以及研究过程进行资料的采集和分析，研究资料应该为观点和理论服务，为研究提供论据和支撑。

二、文献考察与资料收集常见问题

在文献考察与资料收集过程中，常会出现以下问题：

（一）文献收集不充分

收集不充分指未能全面系统地搜集已有研究，致使掌握的文献有限，不能准确把握研究动向，以偏概全，造成研究缺乏可信度，研究的必要性受到质疑，有时还会出现"前所未有""首次提出""填补空白"等说法。文献调研不充分还表现为一味推崇某个人的研究成果，无视领域内其他学者的研究，或避开研究中的矛盾点，致使研究无法获得学界认可。

（二）文献收集不严谨

学术新人常参考二手资料，即别人研究中引用的文献，且不考证其来源。二手文献有时会缺乏真实性和可靠性，因为二手文献作者引用时，可能曲解一手资料，加入个人的主观判断，更有甚者自行修改原有的研究结果。研究中采用这样的资料会导致观点和结论错误，影响整个研究的进行。

（三）综述撰写不规范

文献综述不是一味堆砌，应对相关文献进行筛选和甄别，整理归纳文献。在总结的过程中，加入自己的理解和评论，将自己的观点融汇在对材料的选择、组织和编排中，形成新颖的综述逻辑，并据此展开综述。堆砌的文献综述可能导致写作随意，甚至一味地为了增加篇幅，最终造成文献漫无边际。

三、文献检索的途径

在信息高度发达的时代，研究者了解基本的文献检索途径，对缩短文献调研时间、增加知识面有重要意义。中医药学科文献检索途径常用的有：馆藏图书、学术期刊、索引、摘要、数据库以及网络资源等。

（一）馆藏图书与学术期刊

通过图书馆查阅相关文献，是常用的文献检索途径，如国家图书馆、各省市区图书馆、各高校图书馆等，提供了丰富的资源。尤其是各高校图书馆的特色资源，包括校内资源、特色专题资源，古籍资源等，值得关注。

（二）数据库

中医药学科涉及的数据库主要包括中国知网（CNKI）、维普网、万方数据知识服务平台、读秀学术搜索、超星数字图书馆、Pubmed、Medline 等。这些数据库为相关领域的研究，提供了便捷的文献资料服务。

第五节　成果署名与归属

在学术论文或著作的发表、出版中，相关成果的署名有相应的规范要求。不遵守这些规范，不仅会影响相关论著的学术公信力，更会引起研究人员或机构的权利、责任纠纷，甚至会恶化学术生态，影响学术公平。

一、责任方式与责任者

中医药学研究的成果主要体现为论文（会议论文、期刊论文和学位论文）、著作、专利等形式，其责任方式或称著作方式主要有如下几种：著、编、主编、编著、译和编译等。其中，著主要有独著（或称专著）和合著两种，是系统地阐述某一问题或专题的研究性著作方式，往往要求较高的原创性，原创部分应达到整个篇幅的 50％以上。编是指将已知的资料或现成的作品整理、加工成书，包括"编辑""编订""编定""选辑"等。编往往意味着较少的原创性，作品只是编者基于某种目的而按照一定的方式重新排列、删节现有文献或资料，并辅以适当注释或说明等。主编及副主编，往往意味着主编者负责整个作品的主题，章节安排和统稿等，或参与作品较多内容的编写并统筹其他参编者的内容，或主要是将其他学者的论文按照一定的体例和章节进行编排，形成文集。主编的作品形式以教材或整理性色彩较强的学术著作为多，其原创性要低于"著"，但相比于"编"，主编类的作品在总结和整理现有研究方面要系统全面得多，而且专业性和学术性也比较强。编著，与某些主编类作品的边界不是很清晰，编著往往意味着作者在思路和具体分析中有一定的创新性和独到思考，但作品的很大比重又是在做编辑、整理、综合现有论著或材料的工作，达不到纯原创或原创比重很高的程度。

上述不同形式的论著，都有相应的责任者。所谓学术论著的责任者，是指对各类学术成果及其内容承担具体责任的个人（含 2 人及 2 人以上的合作者）、机构或团体。与上述责任形式相对应的学术作品责任者分别是著者、编者、主编（及副主编、参编者）、编著者。需要说明的是，由于诸多中医药论著都是多人合作的产物，其责任者因此又进一步细分为第一责任者、第二责任者等。根据《中华人民共和国著作权法（2010 年修正）》第十三条的规定："两人以上合作创作的作品，著作权由合作作者共同享有，没有参加创作的人，不能成为合作者。合作作品可以分割使用的，作者对各自创作的部分可以单独享有著作权，但行使著作权时不得侵犯合作作品整体的著作权。"

二、署名

所谓署名，即作者在学术作品上署上自己的姓名，以示自己对该作品的责任，同时也享有对该作品的相应知识产权。由于责任者数量不同，署名一般分为个人作者独立署名、合作者共同署名和团队（或机构）作者署名三种，署名的意义主要在于三个方面：其一，说明在相关研究和学术作品形成中，哪些学者和团队付出了实质性的劳动，因此署名是对作者的一种承认和尊重。其二，标示署名者享有对学术作品的著作权，包括发表权、修改权、保护作品完整权、翻译权等诸多权利。其三，明确作者对学术作品承担责任，包括学术责任、政治责任和法律责任。学术责任主要有专业方面的概念、数据和原创性等责任；政治责任主要是学术作品中不能出现政治性错误；法律责任主要是学术作品及其署名不能违反宪法和法律。

现有学术论著在署名方面，除了在论著题目后署名之外，一般也会在封面相应位置（如前勒口）附上"作者简介"，以说明作者的学术背景和供职单位等信息。论文也会在署名后附上作者单位及通信地址、邮编等，或在论文首页脚注或论文结尾处附上作者简介或单位、邮编等。这些信息帮助读者和同行了解作者的相关背景，从而判断学术作品的价值；同时，这些信息有利于相关的学术检索和成果统计。

三、署名的基本要求

按照国家标准 GB7713—87 和《中华人民共和国著作权法（2010 年修正）》的相关规定，学术论著的署名者，应是直接参与相关研究并对研究有实质贡献、承担论著全部或部分内容的写作、能够对研究成果直接负责并享有著作权的人。这其中，需要严格区分署名和致谢的不同。国家标准 GB7713—87 对此有明确规定："在封面和题名页上，或学术论文的正文前署名的个人作者，只限于那些对于选定研究课题和制定研究方案、直接参加全部或主要部分研究工作并做出主要贡献以及参加撰写论文并能对内容负责的人，按其贡献大小排列名次。至于参加部分工作的合作者、按研究计划分工负责具体小项的工作者、某一项测试的承担者，以及接受委托进行分析检验和观察的辅助人员等，均不列入、这些人可以作为参加工作的人员——列入致谢部分，或排于脚注。"

合作者署名中的每一位作者都应符合署名的规定和要求。同时，合作者署名须征求所有合作者的意见并征得每一位作者的同意。最后，合作者署名应依据各位作者研究贡献和写作贡献的大小来排序，而不是以年龄、头衔和职称等因素来排列。中医药论著的署名，存在一定的不规范现象，如有的作品其实是多人通力合作完成的，但在题名页和版权页上却只以"某某等"的形式署名，详细的作者情况和相应的章节分工只在"后记"中被提及。这种署名方式过于突出某位作者，且这位作者对整个著作的写作内容往往未达到 50%，甚至都不是贡献最大的，只是因为这位作者在年龄、头衔和职称上相对居优而已。还有一种情况是导师和其研究生的合作署名，如果导师在论文的主题、思路、提纲及具体研究、写作和修改上对研究生给予了全面的指导，导师署名是无可厚非的。这种情况下，导师的贡献如果比较大，导师可以署为第一作者；如果研究生的贡献更大，导师则应署为第二作者。但是，有些学术杂志为了提高文章的关注度、引用率和转载率，一般要求导师和研究生合作的文章其第一作者为导师，这种要求人为地造成了某种学术不规范。但是更应引起关注的是，有些导师并未参与论文的研究和写作，甚至都没有通读过论文，却要求研究生加署自己的名字；或者有的研究生为了提高文章的录用可能，在未向导师说明或获得导师同意的情况下，加署导师的名字。严格地讲，这两种情况都属于学术不端。近年来，因为和研究生合署发表论著而陷入学术不规范漩涡的例子不胜枚举，应该引起中医药学界的高度重视。

有些研究成果的责任者是某个单位、机构、课题组或学术团队。虽然参与者是多人，但他们都是某个团体中的成员，研究成果更多地凝聚了整个团体的心血和贡献。在这种情况下，为强调某个团体的学术责任并突出该团体的学术识别度而采用团体著名。但团体署名后，应以适当方式说明团体的负责人和相关成员，或者附上学术作品的具体执笔人。

第六节　科研伦理与安全

　　科研伦理是安全线,既保护科学研究在社会伦理规范下顺利进行,也保护人类社会秩序不受太大冲击。

　　科研伦理问题越来越为大家所重视,各国、各研究机构纷纷出台政策规范或发出提醒和警告。例如,日前中国科学院科研道德委员会就生物医学研究中有悖于伦理规范的常见问题发出"伦理提醒",要求相关领域的科研人员了解和遵守国际和国内的生物医学伦理基本规则,提前进行伦理审查,不得事后"补充"。这项"伦理提醒",让我们继续深入反思近来引发国际舆论的违背科研伦理事件,同时提醒大家,在保护科学家自由创新、继续取得高精尖科研成果的同时,也要保护人类社会基本伦理不至于受到太大冲击。遵守基本规则,有利于双方共赢。

　　而在医学研究中,伦理规范一直被人们所重视。中国传统文化首重医德——"德不近佛者不可以为医"。医学生从入学开始就要了解著名的《希波克拉底誓言》(*Hippocrates Oath*),1948 年世界医学会在此基础上,制定了《日内瓦宣言》,强调医生的道德规范,尊重患者隐私,不拿患者的秘密牟取私利。

　　现代生物医学对生命秘密的掌握,早已超出传统"患者隐私"的范围,这些秘密不仅涉及个体生命,还关系到人群和民族的遗传信息,包括遗传病家系和特定地区遗传资源。1998 年我国科技部和原卫生部联合颁布了《人类遗传资源管理暂行办法》,但之后仍然发生多起未经批准的中国人群基因外流事件。特定的遗传病基因资源对研究和开发药物具有弥足珍贵的价值。基因研究领域必然需要国际合作,但不能以牺牲公众的知情权和国家的根本利益为代价。中国管理部门、美国卫生与公共服务部都对此类违规操作提出了严重警告。

　　那么,科研伦理审查是否会阻碍科学研究的创新呢?有评论认为,人类还有很多疾病尚未攻克,相当庞大的人群仍然在病痛折磨下生存,需要新一代的基因技术来解救。大多数科学家和伦理学家认为,伦理审查不会阻碍科学创新。这是因为伦理审查要求的,是我们不能把有较大风险的尚未成熟的技术匆忙用于人体实验,并不是一概否定人体实验。就像药品在投入临床之前要求经过实验室细胞培养、动物实验等过程一样,基因技术也可以在理论论证、模式生物等程序上进行充分的探讨,取得科学界共识之后,再尝试临床人体实验。伦理审查的安全线并非是一成不变的,科学突破和人类社会伦理之间不是零和游戏,在规则范围之内的创新,可以减少非议,也更有利于在全社会推广。

第七节　学术评价与合作

　　学术评价指根据一定的标准,采用一定的方法,对学术机构或人员的学术目的、学术过程、学术成果、学术媒体而展开的价值判断活动。学术评价的行为主体包括评价委托方、受委托方和被评价方。委托方指提出评价需求的一方,主要包括各级政府部门、学术管理部门或其他负有管理学术活动职责的机构、学术共同体、学者个人等;受委托方指受评价委托方委托,组织或实施评价活动的一方,主要包括专业的评价机构、评价专家委员会或评价专家组、专家个人等;被评价方指申请、承担或参与委托方组织实施的学术评价活动的机构、组织或个人等。学术评价的委托方、受委托方和被评价方是既有区别又有联系的整体,在一定条件下互相转化。比如,学术机构有时是委托方,有时又是被评价方;学者个人有时是受委托方,有时又是被评价方。

　　中医药学术成果凝结着研究者的智慧和汗水,是人类社会的宝贵财富。给予研究者及其研究成果客观、公正的价值评定,是尊重劳动、尊重知识、尊重人才、尊重创造的行为。开展科学有效的中医药学术评价,有助于树立良好的学术风气,提升研究质量和创新能力,优化研究资源配置,对构建科研管理制度、促进中医药繁荣发展有重要意义。

　　广义上,学术批评也是一种学术评价。它们都要遵循一定的学术规范,既可以提出优点与长处,也可以指出缺点与不足。狭义上,它们的区别主要有以下三点:学术评价具有社会性而学术批评具有个体性;学术评价具有权威性,学术批评个人行为的特点比较明显;学术评价遵循民主原则,学术批评遵循自由原则。学术批评和学术评价二者不可偏废。正是在这种批评与反批评、挑战与应战的学术争鸣中,理论得到锤炼,思想碰出火花,中医药学术研究得以不断发展。

◆古代医药名家学术美德故事◆

吴有性深入疫区的实践精神和学术创新精神

吴有性,字又可,"温疫学派"的创始人。他根据自己的临床经验,著有《温疫论》一书。其学术思想使温疫学说独立成体系,开成了一套温热病的辨证论证方案。吴有性的创新实践精神,使他成为中国古代传染病学的先驱。

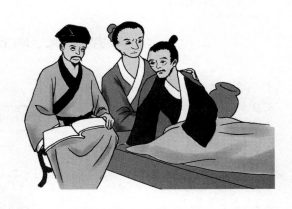

明代崇祯十四年(1614年),河北、山东、江苏、浙江等地瘟疫肆虐,疫疠死者相枕藉的惨状处处可见。但是当时的大夫大多使用《伤寒论》里的治法来进行治疗,一味地追求经方从而缺乏自主辨证的能力,耽误了病情,导致"一巷百余家,无一家仅免,一门数十口,无一仅存者"的悲惨局面。吴有性认为"守古法不合今病",指出患者是"不死于病,乃死于医"。吴又可不畏艰险,亲自深入疫区。他不仅和患者亲密接触,甚至去考证动物是否和瘟疫有关。他最早提出了"牛病而羊不病,鸡病而鸭不病,人病而禽兽不病。究其所伤不同,因其气各异也"的"种属免疫"观点。同时,通过结合气候因素、环境因素、预防措施和社会因素等对瘟疫的发生、发展、传播等进行深入研究,创造性地提出疫病的病因为"疠气"而非一般的六淫病邪,继而创立了"疠气"学说,并撰写了《温疫论》一书。该著作开我国传染病学研究之先河,并率先提出病毒传染学说,比西方要早了200多年。他还指出,患者从感触疫邪到发病是有一段间隔的,也就是我们常说的"潜伏期"。然而当时吴又可的创新理论并没有得到广泛的认可,甚至被后来医学大家们视作"异类"。清代的中医大师陈修园对《瘟疫论》如此评价:"创异说以欺人,切不可随波逐流。"时至今日,吴又可的这些来源于实践的观点都被现代医学一一证实。他的"疠气说"与后来西医之中的"病原微生物学"非常契合。吴又可还提出以物遮掩口鼻的防止传染措施,并提出通过隔离病人、焚烧尸体及病人用品等方法,以阻止疫情扩散,都实实在在收到了防控效果。

吴有性的医学成就不仅造福了同历史时期的万千患者,还使当代中国人民从疫病中得到福祉,2003年,曾以《温疫论》中的经方"达原饮"来治疗非典。此外,"达原饮"在新冠病毒轻症患者的治疗中也起到了重要的作用。吴有性通过实际行动完美地诠释了实践是检验真理的唯一标准,创新才是发展的第一动力。

术业有专攻,同行不相轻

清代对温病学体系的形成和发展做出贡献的医家是叶天士、薛雪、吴瑭、王士雄,后人称之为温病四大家。其中薛雪和叶天士二人是处于同一时期的医家。薛雪,字生白,号一瓢,江苏吴县人,清代名医。因母多病而悉心研医,博览群书,精于医术,尤其擅长温热病,著有《湿热病篇》等经典著作。叶桂,字天士,江苏吴县

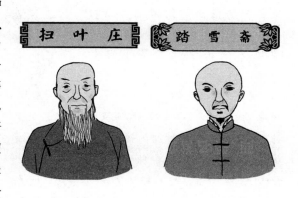

人,著《温热论》,创温热病的卫气营血辨证理论,对清代温病学说的发展起着承前启后的作用。

据说,历史上"扫叶庄"与"踏雪斋"这一杏林传闻就发生在他俩身上,相传有个更夫患水肿病,求薛雪治疗,薛雪认为这位患者已经病入膏肓,于是便推辞了。更夫回家途中倒在路边,恰巧被叶天士发现,一番辨证之后,叶天士认为该病是因更夫常年受有毒的蚊香熏染所致,由于辨证准确,不久更夫便痊愈了。更夫将此事广而告之,同城之人无不知晓。薛雪得知后,对叶天士恼羞成怒,遂将居所命名为"扫叶庄",并手书匾额悬挂门首。叶天士得知后也颇为愤怒,决定以其人之道还治其人之身,草书横匾"踏雪斋"于书斋门首,以表达对薛雪的不满之情。不久,叶天士的母亲突然因病卧床不起,叶氏为母医治却仍无好转,薛雪得知其母的病情后,认为其病毒阳明经证,非重用白虎汤不能扑灭其熊熊之火,且生石膏须用至二斤方能奏效。他托人将其想法传达给叶天士,叶听后恍然大悟,急煎

重剂白虎汤,其母服后果然病愈。事后,叶天士亲自上门拜访感谢薛雪,薛氏也倍受感动,深感内疚,当即摘下"扫叶庄"那块横匾,表示了歉意。此后二人共同切磋医术,分享经验,温热病在当时有了前所未有的进展。

两人的故事告诫后世,尺有所短,寸有所长,"三人行,必有我师",同行勿相轻,要博采众长,才能取得更大的成就。

第四章　中医药学科学术论文写作规范

中医药学术论文,从广义上来说,是指一切以中医药学术问题为表述对象的文章,包括科技研究报告、中医药理论探讨、临床观察报道、老中医经验总结、个案报道与医案医话、专题文献综述、专家述评等;从狭义上来说,指仅限于能够提供新的科技信息的论文。撰写论文是科研工作的一个重要环节,学术论文和学位论文是晋升专业技术职务和获得学位的重要凭据,在正式刊物上公开发表新观点、新理论、新的科学假说等的学术论文是获得知识产权的重要标识。论文写作是深化认识、锻炼思维的有效途径。

第一节　标题的撰写要求

文章的题目(文题)也叫"标题""题名""题目",是论文的总纲,是论文精髓的集中体现,论文的总题名和层次题名在撰写论文中都有其特殊的要求。《科学技术报告、学位论文和学术论文的编写格式》(GB7713—87)指出,题名是最重要特定内容的逻辑组合。

凡是论文都有题名。作者有时对题名却不够重视,甚至错误地认为题名不过是个"名称",无关紧要,只要论文内容好就行了。有的作者在写好论文后,不加推敲,随便加个题名,不仅会影响读者的关注度,也给收录检索带来困难。题名作为论文的名称置于论文之首,虽然代表论文,但却不仅仅是简单的名称代表,而要能反映出论文的主题和特征。题名是论文主题思想的高度概括,与主题密切相关。主题决定题名,题名体现主题,两者必须对应一致。题名对主题的这种从属关系,从根本上限定了题名的范围。题名的形式可以有不同的选择,但决不能脱离论文的中心内容。题名对读者来说具有查阅和检索的功能。读者查阅期刊资料,首先看到的便是题名,他们通常会根据对题名的理解来决定是否阅读该文。此外,读者还会利用检索刊物或医学文献数据库中的题名,检索出所需要的论文。题名也是文献标引的重要关键词源。在编制检索刊物或建立计算机文献库时,首先要从题名中寻找关键词,确定主题词,划分专业范围。如果题名不当,就会给标引人员带来困难,甚至标错,在使用检索工具时,就会出现漏检或误检。

一、优秀论文题名的特点

(一)意义确切

题名代表论文,必定要包含论文的重要信息,所以题名应能准确反映论文的中心内容。题名一般是作者根据论文主题首先写出的论文内容,而对读者来说则是了解该论文先看到的内容。只有作者确定的题名与论文的中心内容完全一致,读者才能根据题名做出是否进一步阅读的正确选择。题名含义不仅要同论文内容相符,词语准确、逻辑关系清晰、一目了然,还要便于记忆,利于检索。

(二)特点突出

医学论文的一个显著特点是要具有新意,要有推广价值。论文标题要体现作者研究工作独特的新内容,突出其特色内容。没有特征的题名从信息学的意义上讲就意味着丢失了交流价值。

(三)结构紧凑

医学论文题名内容一般应包括研究的三要素,即研究对象、处理方法、观察指标。题名采用什么语法结构,则依不同主题而定,但不管是什么结构,都要求各成分结合紧凑。

(四)文字简练

题名中非论文主要内容及其特征性的词语,能不用时就不用。还应注意避免使用不常见的缩略语、首字母缩写字、字符、代号和公式等。题名一般以大约20个汉字为宜,外文题名一般不宜超过10个实词。

(五)副题名设置正确

如果需要副题名,可有3种写法。一是在正题名的下面另起行,副题名前面加破折号(——)以示与正题名分开书写;二是在正题名下面另起行,并用括号将副题名括起来;三是副题名前面加数码,紧随正题名之后书写,但这种书写方式仅限于在一篇论文下有若干子论文者。外文副题名一般紧随正题名之后,并用冒号(:)与正题名隔开。

（六）题名中数字用法正确

数字除作为名词或形容词以外，应一律使用阿拉伯数字。

二、论文标题的分类

（一）词组型标题

词组型标题是由一个或数个单词或词组单独地、并列地或按偏正关系排列组成。按其组成关系又可分为以下三类：①单一概念标题：由一个不可再细分的、具有完整概念的单词或词组构成。这些单词或词组是论文所讨论的唯一对象，即论文标题的中心词。例如"慢性阻塞性肺疾病"——"社区获得性肺炎"。②多概念并列标题：是由两个或两个以上具有独立完整概念的词组并列组成。例如"慢性阻塞性肺疾病患者的革兰阴性菌分布及耐药情况分析"。③多概念偏正标题：由多个具有独立、完整概念的词或词组构成，而其中有一个受其他词或词组所修饰、限制或说明。这个被修饰、限制或说明的词或词组就是文章标题的中心词，它位于标题末，与修饰、限制或说明它的词构成偏正关系。多概念偏正标题是医学论文标题中最常见的一种，它又可分为并列偏正结构标题和递进偏正结构标题。并列偏正结构标题是以联合词组充当标题中心词的定语，例如"T-Spot. TB 与 PPD 预测家庭密切接触者是否活性结核的对比分析"。递进偏正结构标题以偏正词组充当标题的中心词，定语中的各组成部分总是前一个修饰后一个，层层相叠，最后作为一个整体来限定代表标题中心概念的中心词，例如"中重度阻塞性睡眠呼吸暂停综合征低通气综合征患者血清不规则区划因子 fractalkine 的变化及意义"。

（二）动宾型标题

动宾型标题是由动词及宾语共同组成，例如"分析端粒酶在整倍体与非整倍体细胞中的表达差异"。

（三）动宾偏正结构标题

动宾偏正结构标题以动宾词组充当中心词的定语，例如"应用支气管镜治疗中央型气道狭窄"。

（四）陈述句标题

陈述句标题即用陈述句作标题，例如"CT 引导下肺小结节穿刺活检"。

三、中华中医药学会团体标准（T/CACM 019—2017）关于题名的相关规定

（1）题名应以准确、简明的词语反映论文中最重要的内容。一般使用能充分反映论文主题内容的短语，不宜使用具有主、谓、宾结构的完整语句。

（2）附有英文摘要的论文应有英文题名，并应与中文题名含义一致。

（3）题名在期刊的不同位置出现时应完全相同。

（4）题名应尽量避免使用字符、代号、简称、俗称以及非公知公认的缩略语，也不应将原形词和缩略语同时列出。

（5）一般不设副题名。确有必要时，宜使用区别于主题名的字体或字号排印副题名，或副题名前加破折号"——"。

（6）题名转行应保持词语的完整性，避免将一个意义完整的词拆开转行；助词（如"的"字）留在行末，连词（如"和""与""及其"等）在转行的行首。题名中尽量不使用标点符号。

（7）题名下不得无正文，避免背题。

四、题名常见毛病

（1）题名过大，所反映的内容超过了论文实际的内容。

（2）题名过小，不能全部反映论文的主要内容。

（3）题名平淡，不足以反映研究成果的特点。

（4）题名拔高，实际研究成果并不深大，却冠以"机理研究""规律探讨"等词语，有意无意地拔高。

（5）题名偏题，与正文内容不符。

（6）题名与既往文献中的题名完全重复。

第二节　摘要的撰写标准

一、摘要的一般要求

摘要是论文精华的简短陈述，摘要内容不加评论和注释。形式短小精悍，言简意赅，真实、客观地记述论文阐述的研究工作目的、方法、结果和结论。摘要的作用是便于读者用较少的时间就能了解全文要点，以便决定有无必要阅读全文；

也便于读者做文摘卡,以利保存资料,以及便于编写二次文献的文摘刊物和文摘数据库使用。

(1)一般采用结构式摘要,结构式摘要要求具有目的、方法、结果、结论四部分,可以连续书写,但每部分前面最好写出四个词的题名。目的(objective):简要说明研究的目的,说明提出问题的缘由,表明研究的范围和重要性。方法(method):简要说明研究课题的基本设计,使用了什么材料和方法,如何分组对照,研究范围及精确程度,数据是如何取得的。结果(results):简要列出研究的主要结果和数据,有什么新发现,说明其价值及局限。叙述要具体、准确,并需要给出结果的主要数据及置信度、统计学检验的确切值。结论(conclusion):简要说明经论证取得的正确观点及其理论价值或应用价值。

(2)英文摘要内容前仍需附英文文题、作者姓名及作者单位(包括邮政编码、电子信箱)。

(3)结构式摘要一般以 200～300 个汉字为宜;英文摘要一般不超过 250 个实词为宜。

(4)一般应采用第三人称无主句,"对……进行了研究""报告了……现状""进行了……调查"等记述方法,不使用"本文""作者""我们"等第一人称作为主语。

(5)不宜简单地重复论文题名。

(6)一般不用图、表、化学结构式或非公知公用的符号和术语,必须使用时应加说明。

二、中华中医药学会团体标准(T/CACM 019—2017)关于摘要的相关规定

(1)为便于读者迅速获取信息,研究论著应编排摘要和英文摘要,国外发行的期刊还应编排外文摘要。

(2)摘要是提供论文主要内容梗概的短文,应着重反映研究中的创新内容和作者的独到观点,不加评论和解释说明;详略可根据论文的类型、内容实际需要而定。

(3)中文摘要一般置于题名和作者之后、正文之前,英文摘要(含英文题名、英文作者姓名及工作单位)可置于中文摘要之后,也可置于文末。中英文摘要前应分别冠以"摘要""Abstract"字样,并采用与正文不同的字体、字号排印,以示区别。

(4)摘要的撰写格式依功能而异，可写成报道性摘要，也可写成指示性摘要或报道—指示性摘要。

(5)研究类论文摘要的内容应包括研究目的、研究方法、主要发现（包括关键性或主要的数据）和主要结论。一般写成冠以"目的""方法""结果""结论"小标题的结构式摘要。

(6)理论探讨、文献综述、经验交流类论文可采用指示性摘要，简要地介绍论文的论题、概括研究的目的和文中主要观点，使读者对论文的主要内容有一个概括的了解。

(7)摘要一般不列图、表，不引用文献，不加以评论、解释和推论内容。

(8)摘要中首次出现的缩略语应注明全称或加以说明。新术语或尚无合适汉语译名的术语，可使用原文或在译名后加括号注明原文。

(9)英文摘要一般与中文摘要内容相对应。为了对外交流的需要，也可略详。研究类论文的英文摘要一般为由"Objective""Methods""Results""Conclusion"组成的结构式摘要。

(10)英文摘要中的中药、方剂、中成药名称及剂量单位书写要求：

a.中药饮片或中药材在英文摘要中应同时列出汉语拼音、拉丁名或英文名，拼音在前，拉丁名或英文名以括号形式列于其后，如"当归"写作"Danggui（Radix angelicae sinensis）"或"Danggui（Chinese angelica）"。动物植物应注明拉丁学名，书写格式为：属名（首字母大写，斜体）＋种名（小写，斜体）＋命名人名（首字母大写，正体），如"当归"写作"Danggui［*Angelica sinensin*（Oliv.）Diels］"。

b.方剂、中成药名称已经有固定译法者，以《中华人民共和国药典》《中医药学名词》（全国科学技术名词审定委员会公布）及世界中医药学会联合会等权威机构发布的译法为准。自拟方命名采用汉语拼音，应以词为音节列出拼音（依据GB/T 16159—2012《汉语拼音正词法基本规则》），首次出现时注明中文名称。如"补肾活血丸"写为"Bushen Huoxue Wan（补肾活血丸）"，或"Bushen Huoxue Pill（补肾活血丸）"。方剂英文名称较长且多次出现时，建议在首次出现时列出全称后给出缩写，如"Jiawei Buyang Huanwu Tang（加味补阳还五汤，JWBYHWT）"，以后方剂名称出现时可采用缩写形式"JWBYHWT"。

c.英文摘要中出现古代中药剂量相关单位如"两""斤""铢"等，英文翻译应采用相应拼音的斜体形式，首字母大写，且括号内加注中文，如"*Liang*（两）"

"Jin（斤）""Zhu（铢）"。

（11）英文摘要中人体穴名以"拼音（穴位国际代码）"形式列出，如"Zusanli（ST36）"；实验动物选穴以"'拼音'（穴位国际代码）"形式列出，如"'Zusanli'（ST36）"。

（12）摘要类期刊文摘编写依据 GB 6447—1986《文摘编写规则》。

三、常见问题

摘要撰写的常见问题有：

（1）要素不全：目的、方法、结果、结论四大要素中缺项。

（2）题名解释：将摘要写成论文题名的解释。

（3）将前言或结论当作摘要。

第三节 关键词的撰写标准

一、关键词的一般要求

关键词是每篇论文都有的一个部分，位于摘要的后面。科技论文的关键词是表达文献主题概念的词汇，它可以从标题和摘要中提出（一般提出 3～4 个关键词），关键词可供检索性期刊（或数据库）编入关键词索引，供国内外科技人员查阅。那么关键词的撰写原则如下：

（1）专指性原则：专指性原则是指一个词只能表达一个主题概念。

（2）组配原则：叙词组配应是概念组配。

（3）自由词标引：用自由词标引时，自由词尽可能选自其他词或较权威的参考书和工具书，选用的自由词必须达到词形简练、概念明确、实用性强。采用自由词标引后，应有记录，并及时向叙词表管理部门反映。

二、中华中医药学会团体标准（T/CACM 019—2017）关于关键词的相关规定

（1）关键词是指论文中最能反映主题信息的特征词或词组。关键词包括主题词和自由词。标引原则是以主题词为主，若无相对应的主题词（新的专业术语）时，可直接标注自由词作为关键词使用。

（2）关键词尽量从美国国立医学图书馆的 MeSH 数据库（http://www.

ncbi. nlm. nih. gov/mesh)、中国医学科学院医学信息研究所编译的《医学名词与主题词(MeSH)对应表》、中国中医科学院中医药信息研究所编印的《中国中医药学主题词表》中选取。未被词表收录的新的专业术语可直接作为关键词使用,建议排在最后。

(3)关键词应为全称,不能使用非公知公认的缩略词。关键词前冠以"关键词"字样。

(4)每篇论文选取3个以上(含)关键词,多个关键词之间以分号";"隔开,例如:中风;补阳还五汤;益气活血。

(5)有英文摘要的文章,应标注与中文对应的英文关键词。英文关键词以"KEY WORDS"作为标识排在行首,各关键词之间用分号";"隔开。英文关键词一般采用下小写格式,专有名词首字母大写。

(6)建议将中英文关键词用显著字体分别排在中英文摘要下方,无摘要的文章,排印在正文前。

第四节 致谢的注意要点

一、一般要求

(1)科学研究有时需要有关单位、个人的指导和支持。在论文后边致谢中对给予帮助的单位或个人应表示感谢,并说明其贡献和责任。

(2)致谢仅限于对该项研究工作有过实质性贡献的单位或个人(如资助或支持的企业、组织或个人,协助完成研究工作和提供便利的组织或个人,在研究工作中提出建议和提供帮助的人,给予转载和引用权的资料、图片、文献、研究思想和设想的所有者,其他应感谢的组织或个人),并应该征得被致谢者书面同意。读者可以据此间接判断文中数据和结论等内容的可靠性。

(3)致谢应注意防止出现以下两种倾向,即剽窃和强加。①剽窃:对确实给予实质性帮助的单位或个人,不公开致谢,甚至连研究方法都是从人家那里来的,也只字不提,而自己抢先发表。这就有剽窃掠美之嫌。②强加:未征得人家同意,就把未曾参与也未曾阅读过论文的某些名教授、专家、领导的大名写上了,这是强加于人,难免有借名家提高自己身份或有搞"关系学"之嫌。

(4)科学工作者应严守科学道德规范,坚持良好的学风。所在单位领导人审阅文稿是职责所在,一般不必公开署名致谢。

二、中华中医药学会团体标准（T/CACM 019—2017）关于致谢的相关规定

（1）对参加部分工作的合作者，以及对该项工作有贡献但又不宜作为作者的人可用简短的文字表示感谢。原则上应征得被感谢人的书面同意后，方可提名感谢。

（2）致谢一般排在正文之后，参考文献之前。致谢不与正文的层次标题连续编码。

第五节　文献综述的写作要点

综述的内容专题性强，涉及范围较窄，具有一定的深度和时间性，具有较高的信息参考价值。国内外大多数医学期刊都辟有综述栏目。

一、综述的特点

（一）综合性

综述要纵横交错，既要以某一专题的发展为纵线，反映当前课题的进展，又要从专业、学科、跨学科，从国内到国外，进行横的比较。在占有大量素材的前提下，经过综合分析、归纳整理、消化鉴别，使材料更精练、更明确、更有层次和更有逻辑，进而把握该专题发展规律和预测发展趋势。

（二）评述性

专门地、全面地、深入地、系统地论述某一方面的问题，通过对所综述的内容进行综合、分析、评价，反映作者的观点和见解。综述应有综述作者的观点，否则就不成其为综述，而是手册或讲座了。

（三）先进性

综述不是写学科发展的历史，而是要搜集最新资料，获取最新内容，将最新的医学信息和科研动向及时传递给读者。检索和阅读文献是撰写综述的重要前提工作。

一篇综述的质量如何，在很大程度上取决于综述作者对该专题相关最新文献掌握的程度。如果没有做好文献检索和阅读工作，是决不会写出高水平综述的。

二、综述的格式

综述的一般格式为:题名、作者、摘要、关键词、正文、参考文献。其中正文部分又由前言、主体和结语与展望组成。

(一)前言

前言通常用 200～300 字的篇幅,提出问题,包括写作目的、意义和作用,概述问题的历史、资料来源、现状和发展动态,给出有关概念和定义,说明选择这一专题的目的和动机、应用价值和实践意义等。如果属于争论性课题,要指明争论的焦点所在。

(二)主体

主体内容主要包括论据和论证。通过提出问题、分析问题和解决问题,比较各种观点的异同点及其理论根据,从而反映综述作者的见解。为把问题说得明白透彻,可以分为若干个小标题分述。主体部分应包括历史发展、现状分析和趋向预测等几方面内容。

(1)历史发展:要按时间顺序,简要说明这一课题的提出及各历史阶段的发展状况,体现各阶段的研究水平。

(2)现状分析:介绍国内外对本课题的研究现状及各派观点,包括综述作者本人的观点。将归纳、整理的科学事实和资料进行排列和必要的分析。对有创造性和发展前途的理论或假说要详细介绍,并引出论据;对有争论的问题要介绍各家观点或学说,进行比较,指出问题的焦点和可能的发展趋势,并提出综述作者自己的看法;对陈旧的、过时的或已被否定的观点可从简;对一般性读者熟知的问题只简要提及即可。

(3)趋向预测:在纵横对比中肯定所综述课题的研究水平、存在问题和不同观点,提出展望性见解。

主体部分内容要写得客观、准确,不但要指明方向,而且要提示捷径,为有志于攀登新高峰者指明方向,搭梯铺路。主体部分没有固定的格式,可以按问题发展历史依年代顺序介绍,也可按问题的现状加以阐述。不论采用哪种方式,都应比较各家学说及论据,阐明有关问题的历史背景、现状和发展方向。

主体部分的写法有下列几种:

(1)纵式写法:纵是历史发展纵观。它主要围绕某一专题,按时间先后顺序或专题本身发展层次,对其历史演变、目前状况、趋向预测作纵向描述,从而勾画出某一专题的来龙去脉和发展轨迹。纵式写法要把握脉络分明,即对某一专题在各个阶段的发展动态作扼要描述,已经解决了哪些问题,取得了什么成果,还存在哪些问题,今后发展趋向如何,对这些内容要把发展层次交代清楚,文字描述要紧密衔接。撰写综述忌讳孤立地按时间顺序罗列事实,写成大事记或编年体。纵式写法还要突出一个创字。有些专题时间跨度大,科研成果多,在描述时就要抓住具有创造性、突破性的成果作详细介绍,而对一般性、重复性的资料就从简从略。这样既突出了重点,又做到了详略得当。纵式写法适合于动态性综述。这种综述描述专题的发展动向明显,层次清楚。

(2)横式写法:横是国内国际横览。它就是对某一专题在国际和国内的各个方面,如各派观点、各家之言、各种方法、各自成就等加以描述和比较。通过横向对比,既可以分辨出各种观点、见解、方法、成果的优劣利弊,又可以看出国际水平、国内水平和本单位水平,从而找出差距。横式写法适用于成就性综述。这种综述专门介绍某个方面或某个项目的新成就,如新理论、新观点、新发明、新方法、新技术、新进展等。因为新颖,所以时间跨度虽短,但却倍受国际、国内同行关注,研究成果多,发表论文也多,如能及时加以整理,将其写成综述向同行报道,就能起到借鉴、启示和指导的作用。

(3)纵横结合式写法:在同一篇综述中,同时采用纵式与横式写法。例如,写历史背景采用纵式写法,写当前状况采用横式写法。通过纵、横描述,更广泛地综合文献资料,全面系统地认识某一专题及其发展方向,作出比较可靠的趋向预测,为新的研究工作选择突破口或提供参考。

无论是纵式、横式或是纵横结合式写法,都要求做到:一要全面系统地搜集资料,客观公正地如实反映事实;二要分析透彻,综合恰当;三要层次分明,条理清楚;四要语言简练,详略得当。

(三)结语与展望

结语是综述作者对正文部分作简明扼要的总结,对各种观点进行综合评价,提出自己的看法,指出存在的问题及今后发展的方向和展望。内容单纯的综述也可只表述总结内容而不单列其章节。

(四)参考文献

参考文献是综述的重要组成部分。一般参考文献的多少可体现作者阅读文献的广度和深度。对综述类论文参考文献数量多少,在不同的杂志有不同要求,一般以30条以上为宜,以最近3~5年的最新文献为主。

三、综述撰写注意事项

（1）题目不宜过大。一般来说，题目过大，则不易把握论文的中心，不易深入透彻。

（2）参考文献不能太陈旧。综述一定要反映最新的研究情况，如果所引述文献都是若干年前的陈旧参考文献，则不能反映最新的研究动态。

（3）文献不宜间接引用。文献综述的作者引用间接文献的现象时有所见。如果综述作者从他人引用的参考文献转引过来，这些文献在他人引用时是否恰当正确、有无谬误，你是不知道的，所以不要间接转引文献。

（4）综述篇幅不易太长，一般4 000～6 000字。不同杂志编辑部对综述篇幅的要求也不完全一样。综述的作者尤其新手，一定注意要重点突出、观点鲜明、虚话空话少。

（5）综述并不是简单的文献罗列，综述一定要有作者自己综合和归纳出的观点看法。如果综述只是简单罗列文献，看上去像流水账，缺乏综合分析及提炼出的观点，读者就难以受到启发，获取帮助。

第六节　正文主体的撰写标准

一、研究类论文

研究类论文一般分引言、材料（资料）与方法、结果、讨论和结论等部分。

（一）引言

引言主要概述研究的背景、目的、研究思路、理论依据、研究方法、预期结果和意义等。引用他人的研究成果应标注相关参考文献，但切忌写成文献综述。

（二）材料（资料）方法

应根据研究类型及研究内容进行详细报告，具体原则如下：

（1）研究对象为患者，需注明研究对象和对照者来源及时间范围，明确诊断标准、纳入标准、排除标准和退出标准（给出依据，并标注参考文献），以及分组方法、各组基线资料等。

（2）为确保受试者尊严、安全和权益得到保护，增强公众对临床研究的信任和支持，依据中华人民共和国国家卫生和计划生育委员会公布的《涉及人的生物医学研究伦理审查办法》，涉及人的生物医学研究时，研究报告需要说明所采用的试验程序是否经过国家的或所在机构设立的伦理委员会的评估与批准,并注明批准文号。涉及人的生物医学研究包括以下活动:采用现代物理学、化学、生物学、中医药学和心理学等方法对人的生理、心理行为、病理现象、疾病病因和发病机制,以及疾病的预防、诊断、治疗和康复进行研究的活动;医学新技术或者医疗新产品在人体上进行试验研究的活动;采用流行病学、社会学、心理学等方法收集、记录、使用、报告或者储存有关人的样本、医疗记录、行为等科学研究资料的活动。

(3)如果所在机构没有正式的伦理委员会,作者需要说明研究是否符合世界卫生组织《涉及人的生物医学研究国际伦理准则》和世界医学协会最新修订的《赫尔辛基宣言》的相关规定。

(4)临床研究报告应说明受试者保护情况。在没有获得知情同意的情况下,可辨认身份的信息,包括患者姓名和其首字母缩写,或住院号,都不应在书面描述、照片或遗传谱系中公开,以保护患者的隐私权。出于科学的目的,如果上述信息必不可少,需由其监护人签署知情同意书,并在发表的论文中说明。

(5)根据临床研究类型,建议参考相关的国际报告规范对研究进行报告。随机对照试验(The Consolidated Standard of Reporting Trials,CONSORT)、中草药随机对照试验(Elaboration of CONSORT for Randomized,Controlled Trials Medicine Interventions)、中药方剂随机对照试验(CONSORT CHM formulas 2017)、非随机对照试验(Transparent Reporting of Evaluations with Nonrandomized Designs,TREND)、观察性研究/横断面研究/队列研究/病例对照研究(The Strengthening the Reporting of Observational Studies in Epidemiology,STROBE)、临床试验方案(Standard Protocol Items:Recommendations for Interventional Trials,SPIRIT)、诊断准确性试验(Standards for the Reporting of Diagnostic Accuracy Studies,STARD)、病例报告(Case Report guidelines,CARE)、针灸临床试验(Standards for Reporting Interventions in Clinical Trials of Acupuncture,STRICTA)、系统综述/Meta 分析(Preferred Reporting Items for Systematic Reviews and Meta-Analysis)、临床实践指南(Reporting Items for Practice Guidelines in Healthcare,RIGHT)、定性研究(Standards for Reporting Qualitative Research,SROR)。

(6)研究对象为实验动物的,需注明动物的名称、种系、等级、来源、动物许可证号、数量、性别、年龄、提质量、饲养条件、健康状况和实验中动物处死方法。各类实验动物的饲养、应用或处置必须有充分的理由为前提,需以当代社会公认的道德伦理价值兼顾动物和人类利益。报告动物实验时,作者应说明是否经过相关伦理委员会审查,或至少应该说明是否遵循了国家或机构的有关实验动物管理和使用的规定。动物研究伦理指南详见国际兽医学编辑协会《关于动物伦理与福利的作者指南共识》。

（7）动物实验研究报告应说明《动物研究:活体实验报告》(*Animal Research:Reporting In Vivo Experiments*,ARRIVE)所列的基本要素。

（8）药品及化学试剂使用通用名称,并注明来源、批号、规格、剂量和单位。仪器和设备应注明名称、型号、生产者,无需描述工作原理。

（9）实验方法部分应详述创新的方法及改良方法的改进之处,以供他人重复。采用他人方法,应以引用文献的方式给出方法的出处,简述操作程序,无需详细描述。应明确说明各组所采用的干预方法。

（10）采用中药汤剂、中成药,应列出组成药物的名称、剂量、炮制方法、服用方法;针灸及其他非药物疗法,应明确说明所取穴位名称(治疗部位)、针刺方法、治疗频次,或非药物疗法的相关内容,明确疗程。分组对照不应只介绍观察组的方法,而忽略其他组的干预方法。

（11）观察项目要分别列出,特殊的检测指标及方法要详细说明。

（12）描述统计学方法时应说明所使用的统计软件名称及版本号。在进行描述统计时,如果资料服从正态分布,采用均值±标准差表示,如果资料不服从正态分布,采用中位数(四分位数间距)表示;在进行参数估计时,如果资料服从正态分布,采用均值和标准误表示,如果资料不服从正态分布,采用百分位数表示,并根据临床实际情况,给出最高/最低值;在进行假设检验时,应明确说明所用统计分析方法的具体名称(如成组设计资料的 t 检验,两因素析因设计资料的方差分析等),明确检验水准。

（三）结果

结果部分的叙述应该实事求是、简洁明了,结果应与观察指标对应。以数据反映结果时,不能只描述相对数(如百分数),应同时给出数据的绝对数;统计学处理结果写出统计量的具体值(如 $t=3.450$),并给出具体的 P 值($P=0.023$)。用表或图表示时,一般应先用文字简单介绍,引出图表,但应避免图、表、文字三者内容重叠。

（四）讨论

讨论部分应着重讨论研究结果的创新之处及从中导出的结论,包括理论价值、实际应用价值、局限性,以及其对进一步研究的启示;也可通过讨论提出建议、设想或改进意见等。应将本研究结果与其他有关的研究进行比较,指出本研究结果与其他研究结果的异同点。将本研究的结论与目的联系起来讨论,不应重述已在前言和结果部分详述过的数据或资料。

二、经验总结类文章

经验总结类文章宜简要介绍作者的实践历程,即获得经验的背景;如系整理名老中医经验,则需要有名老中医的简介,以及作者与所介绍的名老中医间的学术继承关系、学术渊源。典型病例的介绍应突出辨证论治过程。

三、医案类文章

医案类文章一般取材于临床案例,作者评论以"按语"形式表达。医案记录应详尽、准确,包括就诊日期、中医四诊资料及西医理化检查资料(如有)、诊断、辨证思路、治疗过程、结局。按语应点评医案中的关键点及值得读者借鉴之处。

四、理论探讨、文献综述

此类论文分别依照 GB 7713—1987《科学技术报告、学位论文和学术论文的编写格式》、GB/T 7713.1—2006《学位论文编写规则》及 GB/T 7713.3—2014《科技报告编写规则》进行撰写。

第七节　参考文献著录标准

研究类论文均应附参考文献,作者引用的参考文献应为亲自阅读过的、正式发表的文献,避免引用摘要、简讯等文献。

正文中的参考文献按文献出现的先后顺序连续编码,并将阿拉伯数字序号置于方括号中标注于相关文字后。文献序号作为语句的组成部分时,不用角码标注(如示例 1);指明原始文献作者姓名时,序号标注于作者姓名右上角(如示例 2);正文未指明作者或非原始文献作者时,序号标注于句末(如示例 3)。

示例 1:参照文献[2]方法制备类风湿关节炎模型。

示例 2:吴中平等[1]研制了"古今医案查询统计分析系统"。

示例 3:中药具有显著的抗疲劳效果[1,3-5]。

图中引用参考文献,按其在全文中出现的顺序在图注或图题上标注引文序号,图中不出现引文标注。

表中引用参考文献,按其在全文中出现的顺序在表注或表题上标注引文序号，或在表中单列一栏说明文献来源。该栏应列出文献第一作者姓名，在姓名右上角标注引文序号。

文后参考文献著录格式执行 GB/T 7714—2015《信息与文献参考文献著录规则》。

参考文献一般应采用小于正文的字号排印在正文之后。"参考文献"字样可以左顶格排，也可以居中排。

各篇参考文献应按正文标注的序号左顶格依次列出。序号一律用阿拉伯数字，与正文中的序号一致。只有 1 条参考文献时，序号为[1]。

著录文字原则上要求用原文献文字，除版次、期号、出版年、起讫页码等数字用阿拉伯数字表示外，均应保持文献原有的形式。

每条参考文献著录项目应齐全。

第八节　论文编排格式

一、层次标题及编号

（1）层次标题是对本段、本条主题内容的高度概括。各层次的标题应简短明确，同一级别层次标题的词组结构应尽可能相同，语气一致。

（2）层次标题的分级编号，推荐执行新闻出版行业标准 CY/T 35—2001《科技书刊的章节编号方法》，采用阿拉伯数字。

（3）层次标题不宜使用非公知公认的缩略语。

（4）层次标题的层次不宜过多，一般不超过 4 级，即"1""1.1""1.1.1""1.1.1.1"。

（5）语段中出现多层次接排序号时，可依次用圆括号数码"1)""(1)""①"。

二、图的编排

（1）图应具备自明性和可读性。

（2）图应按正文中出现的顺序用阿拉伯数字依序编号。只有 1 幅图时标注"图 1"。图应有图题，并置于序号之后。图序与图题之间应留 1 个汉字的空隙，图题连同图序置于图的下方。宜将图中的符号、标记、代码等以最简练的文字作为图注附于图下。

（3）图序、图题、图例、图注及图形中出现的文字字号应小于正文字号。

（4）图中的量、单位、符号、缩略语等应与正文中所写一致。中文期刊图题、图例及图内其他文字说明可以只使用中文，也可以中英文对照，但不应仅使用英文。

（5）统计图的类型应与资料性质匹配，并使数轴上刻度值的标法符合数学原则。图中出现的数值应标明量和单位，出现缩略语宜在图注中注明中文名称。

（6）照片图应具有良好的清晰度和对比度。人体照片只需显示必要部位，但应能辨识出是人体的哪一部分。面部或全身照片，若不需显示眼部和阴部，应加遮盖。使用特定染色方法的显微照片应标明染色方法。显微照片中使用的符号、箭头或字母应与背景有很好的对比度。涉及尺寸的照片应附有表示目的物大小的标尺。

（7）图宜紧置于首次引用该图的正文段落之后排印，也可集中排列于正文的适当位置。通栏图宜排在所在页的顶部或底部。需要印在插页上的插图，应在正文引用处标明图所在插页的页码，并在插页中图的上方标明文章的题名和所在页码。

三、表的编排

（1）表应具备自明性和可读性。表的内容不应与正文文字及插图内容重复。

（2）表应按正文中出现的顺序用阿拉伯数字依序编号。只有 1 个表时标注"表 1"。表应有表题，并置于序号之后。表序与表题之间应留 1 个汉字的空隙。表题连同表序置于表的上方。

（3）表序、表题、表注及表中出现的文字字号应小于正文字号。同一种期刊表格编排体例应一致。

（4）数据表宜采用国际通行的三线表格式，按统计学制表原则设计，力求结构简洁。表的编排一般是内容和测试项目由左至右横读，数据依序竖读。

（5）表中的量、单位、符号、缩略语等应与正文中所写一致。中文期刊表题及表内其他文字说明可以只使用中文，也可以中英文对照，但不应仅使用英文。

（6）表中各栏应标明标目词，参数栏的标目词一般为量或测试项目及其单位。若表中所有参数的单位相同，单位可标注在表的右上方或表题之后（加括号或与表题间留 1 个汉字的空隙）；各栏参数的单位不同，则应将单位加括号标注在各栏标目词后或下方。表内参数同一指标保留的小数位数应相同。

（7）表中同一栏的数字应按位次上下对齐。表内不宜用"同上""同左"等类似词，应一律填入具体数字（包括"0"）或文字。表内"空白"代表无此项，若用符号代表"未测"或"未发现"，应在表格的下方以简练文字注释。统计表中应列出样本数。

(8)表中不设"备注"栏。宜将表中的符号、标记、代码以及需要说明的事项以最简练的文字作为表注附于表格的下方。出现缩略语宜在表注中注明中文名称。

(9)表宜紧置于首次引用该表的正文段落之后排印。通栏表宜排在所在页的顶部或底部。需要转页或有续表时,应在续表上注明"续表×",并重复排印表头。

四、量和单位

(1)应严格执行中华人民共和国国家标准 GB 3100—1993、GB 3101—1993 及 GB 3102—1993(所有部分)中有关量、单位和符号的规定及其书写规则,具体执行可参照中华医学会杂志社编写的《法定计量单位在医学上的应用》(第三版)。

(2)各种量和单位除在无数值的叙述性文字和科普期刊中可使用中文符号外,均应使用量和单位的国际符号。非物理量的单位,例如个、次、件、人、年、周等用汉字表示。

(3)单位符号用正体排印,符号后不加缩写点。来源于人名的单位符号,如"Pa"的首字母大写。"升"单独使用时用大写"L",加词头时也可用小写"l",如"ml"。数值与单位符号之间留 1/2 汉字空隙,但平面角的单位度(°)、分(′)和秒(″),数值和单位符号之间不留空隙。

(4)词头符号用正体排印,并与紧接其后的单个单位符号构成一个新的单位符号,且两者间不留空隙。10^6 以上的词头符号(例如 M、G、T)大写,其余小写。词头不能单独使用(如"μm"不能写作"μ"),也不能重叠使用(如"nm"不应写作"mμm")。

(5)一般不能对单位符号进行修饰,例如加缩写点、下标、复数形式,或在组合单位符号中插入化学元素符号等,但"mm Hg""cm H_2O"例外,书写时单位符号与化学元素符号之间应留 1/2 个汉字空隙。人和动物体内压强检测值的计量单位使用 kPa(千帕斯卡),也可使用 mm Hg、cm H_2O,但在文中首次出现时应注明 mm Hg、cm H_2O 与 kPa 的换算系数。

(6)表示离心加速作用时,应以重力加速度(g)的倍数的形式表达,例如:600×g离心 10 min;或者在给出离心机转速的同时给出离心半径,例如:离心半径8 cm,12 000 r/min离心 10 min。

(7)图表涉及量和单位时,单位符号均应使用国际通用符号,如时间"天"用

"d"，"分钟"用"min"，"秒"用"s"，长度"米"用"m"，质量"千克"用"kg"，电流"安"用"A"等。

（8）一个组合单位符号中斜线不应多于1条，例如：不写为"mg/kg/d"，而应写为"mg/(kg·d)"或"mg·kg^{-1}·d^{-1}"。

（9）针灸腧穴定位中常以体表骨节为主要标识折量全身各部的长度和宽度，或以被测量者手指表面的特定距离作为度量单位，分别称为"骨度折量寸"和"手指同身寸"，不同于旧市制长度单位的"寸"，不能换算成米制单位。针具规格和针刺深度用毫米（mm）表示。

（10）中药的计量单位一般用克（g）表示，但涉及古籍中的药物剂量应以原文剂量表示，如"钱""两""升"等，不可随意换算为克（g）。

（11）引用古籍文献时，应按原文中的表述方式使用汉字单位。

（12）中医论文在文字叙述中涉及数量单位时可依照中医表述习惯，如"大便二三日一行"。

五、数字用法

（1）在使用数字进行计量、编号的场合，为达到醒目、易于辨识的效果，应采用阿拉伯数字，已定型的含阿拉伯数字的词语应采用阿拉伯数字。

示例1：用于计量的数字，如34.05％，63％～68％，525 km，346 L，100～150 kg等。

示例2：用于编号的数字，如国办发〔1987〕9号，CN 11—1399。

示例3：特定词语，如3G手机，MP3播放器，G8峰会。

（2）多位数分节方式参照GB 3101—1993《有关量、单位和符号的一般原则》的规定执行。为便于阅读，4位以上的整数或小数，可采用千分空或千分撇2种方式分节，4位整数可不分节。

示例1（千分空）：55 235 367.346 23　98 235 358.238 368　4650

示例2（千分撇）：624,000　92,300,000　19,351,235.235,767 1256

（3）纯小数必须写出小数点前定位的"0"，如0.46不写为".46"。

（4）数值的修约执行GB/T 8170—2008《数值修约规则与极限数值的表示和判定》。进舍规则：

a. 拟舍弃数字的最左一位数字小于5，则舍弃，如将3.140 314 03修约到一位小数，得3.1；

b. 拟舍弃数字的最左一位数字大于5，则进一，如将3.160 3修约到一位小

数,得 3.2;

c. 拟舍弃数字的最左一位数字是 5,且其后有非"0"数字时进一,如将 3.153 修约到一位小数,得 3.2;

d. 拟舍弃数字的最左一位数字是 5,且其后无数字或为"0"时,拟保留的末位数字为奇数则进一,如将 3.150 0 修约到一位小数,得 3.2;拟保留的末位数字为偶数则舍去,如将 3.250 0 修约到一位小数,得 3.2。

(5)表示数值范围的前后 2 个数值的附加符号或计量单位相同时,在不造成歧义的情况下,前一个数值的附加符号或计量单位可省略。如果省略数值的附加符号或计量单位会造成歧义,则不应省略。

示例 1:6~8℃

示例 2:18~60 岁

示例 3:100~150 kg

示例 4:12 500~20 000 元

示例 5:9 亿~16 亿(不写为 9~16 亿)

示例 6:15°~20°(不写为 15~20°)

示例 7:15%~30%(不写为 15~30%)

示例 8:$4.3×10^4$~$5.7×10^4$(不写为 4.3~$5.7×10^4$)

(6)年、月、日的表达应按照口语中年、月、日的自然顺序书写,如 2008 年 8 月 8 日,或 2008-08-08。8 月 8 日不写为"8-8",2008 年 8 月不写为"2008-8",1990 年不写为"90 年"。

(7)计时方式既可采用 12 小时制,也可采用 24 小时制。时、分、秒的表达顺序应按照口语中时、分、秒的自然顺序书写,如 15 时 40 分,下午 2 时 12 分 36 秒,或写作 14:12:36。

(8)含有月日的专有名称采用阿拉伯数字表示时,应采用间隔号"·"将月、日分开,并在数字前后加引号,如"3·15"消费者权益日。

(9)阿拉伯数字书写格式:①1 个用阿拉伯数字书写的数值应在同一行中,避免被断开;②竖排文字中的阿拉伯数字按顺时针方向旋转 90°。旋转后要保证同一个词语单位文字方向相同。

(10)干支纪年和农历月日应采用汉字数字,如丙寅年十月十五日、正月初五;中国清代及清代以前的历史纪年、各民族的非公历纪年,不应与公历月日混用,并应采用阿拉伯数字括注公历,如秦文公四十四年(公元前 722 年)、太平天国庚申十年九月二十四日(清咸丰十年九月二十日,公元 1860 年 11 月 2 日)、藏历阳木龙年八月二十六日(1964 年 10 月 1 日)。

(11)数字连用表示的概数、含"几"的概数,应采用汉字数字,如三四个月、四十五六岁、二十几、几万分之一。

(12)数字作为词素构成定型词、词组、惯用语、缩略语或具有修辞色彩的词句,应使用汉字,如二倍体、一氧化碳、"十一五"规划、十二指肠等。

(13)2 个数字连用表示概数时,两数之间不用顿号"、"隔开,如一两个小时、三五天。

(14)含有月日的专有名称采用汉字数字表示时,如果涉及一月、十一月、十二月,应用间隔号"·"将表示月和日的数字隔开,涉及其他月份时,不用间隔号。如"一·二八"事变、"一二·九"运动、五一国际劳动节。

(15)阿拉伯数字"0"有"零"和"〇"2 种汉字书写形式,如三千零五十二、二〇一二年。

(16)表达计量或编号所需用到的数字个数不多,选择汉字数字或阿拉伯数字在书写的简洁性和辨识的清晰性两方面没有明显差异时,两种形式均可使用,如 17 号楼(十七号楼)、20 余次(二十余次)、第 4 季度(第四季度)、5 个月(五个月),但全文(或全刊)应保持统一。

(17)如果一个数值很大,数值中的"万""亿"单位可以采用汉字数字,其余部分采用阿拉伯数字,如我国 1982 年人口普查人数为 10 亿零 817 万 5 288 人。除上面情况之外的一般数值,不能同时采用阿拉伯数字与汉字数字,如 108 可以写作"一百零八",但不应写作"1 百零 8"和"一百 08",4 000 可以写作"四千",但不应写作"4 千"。

六、标点符号

(1)应根据 GB/T 15834—2011《标点符号用法》,正确使用标点符号。

(2)连接号用于标示某些相关联成分之间的连接。连接号的形式有短横线"-"、一字线"—"和浪纹线"～"3 种:

a.标示下列情况时均用短横线"-"。化合物的名称或图表的编号,如 2-甲基-3-环戊基戊烷,图 2-6 异己烷质谱图;在复合名词中起连接作用,如吐鲁番-哈密盆地;某些产品的名称和型号,如 WJ-H 远红外治疗仪;门牌号码,如安宁里东路 26 号院 3-2-11 室;电话号码,如 010-88842603;用阿拉伯数字表示年月日,如 2017-06-06。

b.标示时间、地域的起止用一字线"—",如 2011—2012 年,北京—上海特快列车。

c. 标示数值范围的起止用浪纹线"～"，如 25～30g。

（3）书名号标示语段中出现的各种作品的名称。书名号有双书名号"《》"和单书名号"〈〉"2 种。

a. 标示书名、卷名、篇名、刊物名、报纸名、文件名，如《金匮要略》《素问·上古天真论篇》《论中医药治疗肿瘤的优势》《中医杂志》《人民日报》《全国中医药工作会议纪要》。

b. 标示电影、电视、音乐、诗歌、雕塑等各类用文字、声音、图像等表现的作品名称，如《大话西游》（电影名）、《人民的名义》（电视剧名）、《难忘今宵》（歌曲名）、《庄子研究文献数据库》（光盘名）、《植物生理学系列挂图》（图片名）。

c. 标示全中文或中文在名称中占主导地位的软件名，如《电脑卫士》杀毒软件。

d. 标有书名号的并列成分之间通常不用顿号，若有其他成分插在并列的书名号之间，宜用顿号。如《红楼梦》《西游记》《三国演义》《水浒传》是我国长篇小说的四大名著；办公室里订有《人民日报》（海外版）、《光明日报》和《时代周刊》等报刊。

e. 不能视为作品的课程、课题、奖状、商标、证照、组织机构、会议及活动等名称，不应用书名号，如"下学期开设《中药化学》课"（误），"明日召开《全国天然药物研讨会》"（误），"今年暑期召开《墨宝杯》书法大赛"（误），"向 70 岁以上老人颁发《敬老证》"（误），"《闪光牌》电池经久耐用"（误）。

（4）括号用于标示语段中的注释内容、补充说明或其他特定意义的语句。括号有圆括号"（）"、方括号"［］"，六角括号"〔〕"和方头括号"【】"。

a. 标示作者国籍或所属朝代时，可用方括号或六角括号。

b. 标示电讯、报道的开头，可用方头括号。

c. 标示公文发文字号中的发文年份时，可用六角括号。

d. 除科技期刊中的数学、逻辑公式外，所有括号应尽量避免套用，必须套用时，宜采用不同的括号形式配合使用。

（5）省略号应采用 2 个三连点"……"，其后不写"等"字。

（6）朝代与人名之间宜用间隔号，如唐·孙思邈、汉·张仲景、明·杨继洲；书名与篇（章、卷）名之间，用间隔号标示，如《针灸甲乙经·精神五脏论第一》。

（7）分隔号"/"用于分隔供选择或可转换的两项，书写形式为"和/或"。例如：动词短语中除了作为主体成分的述语动词外，还包括述语动词所带的宾语和/或补语。分隔号可用于组成一对的两项,表示"和",例如:羽毛球女双决赛中国组合杜婧/于洋两局完胜韩国名将李孝贞/李敬元。分隔层级或类别时,用分隔号,例如:我国的行政区划分为:省(直辖市、自治区)/省辖市(地级市)/县(县级市、区、自治州)/乡(镇)/村(居委会)。

(8)撰写外文文章或摘要时应遵循外文习惯使用标点符号。例如:英文无顿号"、",应使用逗号",";无比号":",应使用冒号":"或斜线"/";无浪纹线"~",应使用连接号"—"或"-";无书名号"《》",书名、刊名用斜体排印。

(9)标有引号的并列成分之间通常不用顿号,如中医有"瘿""瘤""瘰""疬"的相关病名记载。

七、统计学符号

(1)统计学符号一律采用斜体排印。

(2)医学期刊常用的统计学符号:样本的算术平均数用英文小写 $\bar{x}$,中位数用大写 M;标准差用英文小写 s,标准误用英文小写 $s\bar{x}$;t 检验统计值用英文小写 t;方差分析用英文大写 F;卡方检验用希文小写 χ^2;相关系数用英文小写 r;自由度用希文小写 υ;概率用英文大写 P。

第九节　引文规范

古籍正文中引文不加引号,出处加书名号。校注中引文出处使用全称,书名过长或为重复引用者,可于首见处使用全称的同时,以括号形式注明简称,并在点校说明(或校注说明)中指明。篇名过长者,可先列书名,后列卷次、篇次。校勘记、注释中的引文加引号,出处加书名号。

中医药书稿引经据典是十分常见的,作者在编写书稿时应注意书稿引文的规范问题。引文不规范常常有以下几种情况:①同一引文从多处转引;②不使用原文的语言、文字;③引用或介绍古代处方时,数字使用混乱;④注明出处时使用缩写。比如,在一部书稿中有关于金银花的多处引文"一切风湿气,及诸肿毒、痈疽疥癣、杨梅诸恶疮"(《本草纲目》),"一切风湿气,诸热毒"(《本草纲目拾遗》),而实际上《本草纲目拾遗》是引自《本草纲目》,所以两处引文应一致,并且应以原始的文献为准。又如,"肌肉瞤动"一词中的"瞤"字为中医特有用字,表示"微微颤动"的意思,若改成"肌肉颤动"则失去了原文的意义。另外,数字以引文出现时,若不使用汉字,而用阿拉伯数字,如"当归3钱",就使文稿的风格显得不伦不类。在注明引文出处时,使用缩写有可能引起歧义,如引文说明引自《千金方》,就不清楚到底指的是《备急千金要方》还是《千金翼方》。

针对中医药书稿在引用文献时存在的问题,作者应该注意以下几点:①遇到引文时不要怕麻烦,要与原文仔细核对。②在核对时要注意版本的权威性。一般而言,中药类书稿的处方用药以《中华人民共和国药典》(化工出版社,2005)为准,中医类名词以《中医药学名词》(科学出版社,2005)为准,若两者均未收载,则以《中华本草》及原书正名为准。③以引文出现者,不可擅自以简化字改变原书文字。④介绍古代处方时,要使用原书数字和计量单位,如"当归三钱"而非"当归3钱"。⑤中医药书稿引用书名或注明文献出处时,一般不使用缩写、简写。如要使用缩写、简写,则在第一次出现时予以注明,或在前言、参考文献中说明。

第十节　文字和名词术语

一、用字规范

(1)中医药期利中均使用规范的简体字。严格执行《出版物汉字使用管理规定》,以 2013 年 6 月教育部、国家语言文字工作委员会组织制定的《通用规范汉字表》为准。

(2)《通用规范汉字表》已确认收录的 11 个中医药领城用字:㿠(huǎng)、侎(yì)、蓎(zhè)、腒(jùn)、胚(pēi)、瘛(chì)、劄(zhá)、敩(xiào)、嚲(duǒ)、齘(xiè)、齭(chǔ)。

(3)尚未被《通用规范汉字表》收录,但在中医药专业辞书、期刊中可以使用的 8 个字:瞤(rún)、疠(xiū)、癇(jián)、槭(sù)、鍉(chí)、瘱(yī)、搇(gǔn)、睘(qióng)。

(4)被《通用规范汉字表》确定为繁体字和异体字者不再使用,但简体字字意解释尚未能涵盖中医特定内涵的,或属中医专有名词的,可用其繁体字,如"疵瘕"中的"瘕",腧穴名称"讟譆"中的"譆"。

(5)中医古籍整理及属于医史、人物、文物养探源。考证一类的文章,或专向境外发行的期刊等,可酌情保留和使用繁体字、异体字,但不得使用自造字和其他别字。

(6)引用古籍内容时,凡异体字、俗字、通假字、有案可稽的古讹字,一律改为现行规范字;凡两字形异而义同,古籍中通用,且尚未纳入《通用规范汉字表》者,如"澼"与"癖"、"注"与"疰"之类，则保持原貌；引用古籍内容中凡因形体相似，或增笔，或缺笔，或连笔而误写，如"正"与"止"、"若"与"苦"、"己、已、巳"之类，凡明是讹误而无疑义者可径改，难以判定者，则保持原貌。

（7）凡历朝避讳字，原则上不改，文章引用时可用其原字，凡有碍文理者，引用时应回改。如"白虎汤"之方名，《医心方》卷十四引古本《千金方》作"白兽汤"，是唐代避唐高祖李源祖父李虎之名讳。

（8）引用古籍原文时，虽用字不同，但借用既久，长期沿用而被视为正字而意义相同的通假字，一般应遵照原文。如"矢"字，本义是"箭"，由于与"屎"同音，古人常用为"屎"字，如《伤寒论》中"转矢气"之例，应保持原貌。

（9）有些字临时借用同音或音近的字，借用字的字义与本字毫无关联，应使用其本字。如《素问·生气通天论篇》"高粱之变"的"高粱"是通假字，本字为"膏粱"。"按"通"案"，引用原文时可用，在论文中不应将"医案"写成"医按"。其他如"辨"通"辩"、"斑"通"班"、"搏"通"薄"、"知"通"智"、"蓄"通"畜"等，应根据文义选择合适用字。

（10）文中出现难字、僻字、异读字、可注明字音。注音方式一般在圆括号内用汉语拼音加同音字的方法。如觩（qiú 求），汉语拼音与同音字直接留 1/2 汉字空隙。有二字相连成词均需注音者，可连注，两拼音之间留 1/2 汉字空隙，如恬淡（tián dàn 田淡）。

二、中医药期刊名词术语使用原则

（1）医学名词术语应使用全国科学技术名词审定委员会公布的最新版《医学名词》和相关学科的名词。外文新名词尚无统一译名时，可自译并在首次出现时用括号注出原文。

（2）医学名词术语应使用全国科学技术名词审定委员会公布的最新版《中医药学名词》和相关学科的名词。暂未公布者，可使用国家标准 GB/T 20348—2006《中医基础理论术语》、GBT16751—1997《中医临床诊疗术语》、GB/T 30232—2013《针灸学通用语》、GB/T 12346—2006《腧穴名称与定位》、GB/T13734—2008《耳穴名称与定位》。英文翻译应使用全国科学技术名词审定委员会公布的《中医药学名词》和相关学科的名词，暂未公布者可参考《中医基本名词术语中英对照国际标准》。

（3）中西药名以最新版《中华人民共和国药典》和《中国药品通用名称》为准。药物名称一般不用商品名，确需使用商品名时应先注明其通用名。

三、中医名词术语

（1）中医、西医共有，但有不同含义、容易混淆的医学名词，应分析其词义加以区别使用。如"淤血"和"瘀血"。"瘀血"用于中医，"淤血"用于西医。"瘀血"内涵大，外延广泛；而"淤血"内涵小，外延局限；"淤血"包括在"瘀血"之中，两者关系密切而有所交叉。又如病、症、证，应根据其具体含义选择合适用词。病，即疾病，是对机体在致病因素的作用下，邪正相争全过程病变特点的概括，如感冒、咳嗽、黄疸等；症，即单个症状、体征，如发热、口渴、尿黄、下肢肿痛等；证，即证候，是对疾病一定阶段病变本质的概括，如肝肾阴虚证，肝郁脾虚证等，"证"字还用于"适应证""禁忌证"等名词的组合。

（2）中医学对症状的描述丰富多样，存在一症多名，或多症一名等现象。如"小便不利"，在历代中医文献中有小便不利，小便涩、小便不通、小溲不利、小便不畅、小便不爽、小溲涩、溺涩、小水不利、尿涩、小溲欠利等不同的描述。现在应使用全国科学技术名词审定委员会公布的《中医药学名词》和相关学科的名词。

（3）凡文中出现古籍书名、篇名，应当写全名，一般不可写缩略名、简称或代称。书名如《针灸甲乙经》，篇名如《扁鹊仓公列传》《阴阳应象大论篇》《养生论》《与崔连州论石钟乳书》等，不可写缩略名；但少数经典古医籍也可使用其简称，如《素问》《灵枢》《伤寒论》等。

（4）文中出现的古代人名，一般应用"姓＋名"的方式，也可用其表字或别号，并加圆括号注明姓名。人名：华佗、张机、孙思邈等；表字：彦修（朱震亨）、明之（李杲）、东壁（李时珍）、鞠通（吴瑭）等；别号：抱朴子（葛洪）、启玄子（王冰）、东城居士（苏状）、洄溪老人（徐大椿）等。

四、中药名称及名词术语

（1）中药名称应以最新版《中华人民共和国药典》为主要依据。《中华人民共和国药典》未收载的品种可依次参照团体标准 ZGZYXH/T 1—2015《中药学基本术语》《中药大辞典》、新版全国高等中医院校统编教材《中药学》。地方及少数民族药物可遵照地方相关标准或药物的习称。

（2）中药名称的使用应根据其概念范畴使用相应的名称。中药材使用药材名称，必要时需注明拉丁学名；临床处方应使用饮片名称，若其无法定名称，论述时可使用药材名称。

（3）由特定种质、产区以及特定的生产加工技术生成的道地药材加工炮制而成的饮片,可在药材名前加产地名称作为特殊的饮片名称,如"岷当归""川厚朴"等。

(4)处方中饮片为生品者,有法定名称的遵法定名称,无法定名称且毒性较强的,用生品时,应在其药材名称前加注"生"字,以免误用,如生大黄。

(5)无法定名称的炮制品,可在其药材名称之前或之后加炮制术语炒、焦、煅、炙、盐、炭、曲等作为饮片名称,如姜炭、半夏曲等。

(6)无法定饮片名称的鲜品入药时,应在药材名称前加"鲜"字,如鲜薄荷。

(7)使用特定药用部位入药的饮片,如无法定饮片名称,表述时可在其药材名称前或后加药用部位名称,如当归尾。

(8)有特殊煎煮要求的中药,应在饮片名称后加圆括号注明煎服法,如薄荷(后下)、生石膏(先煎)、三七粉(冲服)等。

(9)中医药名称以国家药典委员会《中成药通用名称》为准,暂未公布者可依次参照国家食品药品监督管理总局批准的中成药通用名、新版全国高等中医院校统编教材《方剂学》。

(10)中药学名词术语应使用全国科学技术名词审定委员会公布的《中医药学名词》和相关学科的名词。暂未公布者可依次使用团体标准《中药学基本术语》(ZGZYXH/T 1—2015)、《中药大辞典》以及新版全国高等中医院校统编教材《中药学》。

五、西医名词术语

(1)名调术语一般应用全称,如"人工流产"不宜简称"人流","先天性心脏病"不宜简称"先心病","慢性肝炎"不宜简称"慢肝"。若文中反复出现且全称较长,则可在首次出现时用全称,加圆括号写出简称,后文用简称。已通用的中文简称,如冠心病、房颤、乙型肝炎等,可用于文题,但在文内仍应写出全称,并注明简称。

(2)已公知公认的缩略语可不加注释直接使用,如 DNA、RNA、HBsAg 等。不常用的、尚未被公知公认的缩略语,以及原词过长在文中多次出现者,若为中文可于文中首次出现时写出中文全称,在圆括号内写出简称,如流行性脑脊髓膜炎(流脑);若为外文可于文中首次出现时写出中文全称,在圆括号内写出外文全称及其缩略语,如阻塞性睡眠呼吸暂停综合征(Obstructive sleep apnea syndrome,OSAS)。不超过 4 个汉字的名词不宜使用缩略语。处方中的拉丁文缩略语,如 tid、q4h 等一般不宜在文章中应用。

（3）冠以外国人名的体征、病名、试验、综合征等，人名可以用中译文，但人名后不加"氏"（单字名除外，如福氏杆菌）；也可以用外文，但人名后不加"'s"。例如：Babinski征，可以写成巴宾斯基征，不写成Babinski's征，也不写成巴宾斯基氏征。

六、其他名词术语

（1）中国地名以最新公布的行政区划名称为准，外国地名的译名以新华社公开使用的译名为准。文中出现的古代地名，应考证其具体位置，并在后面加圆括号标明，如长安（西安）、金陵（南京）、彭城（徐州）等。

（2）外国人名的译名以新华社公开使用的译名为准。

◆古代医药名家学术美德故事◆

葛洪的求学精神和学术创新精神

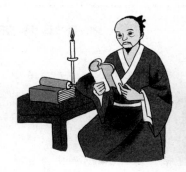

因成功提取青蒿素获得科学类诺贝尔奖的屠呦呦，曾在获奖致辞中说："每每遇到研究困境时，我就一遍又一遍温习中医古籍，正是葛洪《肘后备急方》有'青蒿一握，以水二升渍，绞取汁，尽服之'的截疟记载，给了我灵感和启发，使我联想到提取过程可能需要避免高温，由此改用低沸点溶剂的提取方法，并最终突破了科研瓶颈。只叹生不逢时，如果东晋时期就有诺贝尔奖的话，我想，葛洪应该是中国第一个获此殊荣的医者。"

屠呦呦致辞中提到的葛洪是东晋著名的医药学家，葛洪为后世创造的如此巨大的贡献与其刻苦求学的精神是分不开的。《初潭集》中记载葛洪少时贫穷，家中数次失火，收藏的经典书籍都被焚毁完了，他就背着书箱步行，去别人家借书抄写。他用卖木柴的钱买纸抄书，晚上点燃柴草来借光阅读。《晋书·葛洪传》中记载葛洪自幼家中贫穷，需要白天上山打柴以换取书籍，夜晚抄读记诵，没有玩耍一类的爱好,甚至不知道棋盘上有多少条线,也不知常用赌具的名称。曾经有个官宦子弟,嘲笑埋头苦学的葛洪说:"你读那些书能当饭吃吗,你看我不读书不是要比你过得好吗?"葛洪淡淡的回敬道:"污泥中的泥鳅,不知四海之广阔;腐草中的萤火虫,看不到日月的光辉。"葛洪一生淡泊名利,潜心研究医学和养生保健学,认为"权贵之家,虽近在咫尺也不去逢迎,对有识之士,虽路途遥远艰险也一定去造访。"葛洪读书涉猎极广,在《抱朴子外篇·自叙》中提到"贪广览,于众书乃无不暗诵经持,曾所披涉,自正经诸史,百家之言,下至短杂文章,近万卷"。

葛洪敢于"疑古",反对"贵远贱今",强调创新,认为"古书虽多,未必尽善",坚持贯彻重视实验的思想,葛洪的这种学习和实践精神使得他在世界医学历史上,开创了诸多第一,他是世界首次记载天花病的医学家,比阿拉伯的雷撒斯要早500多年。发现了沙虱是传染疾病的媒介(恙虫病),比美国医生帕姆在1878年的记载要早1 500多年。他还是第一个将狂犬的脑子敷在狂犬病人伤口上来医治狂犬病的人。因此他也是预防医学的介导者。

葛洪在行医实践中,总结治疗心得并搜集民间医疗经验,以此为基础,完成了百卷著作《玉函方》。其中有关临床常见疾病、急病及其治疗等摘要简编而成《肘后救卒方》,堪称中医史上第一部临床急救手册。

朱丹溪拜师学医

朱丹溪,名震亨,字彦修,是元代著名医学家,因其故居有条美丽的小溪,名"丹溪",所以后世学者遂尊之为"丹溪翁"或"丹溪先生"。朱丹溪倡导阳常有余,阴常不足说,创阴虚相火病机学说,善用滋阴降火的方药,中医上称他为"滋阴派"的创始人。他的学说影响深远,日本医学家为研究学习朱丹溪的学说与医术,还专门成立了"丹溪学社"。

朱丹溪年少时曾求师于当时的医学大家罗知悌,罗知悌师从"金元四大家"之一刘完素的弟子荆山浮屠,一直归隐山林,除

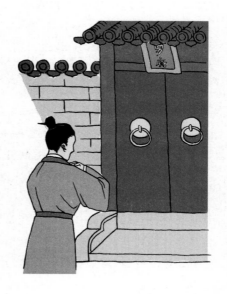

治病外，很少与人接触，且性格孤僻，愤世嫉俗，对选拔徒弟更是苛刻至极。朱丹溪去拜见罗知悌时，直接被拒绝了，"十往返不能通""蒙叱骂者五七次"，即被通报了十余次，被斥责多次却连罗知悌的宅门都没让进。但他却"志益坚，日拱立于其门，大风雨不易"，后来罗知悌被他的诚心和坚守所打动，倾其所学，悉心传授。

朱丹溪在学习上也有这种百折不挠的精神和坚韧不拔的毅力，临床水平高超，而且善于总结，撰有《局方发挥》《格致余论》《金匮钩玄》《丹溪心法》等十多部至今对中医临床仍有重大指导作用的著作。

第五章　中医药学科成果发表规范

第一节　期刊投稿相关规范

依照《著作权法》有关规定,作者投稿一律文责自负。编辑部对来稿可做文字修改、删节及编辑加工,但涉及原意需要修改时,编辑部会提请作者考虑,作者不同意修改的应予以声明。稿件一经接受刊登,由作者亲笔签署论文专有使用权授权书,论文专有使用权即归刊用该文的杂志所有,论文著作权归作者所有。

一、投稿须知

医学期刊一般均会在第一期上刊登本刊稿约、致作者、投稿须知之类声明自己刊物性质、办刊宗旨、栏目设置、来稿要求、作者权益等内容。这些叫法不同而内容大同小异的条款就是编辑部向作者的公开要约,具有法律效力,约束作者和出版者双方共同遵守。

二、版权合同

版权合同或授权书是由编辑部决定出版作者来稿时所提供的格式化的共同遵守的版权转让合约,作者与出版者(编辑部)双方签订就该论文出版的责任、权益、违约责任等。

三、医学论文撰写过程

撰写医学论文不仅需要写作一般文章的技巧和语言修辞,更重要的是研究方法、研究过程及研究结果在文字上的一种科学表述和再提高,是撰写者在实际写作过程中知识广度和深度以及综合能力的体现,也是医学科学自身发展的结晶。医学论文撰写步骤从过程上大致分为选题、研究、撰写三个阶段。

（一）选题阶段

选题是科学研究的第一步，是研究工作中最复杂的一个阶段，提出有意义的问题往往要比解决问题更为困难，因此，应勤于发现并提出有意义的医学问题并善于将其转化为研究课题。应着重选择业界普遍关注、可能对读者增长知识和提高技艺有帮助、有助于推动技术进步而值得研究的课题。选题应注重：一是在前人或别人研究的基础上有可能获得创新；二是尽可能在搜集和拥有大量文献资料的基础上开展研究。确定研究课题后，应及时按照医学科学研究基本原则及方法进行设计，并制订出严谨周密详细的实施计划。

1.选题原则

撰写论文选题原则与研究课题选题是一致的，这里再强调两点。

（1）有创新性：前人未解决的问题；前人解决不彻底的问题；前人虽已得出结论，但不同作者间持有不同见解的问题；目前存在较大争议的问题。切记避免不必要的简单重复。

（2）突出特色：在不同地区或人群中进行研究可以对已有的研究结论加以证实或补充。国外已有研究可引进，结合我国实际进行研究，以填补国内空白。

2.选题过程

选题过程包括提出问题、搜集文献、形成假设，论证立项。

（1）提出问题：是课题形成的萌芽阶段。发现问题的灵感来源：①经验积累；②意外启发；③阅读文献感想；④实际需要；⑤从研究中发现。

（2）搜集文献：通过期刊、图书等数据库及学术会议、相关公报等多渠道全面深入地搜集相关的信息，不仅为选题及实施研究提供依据，也可为论文写作提供可借鉴的资料。

（3）形成假设：通过查阅文献、咨询专家有关进展、性质、目的、价值，形成假设（题目）。

（4）论证立项：论证选题的创新性、可行性，认为可行后立项。

3.注意事项

（1）研究的目的和内容要明确与具体：研究者必须明确自己为了达到什么目的，要做什么，为什么要做，怎样去做。目的不是口号，而是要解决的具体问题和要达到的目标。目的和内容要从题目上显示出来，题目应旗帜鲜明，一般大约20个汉字为宜。

（2）要结合自身优势、工作基础、技术条件及经费来综合考虑。

（3）要加强合作，善于用别人的优势充实和发展自己。

（二）研究阶段

制定详细的研究计划和科研流程，严格按照科研流程进行研究，一丝不苟地收集撰写论文所需的直接和间接资料。

1. 直接资料

直接资料包括在基础实验、临床试验或调查研究中获得实物、数据、现象、图片、照片、录音、录像、实（试）验记录、观察日记和札记等。收集直接资料时应注意：

（1）深入实际，勇于探索。这是获得第一手资料的需要，这不仅需要付出大量的时间，还要消耗大量精力。只有献身科学事业的人，才有这种忘我精神。要取得重要资料，必须深入实际，更要身临第一线，参加实际工作，动手动脑。

（2）认真验证，去伪存真。在观察和收集直接资料过程中，会发现这些资料有时会相互矛盾，有些资料真真假假，有些资料模糊不清，因此必须及时对资料进行辨别选择。对学术界已有定论的资料要敢于怀疑，对有疑义或负面的资料也不要轻易否定。总之，必须从实际出发，认真验证，去伪存真，不然就会犯错误。

（3）及时记录，完整无误。在科研工作和论文写作中，任何一点差错，都有可能前功尽弃，所以记录时一定要精细准确。记录要及时，一定不要拖延，更不要时过境迁而仅凭事后回忆去记载。要养成及时写札记、每日记笔记的良好习惯。在平时和研究中有时会突然想到或发现某个有价值的问题或现象，一定要及时简要地记录下来。实（试）验、观察笔记要写具体，对一个实（试）验和一个事物的记录要完整。有些资料常因一点难以弥补的残缺而完全丧失了科学价值。记录细致完整还对技术发明获得专利权有重要意义。很多国家专利局评判同一发明的先后，依据就是完整的实验记录。

（4）实事求是，不漏细微。在研究过程中不要忽视寻常和偶然现象，有很多观察敏锐的科学家能从容易被人忽视的日常生活和自然现象中发现具有重大意义的资料。有些偶然的奇特现象，也不要因为自己不理解而忽略，因为很多偶然现象往往是重大发现的先导。

2. 间接资料

在前期查阅资料的基础上继续查阅搜集文献资料，以掌握当时对某一问题的最新研究动态，获得科学发展的最新信息，为自己进行的研究提供线索，也可为写出高水平论文提供素材。同时从文献中也可以获得前人证明的事实、数据、理论、定义、公式、方法以及别人的假说、经验和教训等，这些均可作为自己研究与写作的参考。

3.查阅文献的步骤

(1)从各种途径广泛查阅研究课题所需要的书名、篇名目录。搜集目录的方法有:一是靠平时积累,在阅读书刊、听学术报告或听课时都要留意搜集记录书目、文章名及该文献的出处和可获取的路径;二是有计划地定期浏览一些与自己专业、科研有关的期刊,特别是要经常浏览文摘,掌握国内外动态,发现有关书名、篇名就及时摘录下来;三是通过图书馆、资料室的分类目录索引或机读数据库查找;四是利用互联网在网上检索。

(2)将自己得到的大量目录进行分类、编号,并认真筛选,分清主次,以便确定哪些先读,哪些后读,哪些可以不读,也为使用时查找与核对提供方便。

(3)阅读文献要有目的有计划分阶段地进行。一般应该先看目录、摘要、引言、小标题、结论。浏览时要注意看关键的概念、材料、方法、数据、过程。在查阅文献资料过程中,要善于提出问题,思考问题,要分辨真伪,去粗取精,以利于研究与写作。总之,搜集、查阅文献资料必须持之以恒,只有长期不懈地坚持下去,才能为日后写作提供有价值的素材。

(三)撰写阶段

医学论文的撰写一般分为收集和准备资料、整理数据、撰写论文、修改论文、选刊投稿等过程。

1.收集和准备资料

首先是围绕问题收集资料和分析资料,虽然在课题研究或临床观察之前,已对有关资料和学术动态进行了搜集和分析,但是在撰写论文阶段仍然需要查阅大量有关文献,以作为对已掌握文献的补充。有人统计过国内外多数科学工作者查阅文献的时间约占整个科研工作的1/3。如果缺乏最新参考文献的支撑,要想使自己的论文达到新颖和独创,几乎是不可能的。由此可见查阅搜集文献在整个科研和写作过程中的重要性及必要性。搜集资料的目的是为撰写论文拓展思路,提供理论依据。因此在搜集资料时,应根据论文的需要,把与科研课题有密切关系并要引用的资料建立自己的数据库或做读书卡片,注明文献的出处、作者、题目、杂志的名称、卷、期、页数、年代等,甚至全文,漏一不可。否则,等到自己论文成形需要注明参考文献时才发现缺少项目,不得不白白浪费时间重新查找。收集资料应根据研究课题的需要选择检索工具,确定检索方法,查阅原始文献。搜集本人论文所需要文献时,首先应特别注意以下几方面的资料:①在方法上沿用前人的,或在前人方法的基础上加以改进的资料;②在理论认识上支持自己论文观点的资料；③前人研究的结论与自己论文描述不同，需要加以说明的资料；④对自己论文所研究的问题前人存在争议和正在探讨的资料。将这些资料搜集好后，编好序号，以备自己撰写论文时使用。

其次是对研究材料的准备工作，它包括对材料的取舍和整理，对实验观察数据资料的分析处理，合理选用适当的图、表和照片等。这部分工作有时在试验结果分析时已经完成。

最后是明确结果，提炼观点，导出结论。在上述准备工作完成以后，要根据有关文献和实验观察所得的资料，重新核对自己试验设计中所包含的思想，运用辩证唯物主义的观点，分析设计中哪些观点在理论上成立，需在试验中得到证实；哪些观点在试验中没有得到证实或未完全被证实，需要进行修改；哪些现象和指标超出原来设想，可能有新的启示，需要另外进行新的分析。通过对试验材料进行分析，使试验材料和理论认识充分结合起来，提炼出能说明自己观点的资料并提出结论。通过以上的准备工作，使理论和实践达到充分的统一，从而提升论文的水平。

2. 整理数据

对在实施设计计划中收集到的各种数据资料集中分类并选择正确的统计学方法计算处理，分析整理并归纳小结。

3. 撰写论文

首先要明白，发表医学论文是作者想要向读者交代清楚以下四个问题：我进行该研究的目的是什么？我的研究是如何进行的？我研究的结果及结论是什么？我的研究成果有何实际意义及我对自己研究成果的认识是什么？然后初步构思，思考论文的整个布局、顺序、层次、段落、内容、观点、材料，怎样开头和结尾。构思是写论文不可缺少的准备过程，构思时论文的主题要明确，用以表现主题的材料要充分、典型、新颖，结构上要严谨、环环相扣。只有潜心构思，才能思路流畅，写好提纲和论文。

(1) 拟定提纲：撰写论文之前，应先拟定提纲作为全文的框架，其具有形成结构、疏通思路的作用。一方面，拟定提纲可帮助作者从全局着眼，明确层次和重点，便于论文写得有条理，结构严谨。另一方面，通过提纲把作者的构思、观点用文字固定下来，做到目标明确，主次分明。随着思路的进一步深化，可能会发现新问题、新方法和新观点等，使原来的构思得到修改和补充完善。提纲是论文的轮廓，应尽量写得详细一些，拟写提纲多采用标题式和提要式两种方式。

标题式提纲：以简明的标题形式把论文的内容概括出来，用最简明的词语标示出某部分或某段落的主要内容,这样既简明扼要,又便于记忆,是医学科研工作者经常采用的方法。提纲的简繁可根据实际需要而定,篇幅较小的短文,提纲可能只需要提纲挈领的几行文字。篇幅较大的论著必须有层次清楚的详细提纲,它可以帮助作者把材料组成一个理论体系,使作者综观全局,以便从整体出发对文章布局。实际上,不同体裁的医学论文均有约定俗成相对固定的表述格式,撰写时可选择已发表的相关论文的格式作参考。

提要式提纲:在标题式提纲的基础上增加较具体较明确的内容提要,概括出各个层次的基本内容。实际上这也是论文的缩写。

以上两种提纲形式,作者可根据自己的写作习惯选用,无论选择哪一种,其目的都在于启发写作的积极性和创造性。在实际的写作过程中,应做到既有纲可循,但又不死板拘泥于提纲,尽可能地拓宽思路,这样才能写出好的论文。

(2)起草论文:就是把研究中取得的数据和资料分析归纳整理后,将要写的内容依次充填到提纲相应部位,这是论文写作最重要的阶段。论文草稿的拟写方法有多种,实(试)验研究性论文的撰写多采用顺序写作法,即按照医学论文的规范体例或按照提纲的先后顺序描述各环节的研究内容,给出依据并分析归纳阐明自己的观点。论文草稿也可采用分段写作法,此种写作法多是作者对论文的中心论点已经明确,提纲已形成,先将已经成熟的章节或段落内容写出来,而对某些层次的内容没有把握或没有考虑成熟,暂且放一下,待思考成熟或进一步实(试)验后再写作,这种写法类似于填表格。虽然分段写作不受顺序的先后限制,但最好每次要完成一个完整的章节部分,直至完成全部,形成初稿。无论哪种方式完成初稿全文后,均需进行前后对照检查,使全文风格一致,层次清楚,衔接紧凑。

根据整理过的资料所显示出来的内容实质,按"量体裁衣"的原则,决定拟写论文的体裁及其长短。一般地说,大系列的研究可以采取论著的形式。如果其研究结果无太大价值,甚至是阴性结果,即未能证实假说,则可采用短篇报道形式,提示读者可不必重复这一实验。表述中对于与主题关系最为密切的可列为重点内容,进行详细交代。对于衬托主题的相关材料,可简要概括说明。对于与主题关系不大的一般性材料,只需蜻蜓点水,一笔带过。论文表述一定要语意确切,层次分明。体裁决定之后,首先在回顾研究过程和全面熟悉内容的基础上,尽量放开思路,从各方面广泛联想,进行所谓"发散思维",将问题想广、想深些,将思考的问题逐条及时写进提纲中。接着反复考虑这些问题之间的逻辑联系,进行概括、分类,这就是所谓的"收束思维"。对材料进行消化和逻辑思维的过程,就是提炼出自己论点的过程。将有关结果的各方面内容,按一定的逻辑关系,作简要的表述分析,放在各段(部分)的首部,用作主旨句,再列举有关事实材料后,用理论(或搜集、查阅的文献资料和佐证)进行评析、概括。这样就能做到条理明晰,论述得宜。如果某一理论内部联系很紧密,不宜分开,可相对集中成一段放在全文或每部分的前部,作为全文或每部分的指导思想。理论中有些过于专业化的语言风格要一致,要注意理论表述与事实陈述间的过渡。理论阐述是论文的骨架,对论文内容起定性作用,对论文结构起定序作用,串联起正文的各部分。但理论不能代替事实(数据、现象),没有充分和必要的事实与数据起定性与定量的作用,结论是无法推出的。所以正文的理论与事实必须做到夹叙夹议,搭配得当。把所有想要写的内容都写出来,各部分的中心思想(内容)必须集中和单一,但都是为主题服务的。在此基础上,再检验每一部分所占的地位,所起的作用,相互间是否有逻辑关系。然后去粗存精、由表及里,把不重要的、可有可无的和众所周知的内容删除,最终形成初稿。

4. 修改论文

修改论文是写作过程中不可缺少的环节。无论是初次写作者还是经验丰富的老作者,在初稿完成后都需要经过一番审读、推敲、修改才能定稿。作者把自己的科研成果以论文的形式表达出来,并不是一件容易的事情。搞科研费心思,写作费心思,修改更费心思。修改是对初稿内容不断完善、深化和提高,对文字进一步加工和润色,对观点进一步订正的过程。

论文的修改者应包括执笔完成初稿者本人、署名作者及研究工作合作及参与人、其他有经验的同事或上级。修改方法一般有通读和相关事宜专项审核修改两种方式,可以结合使用。通读即从文题第一个字符开始至文末最后一个字符结束,从头至尾逐字逐句逐个标点符号逐个图表通读过程中发现问题,对简单明确的问题要随读随改。如果遇到较复杂的问题并且当时难以修改满意时,可标记后暂时搁置留待以后合适时机专门解决,然后继续通读直至末尾。相关事宜专项审核修改是抽出论文各章节或段落中同一或相关事宜的描述,专门针对这一事宜前后文表述是否一致进行把关,如:同一个或同一组数据各章节描述是否一致,同一内容在正文中的叙述与图表中以及图表的题目和注解的描述是否一致等。另外,还必须对文题、研究目的、研究结论是否一致,文题与正文内容是否相符,参考文献在正文中标注与著录是否一致等专项核实并进行必要的改正。

修改过程中应特别注意以下几个方面:文题是否与正文内容相符合;论点是否鲜明;论据是否充分;论证是否严密;布局是否合理;结论是否科学客观;医学

名词是否正确,术语是否规范;文稿是否符合医学论文写作规范和拟投稿杂志稿约的要求;标点符号应用是否正确,有无错别字;等等。有时,由于作者自己的思路有一定的局限性,可能对文章的某些问题认识不足或对初稿的偏爱,一时难以对文稿进行恰当的增补和删减,为了保证质量,很有必要请行内专家帮助修改或提出意见,这样才能使论文质量更完美。修改文章要舍得割爱,要坚持论文的科学性、先进性、实践性、思想性、逻辑性和可读性,从各方面把握住论文的质量关,真正做到删繁就简,去粗取精。最好的办法是在自己修改的基础上,请参加科研工作的同志或你认为对修改此文可能有较大作用的同志帮助审修。总而言之,将可能有助于提高论文质量的所有措施用尽后再定稿。最终目的是使论文的观点、结论更经得起考验,文字更为精练,从而使论文质量得到相应提高。定稿后还可短暂放置一些时间,稍微清净一些的时候再拿出来看看,往往还能发现问题,这样可以克服生理盲点和思维惯性。

5.选刊投稿

一般性非涉密科学研究成果需要公开发表后才能被承认,才会产生社会效益和经济效益。所以论文修改完毕就应尽早投送期刊要求发表。虽然稿件投送后被杂志录用刊登发表的决定权并不在作者手里,但论文的质量是作者可以把控的,将稿件投给哪家杂志也是作者可以选择的。如果论文质量不存在任何问题,投向又对路,被选用的概率就会很高。总之,论文内容与投稿杂志要求及其主要读者对象应该相适应,要想了解这一行情,首先应分析一下哪些人群可能对你这篇论文内容有兴趣,这些人通常比较关注哪些杂志,他们最关心的那个杂志就应该是你此篇文稿投稿的最佳选择。随后浏览一下目标杂志稿约(投稿须知)、征稿启事和目次(含总目次)等,以了解其办刊宗旨、编辑方针、报道范围、主要读者对象和栏目设置等,初步判断该刊比较欢迎什么样的稿件。然后再翻阅一下该杂志近三五年来已刊出论文的情况,进一步判断自己的稿件可能的受欢迎程度,筛选后确认最佳投向。往往同一篇论文可投稿的杂志会有多个选择,那么首选应该是经过分析判断最有可能接受发表你论文的杂志。医学学术论文可以选择投稿的杂志大致上可以分为本专业或本学科专刊、医药院校学报、地方性综合性医学刊物、相关临床各科专业刊物几大类,每一类中还可能会有同种刊物若干个。

稿件投出后,应密切关注其处置进展,作者有任何需求或问题时均应及时联系编辑部妥善解决。避免不必要的误会,影响稿件处理的正常进程。

第二节 著作出版相关规范

中医药图书是科技图书的一个分类,由于中医药学科具有与众不同的专业特点,相应地,中医药图书也有特殊的编辑加工要求,具体来说,主要应关注以下八个方面。

一、注意学科的规范

中医药学由最初的"神农尝百草",到如今的中医、中药学科,虽然经历了几千年的发展,但其学科的系统性仍然不是很规范;同时,由于各种病理生理情况都在不断地变化,而中医理论又鲜有重大突破,中医药类书稿中出现以古代的中医药理论来解释现代疾病的情况时有发生。这种情况造成了作者在编写或编辑在加工中医药类书稿的过程中存在着对其科学性难以进一步甄别的难点。中医学不同于现代西医学,后者具有条分缕析的学科分支和现代科学技术的支撑,中医药学书稿在论述现时疾病时,往往只能溯源于中国古代的医学文献,有的是将古人的观点直接作为论点、论据,而随着时代的发展,古代医学文献上的某些结论和古人的某些认识早已为现代科学证实是错误的或是不科学的。例如,有书稿以《神农本草经》中将中药分为"上品、中品、下品"为依据,将现代人可以药食两用的中药品种加以详析,指导现代人如何养生。实际上,由于《神农本草经》成书年代久远(大约公元 2 世纪),当时人们的认识水平有限,甚至有错,为了追求长生不老而崇尚炼丹,将砒霜、朱砂等有毒的中药也列为上品。假如作者或编辑不具备一定的专业知识,而是一味地迷信权威、一味地认为古人的东西都是久经考验的,而忽视对书稿内容进行规范,不假思索、不加考辨地引用或编辑加工,不仅会影响图书的科学性、可信度,甚至对读者的生命、健康造成威胁。再如,有编辑见到书稿中有"肝气升于左"的论述,根据现代解剖学"肝脏位于人体的右侧腹腔"的事实,就想当然地改为"肝气升于右"。这实际上是对中医药学的学科内容理解不透彻,"肝气升于左"为中医脏腑理论的一种学说,不应改动。中医药类书稿的加工编辑不仅要具备一定的学科专业知识,而且还要随时掌握学科前沿的动向,不断更新知识储备,提高甄别真伪和遵循学科规范的能力。

二、注意引用文献的规范

参见第四章第九节内容。

三、注意中医药名词术语的使用规范

由于中医的疾病名称往往是根据症状命名的,就导致了同一种疾病存在多个病名的情况。至于中药的名称,就更为复杂——既有一药多个别名的情况(不同地区的叫法不同),又有一药多个来源的情况。同时,由于中医药学的学科发展还有待完善,有些名词、术语没有统一的标准,造成了中医药的名词术语在某些方面应用混乱。对中医药的名词术语进行规范、统一,也是中医药书稿审读加工的难点之一。例如:"水肿"又叫作"风水""皮水""臕胀";"金银花"又叫作"银花""二花""双花";"麝香"又叫作"当门子""元寸"等。另外,一些老中医作者有自己的临床用药及书写习惯,如"山药"写成"淮山药","木香"写成"川木香"等。

作为一名中医药类图书编辑,担负着通过中医药图书向广大读者传播科学的中医药学知识的任务,对一些似是而非的名词术语要加以规范。编辑除要掌握扎实的专业知识以外,还要在平时的工作中做个有心人,经常总结工作中遇到的各种问题,发现书稿中常见错误的规律,为以后工作创造"事半功倍"的条件。

四、注意与现代医学概念和术语区别

在中医药类书稿中,常常出现拿西医的名词、术语套用中医的概念、术语的现象。如何规范、清晰地表达作者的写作意图,这也是审读中医药书稿的一个难点。比如,"病证""症状""征象"三个中医药常用名词就极易出现混乱。在中医的概念中,"证"表示与某种病因、病机有关联的症状群,是对疾病某一阶段病因、病机的总结、概括,与现代医学中"病症"表示疾病名称的概念是不同的。因此,在中医药的书稿中要用"病证",而不是"病症"。"症状"则为具体的一个个疾病的表现,以前中医将这个概念用"证"来统称,并无"症状"一词,后来中医借用西医的说法以求更准确地表达,所以"症状"在中、西医书稿中均可使用。"征"往往指疾病的外在的表现,描述"征象""指征"时用"征",而不是"证"或"症",只要表达的概念相同,"征"在中、西医学书稿均可使用。中医药类书稿的加工编辑如果能做到不仅能准确理解中医药学的各种概念,还具备一定的西医学的专业基础知识,那么在面对这类问题时,就能有备无患、游刃有余。

五、注意计量单位使用的规范

在中医药书稿中,涉及计量单位的用法较多,而且用法混乱,换算时难度较大。比如,古代文献记载用药量为"一方寸匕""梧桐籽大""三钱"等,换算成现代

规范的计量单位时,不仅没有统一的公式直接换算,而且即使是同一种单位,还要根据不同的历史年代采用不同的换算方法。比如,中药用量中的"两"在不同的历史年代代表不同的重量,如魏晋时期的一两相当于现在的 22.5 g(0.45两),而明清时期的一两相当于现在的 56 g(1.12 两)。现在我国统一中药的计量单位,均采用国际单位制(公制),即 1 kg=1 000 g。编辑加工中医药书稿时,要在具备一定历史学知识的基础上,统一中药的计量单位。

六、注意中医药学中特殊汉字使用的规范

中医药书稿中特有的字很多,排版时需要造字的情况时有发生,这就增加了这类书稿出现错别字的机会。常见的出错情况主要有:①作者在写稿时常以符号代替需要造的字,如"髃""髎"用"■"、"●"等代替,若代替符号出现过多,会造成后期排版校对出错概率增加。需要指出的是,类似"髃""髎"等不太常用的字,用 word 系统可以打出来,而在 photoshop 等作图系统里则需造字。②以发音相近的字代替,如"鲠"和"哽","喎"和"歪","痠"和"酸","藏象"和"脏象","旋覆花"和"旋复花"等;③以字形相近的字代替,这类情况最具有隐蔽性,在编辑加工时往往被"漏网",比如,"癥瘕"和"症瘕"、"紫菀"和"紫苑"、"疱疹"和"泡疹"等。编辑在加工中医药书稿时,要熟悉现代常用的计算机办公软件的输入方法,克服不同输入法常有的缺点,如微软全拼、清华大学紫光、智能全拼方法易出现音同字不同的错误,如"编辑"和"边际";使用王码、五笔等输入方法易出现字形相近的错误,如"瓜蒌"和"瓜蒌"。针对在排版中需要造的字,则在整部书稿加工完毕后,编以序号,另附说明。

七、注意医家名号的规范

古代的医家往往字、号俱备,这就容易造成一部书稿中,虽然指同一个人,但是却时而用名,时而用字或号的混乱情况。一般来说,在书稿中出现医家时,应该使用医家的名字。比如,"金元四大家"之一的朱震亨,字彦修,号丹溪,在同一部书稿中应该统一用朱震亨。有些医家的字或号甚至别名更广为人知,这就需要编辑在加工时区别对待。比如,提起"医圣张仲景"几乎妇孺皆知,然而他的名字"张机"却只有专业人士才知道。再如,同是"金元四大家"之一的刘完素,字守真,号通元处士,因其是金时河间人,被后人称为"刘河间"。"刘河间"的称呼流传甚广。因而,在加工中医药书稿遇到医家人名时,可以采取专业书稿使用名字,科普书稿使用"通用名",但同一部书稿要做到统一称呼。

八、注意语体风格的规范

中医药类书稿与古代汉语的联系比较密切,或多或少地保留了文言词语和句式,如"乃""系""则""具""尚""故"等,这些文言词语或句式已经为广大的读者所接受,并且也不会引起阅读的困难,为了突出其简练、严谨的特点可以保留。需要注意的是,若在整个书稿行文中,多处出现文、白夹杂的"之乎者也"的情况,则不仅会造成表达的艰涩,而且会令读者产生阅读障碍,进而出现理解困难。因此,编辑在加工书稿时要严格把握语言简练的标准,适度使用文言词语和固定句式,为广大读者提供更多的通俗易懂的中医药读物。

第三节 网络出版相关规范

一、在线发表科技论文的学术道德和行为规范

(1)坚持实事求是的科学精神和严肃认真、一丝不苟的科学态度,严格遵守国内外公认的论文写作规范,诚实、求真,尊重他人劳动成果,遵守国家有关法律法规。

(2)坚持公开、公正、严谨、自律的论文创作过程,防止和杜绝发生抄袭、剽窃、造假等不良行为和重大学术失误。

(3)学术论文的署名应实事求是,署名者应对该项成果承担相应的学术责任、道义责任和法律责任。

(4)学术论文应该是作者亲自进行深入研究、周密思考、精心写作、反复核查后获得的创新性知识成果,防止和杜绝粗制滥造、改头换面和重复发表的不良行为。

(5)学术论文中所使用的他人研究成果,包括观点、结论、数据、公式、表格、图件、程序等必须一一注明原始文献的出处,不使用未经亲自阅读过的二次文献;所有使用过的文献应该在文后全部按文献标注规范详实列出,避免遗漏和错误,防止和杜绝侵害他人知识产权。

(6)学术论文已经用第一种文字发表后,如需要用第二种文字二次发表时必须注明其第一种文字已在何时何种文字版期刊、论文集、网站等媒体上发表。

(7)如发现有作者违反上述学术道德和行为规范时,中国科技论文在线网站在查实其不良行为的事实后,将在网上发表声明,公开点名谴责,并取消其已发

表的论文,收回刊载证明。同时将其列入有不良行为者名单,禁止其三年内在中国科技论文在线网站发表论文,通知其所在单位,建议对其进行其他处罚。

二、其他注意事项

(一)文章标题规范

标题要确定当前文章最主要的关键词;尽量将主关键词安排在标题的前半部分;文章标题应该简洁明了,以不超过 15 个汉字为宜;由两部分组成的标题,中间可以用空格隔开,而不是其他符号。

(二)页面关键词目的性要强

页面关键词应当只涉及当前页面的内容,而不必涉及整个网站、所在频道等内容;在关键词选择上,可以采取"具体关键词 ＋主关键词"的形式,在某种情况下,标题也可以作为一个比较具体的关键词;站在受众的角度考虑,结合用户的一些搜索习惯,来填写适当的关键词;不同的关键词一定要用英文下的逗号","隔开。

(三)文章摘要规范

(1)文章的摘要里必须包含页面关键词,多个页面的关键词要尽量全部在摘要中出现。

(2)文章摘要要尽可能地重复页面关键词,但不要堆积,一般来说重复三遍没有问题,重复关键词也有一定的技巧。比如"整形美容",不一定每次都要把"整形"和"美容"紧紧挨在一起,可以间隔。

(3)文章的摘要没有严格的字数要求,两句话三句话就可以,以 80～100 字为宜。

(4)文章摘要不是关键词的堆砌或罗列,而是概括了文章的主要内容,从而引导用户继续读下去。

(四)文本规范

文章的首段一定要出现页面关键词,并且可以把首段出现的部分页面关键词加粗;文章的末段也要出现页面关键词,尽可能地将页面关键词安排在文章的结尾部分;页面关键词在文章的正文中要有一定的比例分布(一般情况下是2％～8％),在不影响阅读的前提下,一些代词都可以用页面关键词来代替;页面关键词在一篇文章中表达要统一。

(五)图片的规范

所有上传的图片都应该加上图片描述文字(即 ALT 属性),并且 ALT 属性必须符合图片本身的内容,同时也要尽可能地包含页面关键词;每幅图片下都应该配有适当的文字说明,并且文字说明中要包含页面关键词;对于含有文本的文章来说,尽量不要在文章开头就显示图片。

第四节 学术交流与合作中的发表规范

学术共同体内部的人员拥有相似的研究背景,相同的研究兴趣,进行着越来越多的交流活动。怎样在各种交流活动中达到共同提高的目的,同时又不损害他人的科研利益,这就需要我们遵循相关的行为规范。

(1)科研和学术领域中的交流与合作活动,应当是以促进学术研究和科技进步为目的,不能打着学术交流与合作的名义,实则搞小团体聚会、旅游等与学术无关的活动。

(2)学术交流、学术争论应当是就学术本身及其问题而展开的,不应当掺杂其他目的和与学术无关的话题,尤其不能基于个人原因而对他人进行人身攻击或者诽谤。

(3)学术交流提倡积极和平等地参与,不受职位、资历等因素的干扰,包括基于自己的研究对他人学术观点、研究方法、研究结果等提出合理的怀疑,以及在他人对自己的研究提出质疑时,应当诚恳对待,并实事求是地予以回复。

(4)建立在科研人员或科研机构之间、特别是科研机构与企业之间的合作研究,在确立合作关系时,就应当对合作关系中的一些细节问题和日后容易引起纠纷的方面达成预先协议,以保证合作的顺利进行和保护合作双方的利益。

(5)科研人员在进行科学研究交流与合作过程中,要相互尊重、彼此信任、坦诚交流与精诚合作,并且相信其他人的科研能力和学术品格。在交流与合作过程中,科研人员应当尊重他人的学术观点,即使是那些不同的观点;应当尊重他人提出的新思想、新观点,并以恰当的方式给予承认;应当尊重他人对自己提出的思想或观点的证实,而不应将其据为己有;应当对他人对自己的启发表示承认和感谢;应当尊重率先报道最新发现的科研人员及其优先权;应当尊重他人的研究及贡献,积极提携后学,而不应掺杂职位、资历等因素;应当宽容对待他人的失误或错误,并在能力范围之内提出建设性的意见。

◆**古代医药名家学术美德故事**◆

避讳的中药名

　　封建时代为了维护等级制度的尊严，在说话或者写文章时遇到君主或尊长的名字都不直接说出或写出，以表尊重，这就是避讳。《公羊传·闵公元年》说："春秋为尊者讳，为亲者讳，为贤者讳。"这是古代避讳的一条总原则。历代帝王为了维护皇权的至高无上、突出自己的特殊地位都积极推行，将避讳的中心转移并把范围扩大。

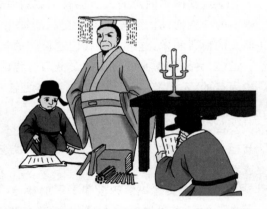

　　当遇应避讳的字，就要"改读"或"换说"，称为"读白"；写应讳字时，要按规定采取"空字""缺笔"或"改字"的办法，叫"写白"。所以后来我们把经常写错字读错字的人称为"白字先生"。

　　历代的医药学家在给药物时也需要注意"避讳"。如要避汉文帝刘恒之讳，将具有治疗疟疾的中药"恒山"改名为"常山"；再如中药山药原名为"薯蓣"，因避唐代宗李豫之讳（蓣与豫同音）故改名为"薯药"，后来又要避宋英宗赵曙之讳就改成今天的"山药"了。"玄胡、玄参、玄明粉"都因避清康熙玄烨之讳而更名为"元胡、元参、元明粉"并沿用至今。虽然说每次改朝换代换了皇帝后，基本不用再避前朝的讳，但已经改了很多年的名称也很难再改回去。但是每朝每代每个皇帝都因人而异地改一顿，难免造成医学本草古籍中的药名混乱。

　　所以在学术上要坚持"不唯上，只唯实"，不然像这种为了维护封建等级思想而对中药名的避讳，就为历代本草学的研究和学习带来了一定的混淆。

针灸巨擘甄权谏废"鞭背"之刑

　　甄权，许州扶沟（今河南扶沟）人，唐初针灸巨擘，于针灸术造诣尤深，兼通药治。一生行医，活人众多。古代中医药名家的仁心博爱总是怜天悯人地惠及全社会，甚至包括犯下了罪行的人。明镜高悬，皂隶威严。唐贞观四年（公元630年）之后，当厚厚的木板重重地打在罪犯臀部的时候，县衙在场的人不会想到是一位名叫甄权的医家谏言废除了"笞背"。罪犯更不会想到，如果依据旧规，同样数量的惩罚，皮鞭或者木板拍打的是背部，自己的身家性命必然危在旦夕，甚至当场毙命。

当时很多医生只注重为病人开药治疗，而忽视针灸对疾病治疗的作用。贞观年间，唐太宗下诏让甄权奉旨带领太医令等修订人体经穴《明堂人形图》，重新校定人体经络腧穴。在修订人体经络腧穴图期间，甄权还向李世民讲解有关人体经络的养生知识。甄权性情淳厚，心地至善，他从医学伦理和人性道义角度出发，为唐太宗介绍了人体背部腧穴对于

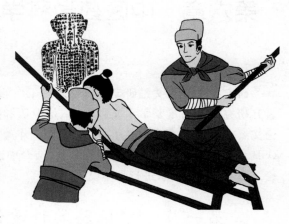

保障生命健康的重要性，谏言对待犯人应废除鞭笞背部的刑罚。李世民采纳了甄权的建议，于贞观四年下发律令将鞭笞刑罚的位置由背部改为臀部。就这样，唐太宗因为甄权的《明堂人形图》，更改了使用几百年的"笞背"这种不人道的刑罚。

这看似只是实施刑罚的部位有所改变，却凝聚着医家医学伦理道德之心的灌注。

第六章　中医药学科学位论文写作规范

研究生学位论文是研究生科学研究工作的全面总结，是描述其研究成果、代表其研究水平的重要学术文献资料，是申请和授予相应学位的基本依据。学位论文要求具有科学性、实用性、创新性。本章根据国家《学位论文编写规则》（GB/T 771 3.1—2006）的规定和要求，结合中医药学科特点，对中医药学科学位论文撰写规范和要求进行具体说明。

第一节　中医药学科学位论文基本要求

一、学术学位硕士论文要求

（1）论文的基本论点、结论，应在中医药学术上和中医药科学技术上具有一定的理论意义和实践价值。

（2）论文所涉及的内容，应反映出作者具有坚实的基础理论和系统的专门知识。

（3）实验设计和方法比较先进，并能掌握本研究课题的研究方法和技能。

（4）对所研究的课题有新的见解。

二、专业学位硕士论文要求

（1）学位论文包括病例分析报告及相关的学术探讨，需附文献综述。

（2）学位论文应紧密结合临床实际，以总结中医药临床实践经验为主。

（3）学位论文应表明申请人已经掌握临床科学研究的基本方法。

三、学术学位博士论文要求

（1）研究的课题应在中医药学术上具有较大的理论意义和实践价值。

（2）论文所涉及的内容应反映作者具有坚实宽广的理论基础和系统深入的专门知识，并表明作者具有独立从事科学研究工作的能力。

（3）实验设计和方法在国内同类研究中属先进水平，并能独立掌握本研究课题的研究方法和技能。

（4）对本研究课题有创造性见解，并取得显著的科研成果。

四、专业学位博士论文要求

（1）要求论文课题紧密结合临床实际，研究结果对中医药临床工作具有一定的应用价值。

（2）论文表明研究生具有运用所学知识解决临床实际问题和从事临床科学研究的能力。

第二节　学位论文的组成

博士、硕士学位论文一般包括五个部分：前置部分、主体部分、参考文献、附录、结尾部分。有些论文含有综述部分。

一、前置部分

包括封面、原创性声明及关于学位论文使用授权的声明、摘要、英文摘要、目录等。

1. 论文封面

各学位授予单位一般都有统一设计的封面。封面信息包括论文中英文题目、学位授予单位、学位层次类别、学科专业、导师姓名、学位申请时间等。为便于查阅可制作书脊，注明论文题目和学位授予单位等信息。

2. 原创性声明及关于学位论文使用授权的声明

原创性声明是为了保证论文研究和撰写过程符合学术道德规范，没有抄袭剽窃等学术造假行为，由研究生本人做出的承诺。学位论文使用授权的声明是研究生同意学校保留和向国家有关部门送交论文的纸质版或电子版，允许被查阅和借阅。一般学校图书馆会保留收录本校获学位研究生学位论文供师生查阅。学校也会按相关要求和协议向国家图书馆、知网、万方等数据平台送交论文供国务院学位办论文抽查、学术交流使用。原创性声明及关于学位论文使用授权的声明要求研究生和导师签名。

3.摘要

摘要是对学位论文内容不加注释和评论的简短陈述,简要说明研究工作目的、方法、成果和结论,一般 500～1 000 字。摘要下方要列出论文关键词 3～8 个。

4.英文摘要

英文摘要应有题目、专业名称、研究生姓名和指导教师姓名,内容与中文摘要一致,语句要通顺,语法正确。并列出与中文对应的论文关键词 3～8 个。

5.目录

将论文各组成部分标题(一般列 1～3 级)依次列出,标题应简明扼要,逐项标明起始页码。

二、主体部分

主体部分一般从引言(绪论)开始,以结论或结语结束。

1.引言

在论文正文之前,简要说明研究工作的目的、范围、相关领域前人所做的工作和研究空白,本研究理论基础、研究方法、预期结果和意义。独立成章,言简意赅,不要与摘要雷同。

2.正文

正文是学位论文的核心部分,可包括临床观察、调查资料、实验研究、理论探讨、形成的结果、对结果的讨论、本研究方法与已有研究方法的比较,以及经过加工整理的图表等。文中的论点、论据和观点应力求准确完备,客观清晰,合乎逻辑。正文中的图、表要符合统计学要求,应精心设计绘制,具有自明性。

3.结语

系论文最终和总体的结论,不是正文各段小结的简单重复,要求起到对全篇论文画龙点睛的作用。结语应准确、完整、明确、精炼,要重点阐述自己的创造性工作在本领域中的地位和作用或新见解的意义,要明确创新点。如果不可能导出应有的结论,也可以没有结论而进行必要的讨论,进一步提出需要研究的问题和建议。

三、参考文献

参考文献是文中引用的有具体文字来源的文献集合,其著录项目和著录格式遵照《文后参考文献著录规则》(GB/T 7714—2005)的规定执行。引用时,在引文处右上角用方括号标注阿拉伯数字编排序号,参考文献应按文中引用顺序在正文后的参考文献表中依次列出,应用原文献语种。所有被引用文献均要列入参考文献中。正文中未被引用但被阅读或具有补充信息的文献可集中列入附录中,其标题为"书目"。

四、综述

综述不是所有学位论文的必需部分,若认为本人综述是课题研究的有力支撑,可以列出。中医专业学位研究生若论文选题是病例分析报告,要求有文献综述支撑。"综述"附在正文"参考文献"之后,"综述"另附"参考文献"。

五、附录

附录作为主体部分的补充,不是必需的。论文内过分冗长的公式推导、重复性数据图表、实验性图片、论文使用的重要符号说明、计算单位、缩写、程序全文及说明等内容可以附录的形式列出。可收录以下内容:

(1)为了整篇论文材料的完整,但编入正文又有损于编排的条理性和逻辑性,这一材料包括比正文更为详尽的信息、研究方法,技术更深入的叙述,对了解正文内容有用的补充信息等。

(2)实验或临床统计样表、某些重要的原始数据、数学推导、结构图、统计表、计算机打印输出件等。

(3)由于篇幅过大或取材于复制品而不便于编入正文的材料,或罕见的珍贵资料。

(4)对一般读者并非必要阅读,但对本专业同行有参考价值的资料。

六、结尾部分

1. 致谢

致谢指对给予各类资助、指导和协助完成研究工作以及提供各种对论文有利条件的单位和个人表示感谢。措辞应实事求是,切忌浮夸与庸俗之词。不可借题发挥,夸夸其谈。字数一般在 500 字之内。

2.作者简介

作者简介包括教育经历、工作经历、攻读学位期间发表的论文和完成的工作等。

3.查新报告

与学位论文相关的《查新报告》是证明论文创新性的依据。提供单位应为国家授权的正式查新机构。

4.研究生论文著作或参与科研课题支撑材料

其包括在读期间以第一作者所发表论文的正式刊物的封面、目录及论文正文的扫描件或参编著作的封面、目录及版权页的扫描件,在读期间参加科研课题任务书的扫描件等。

第2、3、4项根据各学位授予单位要求列出,非必需项。

第三节　标题的撰写要求

论文标题要求以恰当、简明、引人注目的词语概括论文中最主要的内容。

一、准确

标题应尽量反映论文研究的性质、对象、方法等内容,有见题如见文之感;应具有特异性,尽量不与前人的文题重复。标题不能过大或过小,要恰如其分地反映论文的内容。如某篇论文题目《中成药提取过程的探讨》,范围太大;某篇论文研究了天麻钩藤饮治疗原发性高血压属肝阳上亢、肾气亏虚型的疗效,若题目写作《天麻钩藤饮治疗原发性高血压的临床疗效研究》就不确切。

二、简明

标题应简短易懂、表达清楚。题名一般不超过30个汉字,但绝不能因怕字数多而造成文题的混乱或表达不清。若语意未尽,可用副标题补充说明。副标题应处于从属地位,一般可在题目的下一行用破折号"——"引出。题目《基于"益气活血"理论研究黄芪丹参"药对"对 miR-223-5p 在退变腰椎间盘表达及髓核细胞功能影响的实验及临床研究》就过于繁琐,"基于'益气活血'理论研究"可省略。

三、规范

做到可检索，避免使用不常见的缩略词、缩写字。如《慈半合剂调控 LncRNA CCAT1 抑制 A549 细胞增殖实验研究及对 EGFR 野生型肺腺癌患者（气滞血瘀型）临床疗效观察》含有过多不常见的缩略词。

第四节 摘要及关键词的撰写规范

一、摘要的撰写规范

摘要应具有独立性和自含性，即不阅读论文的全文，就能获得必要的信息。摘要中有数据、有结论，包含与报告、论文等同量的主要信息，是一篇完整的短文，可以独立使用，供读者确定有无必要阅读全文，也可供二次文献（文摘等）采用。摘要一般应说明研究工作目的、实验方法、结果和最终结论等，重点是结果和结论。

摘要应简单明了，中文摘要一般不宜超过 1 000 字，外文摘要不宜超过 600 个实词。如遇特殊需要字数可以略多。

（一）摘要的结构

摘要的基本结构是研究目的、方法、结果、结论。

1. 目的（Objective）

简要说明研究的目的与意义。目的不是简单重复文题。

2. 方法（Methods）

简要说明基本设计，研究对象的选取，如何随机分组、对照、盲法，选用何种实验方法，数据如何取得，使用何种统计方法等。

3. 结果（Results）

列出主要结果与数据，阐述有何新发现。最好给出置信值与显著性检验的确切值。

4. 结论（Conclusion）

简要说明论证取得的正确结论、规律、观点及理论价值与应用价值，要体现出创新点。

除了实在无变通办法可用以外，摘要中不用图、表、化学结构式、非公知公用的符号和术语。

摘要要明确阐述学位论文中具有创新性的成果和新见解的部分。

二、关键词的撰写规范

关键词是论文的检索标识，即论文的检索口，是从学位论文中选取出来的用以表示全文主题内容信息的单词或术语。关键词应体现论文特色，具有特异性，在论文中有明确的出处。每篇论文选取 3～8 个关键词，用显著的字符另起一行，排在摘要的左下方。

如有可能，尽量采用《医学主题词》等词表提供的规范主题词，不足的才用自由词（关键词）补充，但所选用的自由词也尽量按医学主题词标准去选取。冠词、助词、连词、介词不能选作关键词。一些无属性的概念如作用、方法、技术等也不能选作关键词。

《医学主题词》（*Medical Subject Headings*，MeSH，或译《医学主题词表》）是一部庞大的受控词表，是广泛应用于医学信息检索的一种工具。在生命科学领域旨在用于标引期刊文献和书籍。19 世纪美国医学索引创刊时，为了方便编撰和检索，创造了医学主题词这一概念。在国际互联网上，可以免费浏览和下载MeSH。在中国越来越多的医学期刊要求关键词与主题词匹配。

三、英文摘要的撰写规范

内容应与中文摘要及关键词基本相对应，目的是便于其他文摘摘录，因此在写作英文摘要时不宜用第一人称的语气陈述。叙述的基本时态为一般现在时，确实需要强调过去的事情或者已经完成的行为才使用过去时、完成时等其他时态。可以采用被动语态，但要避免出现用"This paper"作为主语代替作者完成某些研究行为。中国姓名译为英文时用汉语拼音，按照姓前名后的原则，姓、名均用全名，不宜用缩写。

第五节　正文的撰写规范

一、章节的编排

章节编排层次不宜过多，根据实际需要选择。三级标题的层次建议按章（如"第一部分"）、节（如"1."）、条（如"1.1""1.1.1"）的格式编写。编号顶格排列，编号与标题之间空 1 个字符的间隙。正文另起行，每段前空 2 个汉字起排,回行时顶格排。

二、材料与方法

1.材料或对象

包括患者、动物、菌株等实验对象。患者应交代一般情况(性别、年龄等)、诊断标准、纳入标准、排除标准等。动物要交代种类、性别、年龄、来源等。菌株要交代鉴定标准、来源、株号等。对各类对象都要交代清楚随机方法(包括实验次序随机)、分组方法、对照组的可比性等,还要符合医学伦理学原则。

2.方法

包括实验的条件、仪器、试剂、操作主要步骤,以及统计方法及使用的各种统计软件等。

三、结果与讨论

(1)实验性论文结果与讨论一般分开撰写,理论性论文结果可与讨论合并撰写。结果很少,也可将结果与讨论合并来表达,但也应先述结果后才讨论。

(2)要简明准确地列出通过实验得出的数据、图片等结果,可用文字、表、图配合表达。一般不应包括讨论和引用文献的内容。结果的表达要注重客观性、真实性,如实反映实验的情况。

(3)讨论要论证文题与结果之间的逻辑关系,或者说论证实验结果的可靠性。讨论要做到论点明确、论据充分、论述合理,也可包括论文重大意义的阐明和其引伸及今后的建议等。讨论是论文的核心部分,能综合体现作者学术水平、知识广博程度、思维的深度,从某种意义上说决定了论文的学术价值。一定要高度重视,认真撰写。讨论切忌把实验结果简单重复一遍,或罗列文献写成小综述。

四、图表与公式

(一)图

图包括曲线图、构造图、示意图、图解、框图、流程图、纪录图、布置图、地图、照片、图版等。图应具有自明性,即只看图、图题和图例,不阅读正文,就可理解图意。

(1)图应有编号。图的编号由"图"和从1开始的阿拉伯数字组成,例如"图1""图2"等。图的编号应一直连续到附录之前,并与章、条和表的编号无关。只有一幅图时,仍应标为"图1"。

（2）图宜有图题，并置于图的编号之后，图的编号和图题应置于图下方的居中位置。

（3）曲线图的纵横坐标必须标注"量、标准规定符号、单位"。此三者只有在不必要标明（如无量纲等）的情况下方可省略。坐标上标注的量的符号和缩略词必须与正文中一致。

（4）照片图要求主题和主要显示部分的轮廓鲜明，便于制版。如用放大缩小的复制品，必须清晰，反差适中。照片上应有表示目的物尺寸的标度。

（二）表

表应有自明性。

（1）表应有编号，表的编号由"表"和从 1 开始的阿拉伯数字组成，例如"表1""表 2"等。表的编号应一直连续到附录之前，并与章、条和图的编号无关。只有一个表时，仍应标为"表 1"。

（2）表宜有表题，表题即表的名称，置于表的编号之后。表的编号和表题应置于表上方的居中位置。

（3）表的编排一般用三线格，一般是内容和测试项目由左至右横读，数据依序竖读。表内不能用"同上""同左"""""等代替，应一律填入具体数字或文字。

（4）计量单位、缩略词和符号必须符合国家规定标准。如无标准可循，应采用本学科或专业权威性机构或学术团体所公布的规定，如不得已必须引用某些未公知公用的、不易为同行读者所理解的或系作者自行拟定的符号、记号、缩略词等，均应一一在第一次出现时加以说明，给以明确的定义。

（5）如某个表需要转页接排，在随后的各页上应重复表的编号。编号后跟表题（可省略）和"（续）"，如下所示：表 1（续）。续表均应重复表头和关于单位的陈述。

（三）公式

（1）论文中的公式应另行起，并缩格书写，与周围文字留足够的空间区分开。

（2）如有两个以上的公式，应用从"1"开始的阿拉伯数字进行编号，并将编号置于括号内。公式的编号右端对齐，公式与编号之间可用点线连接。公式较多时，可分章编号。

示例：

$$W1 = «11 - UI2U21 \tag{5}$$

（3）较长的公式需要转行时，应尽可能在"＝"处回行，或者在"＋"、"－"等记号处回行。公式中分数线的横线，其长度应等于或略大于分子和分母中较长的一方。

五、注释

当论文中的字、词或短语，需要进一步加以说明，而又没有具体的文献来源时，用注释，一般在社会科学中用得较多。注释一般用③④等在正文文字右上角标注，用"脚注"的形式在本页下方注释。注释编号采用按页编号方式，换页时须重新编号。由于论文篇幅较长，不建议采用文中编号加"尾注"（在论文末尾集中列出注释）的方式。

六、其余书写规范

1. 技术术语

学位论文中的科学技术术语，要采用全国自然科学技术名词审定委员会审定公布的科技名词或国家标准局给出的名词，尚未编订或有争议的名词，可采用惯用名词。

2. 外文缩写

使用外文缩写时，要在首次出现处括号内给出含义说明，如 CPU（Central Processing Unit，计算机中央处理器）。

3. 外国人名

熟知的外国人名（如牛顿、爱因斯坦）使用标准中文译名，其余采用外文全名，不译成中文。

4. 国内机构名称

国内机构名称应使用全称，即便是熟知、惯用名称，也不可以使用缩略名称。

第六节　参考文献写作要求

参考文献向读者提供引用资料的出处或论文中提及而没有展开讨论的有关详尽的文本，为读者提供线索，佐证论文的广泛依据。

一、参考文献的撰写规范

（1）参考文献要用第一手资料，一般不用译文、文摘或转载文及内部资料，应用原文献语种。

（2）引用参考文献尤其是期刊文献一定要注意时效性，引用的规范标准等要是最新版本。

（3）只有 3 位及 3 位以内作者的，其姓名全部列上，中外作者一律姓前名后。共有 3 位以上作者的，只列前 3 位，其后加"，等"或"，et al"。

（4）原本就缺少某一项目时，可将该项连同与其对应的标点符号一起略去。

（5）页码不可省略，起止页码间用"－"相隔，不同的页码引用范围之间用"，"相隔。

二、参考文献一般著录格式

1. 期刊

[序号]作者 1，作者 2，作者 3，等.题名[J].刊名.出版年份，卷号（期号）：起止页码.

2. 专著

[序号]作者 1，作者 2，作者 3，等.书名[M].版本（第 1 版不标注），出版地：出版者，出版年：起止页码.

3. 会议论文集

[序号]析出责任者.析出题名[A].见（英文论文用 In）：主编.论文集名[C].（供选择项：会议名，会址，开会年）出版地：出版者，出版年：起止页码.

4. 学位论文

[序号]作者，题名，[D]（英文用[Dissertation]），保存地点，保存单位，年份.

5. 专利

[序号]专利申请者，题名[P]，国别，专利文献种类，专利号，出版日期.

6. 技术标准

[序号]起草责任者，标准代号，标准顺序号—发布年，标准名称[P]，出版地，出版者，出版年度.

7. 报告

[序号]主要责任者.文献题名[R].报告地：报告会主办单位，年份：起止页码.

8. 报纸文章

[序号]主要责任者.文献题名[N].报纸名，出版年，月（日）：版次.

9. 电子文献

[序号]主要责任者.电子文献题名[文献类型/载体类型].电子文献的出版或可获得地址（电子文献地址用文字表述），发表或更新日期/引用日期（任选）：起止页码.

三、文献类型标识

根据《文献型与文献载体代码》（GB3469—83）规定，对参考文献类型在文献题名后应该用方括号加以标引，以纸张为载体的传统文献类型及标识见表6-1。

表 6-1 传统文献的类型标识

参考文献类型	期刊文章（Journal）	专著（Monograph）	论文集（Conference Prceeding）	（单篇论文）	学位论文（Dissertation）	专利（Patent）
类型标识	J	M	C	A	D	P
参考文献类型	标准（Standard）	报纸文章（Newspaper）	报告（Report）	资料汇编（General）	其他文献	
类型标识	S	N	R	G	Z	

第七节　综述的撰写要求

综述是针对某一专题，对大量原始研究论文中的数据、资料和主要观点进行归纳整理、分析提炼而写成的独立论文。要求收集的专题文献越多越好，特别是权威杂志和权威著作。为了反映"新"（即新发现、新动向、新进展、新技术、新趋势、新水平）以及保证资料的可靠，要求用一次文献，一般不用二、三次文献。要有特定主题，进行一定评述，通过分析资料，得出倾向性意见，或综述者所持的观点。学位论文所附综述内容应为论文的设计、撰写提供支持服务。

综述包括前言、主体、结论、参考文献四个主要部分。前言主要交代撰写的目的、背景、意义等。主体详细列举当前研究情况，包括前人的工作、争论的焦点、研究的现状。结论要进行评述，阐明作者观点。评述中要注意语气措辞，一般非常肯定的语气用"证实、确认、结论"等词；比较肯定的语气用"阐明、证明、表明、显示、呈现"等词；比较谦虚的语气用"提示、推论、认为"等词；不肯定的语气用"似乎，据我看来"等词。

第八节　学位论文相关学术道德规范

学位论文应符合学术规范要求。论文作者必须恪守学术道德规范和科研诚信原则。学位论文必须由研究者独立完成，与他人合作完成的学位论文需注明作者在其中的贡献度和具体研究内容。注重知识产权保护，研究资料和数据具有可溯源性。对涉及国家机密和尚不能公开的研究结果，以及临床研究报告论文中涉及研究对象隐私和权益等问题，应遵守国家有关法律法规执行。坚决不允许抄袭剽窃等学术不端行为。

国家针对研究生学术道德规范出台了一系列制度文件，这些文件是研究生从事论文研究和写作的基本道德准则，必须严格遵守，不得触碰红线。包括：

《教育部关于加强学术道德建设的若干意见》；

《学位论文作假行为处理办法》（中华人民共和国教育部令第 34 号）；

《高等学校预防与处理学术不端行为办法》（中华人民共和国教育部令第 40 号）；

《国务院学位委员会关于在学位授予工作中加强学术道德和学术规范建设的意见》（学位〔2010〕9 号）；

《教育部办公厅关于严厉查处高等学校学位论文买卖、代写行为的通知》（教督厅函〔2018〕6 号）。

第九节　中医药学位论文常见问题

国务院学位办于 2014 年出台《博士硕士学位论文抽检办法》（学位〔2014〕第 5 号），每年由国务院学位办组织对各学位授予单位前一年授予学位的博士论文进行抽检，由各省级学位委员会对硕士学位论文进行抽检。根据相关抽检结果反馈和学校双盲评审过程中发现的问题，对中医药学科研究生学位论文常见问题归纳如下。研究生应尽早了解这些问题，有利于在论文选题、研究和撰写过程中合理规划，避免常见问题的出现。

一、创新性不够

有些论文的创新性不够，所研究的理论和治疗方案已在临床上或实践中普遍应用，已形成定论，临床试验方案不具有研究价值；方法学研究过于简单难以产生新的结果和创见;论点不突出、结论不明确;参考文献陈旧,缺乏近期文献等。

二、科学性欠缺

论文设计简单,研究内容单一,立题依据不足,研究深度不够,试验设计不合理或不严谨,缺乏样本量计算方法及随机方法论述,研究数据存在严重错误,纳入排除标准不明确,脱落病例未描述,实验组与对照组用药设计不够合理,统计方法选用不正确,实验结果可信度低等。

三、规范性偏差

论文结构设计不合理,层次不清,重点不突出,书写不规范,或存在低级错误,如统计图表不规范,数据前后不对应;错别字较多,或用词用语表达不规范;综述部分内容偏多,引用文献偏少;参考文献书写格式不规范;等等。

四、选题相关不合理

选题未进行深入分析论证,缺少研究基础,立题依据不足;研究目的不明确,选题缺乏实用价值;中医学论文中医特色不突出,中医理论运用不准确,阐述不充分;中西医结合专业论文缺少中医内容,或中医内容分量不足,或中医与西医内容逻辑关系不强;临床专业学位研究生论文以纯理论研究或纯基础实验研究为主要内容,从而脱离临床研究和目标;等等。

◆古代医药名家学术美德故事◆

刘禹锡亲验之《传信方》

"山不在高,有仙则名。水不在深,有龙则灵。斯是陋室,惟吾德馨。""旧时王谢堂前燕,飞入寻常百姓家。""湖光秋月两相和,潭面无风镜未磨。"这些耳熟能详、脍炙人口的诗句都是出自唐代诗人刘禹锡。刘禹锡,字梦得,河南洛阳人,素有"诗豪"之称,诗文造诣备受推崇,与柳宗元并称"刘柳",与韦应物、白居易合称"三杰",并与白居易合称"刘白"。刘禹锡不仅在诗文创作方面有非凡的造诣,而且对医药学也有深入研究。因为幼时身体羸弱，刘禹锡从小就有学医的愿望，对医药的兴趣促使他阅读了大量的医药书籍，并尝试用所学医术为亲友治病，常常是药到病除，甚至家中的小儿，都未带着去看过大夫，即"行乎门内，疾辄良已，家之婴儿，未尝诣医门求治"。

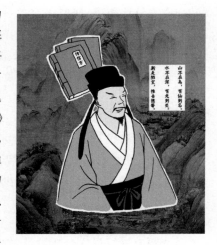

刘禹锡后因诗获罪，被贬谪到偏僻荒芜的连州（今广东清远）。唐代连州属于贫困闭塞之地，人民少衣欠食，缺医少药。刘禹锡便将自己多年积累且亲身验证有效的50余个药方汇集成书，取名《传信方》。"传信"就是把自己所确信的东西传告给别人，此词出自《春秋》"信以传信"。《传信方》中每个方药都有所出，如"芦荟甘草治癣方"是刘禹锡从一卖草药摊上学来的；"柳宗元救治三方"是从同僚挚友柳宗元那里获得的。这50多个药方，涵盖了内、外、妇、儿、五官科等的常见病，而且还具有价廉易得的特点，所用的药都是山间田野中易得的"贱药"，深受劳苦大众喜爱。

《传信方》收录的验方临床价值较高，加之叙述严谨、言语生动，也倍受历代医家推崇，宋代著名的《图经本草》《证类本草》及明代《本草纲目》等医籍都引用过此书中的药方。有的验方流传到国外，如日本的《医心方》、朝鲜的《东医宝鉴》等都收录了《传信方》中的药方。

刘禹锡贬谪生涯二十余年，仕途坎坷，但他却"穷则益坚，不坠青云之志"，居庙堂之上能为苍生谋福利，隐江湖之中能为百姓疗疾苦，其精神实属可贵。

李时珍行万里路撰写《本草纲目》

李时珍，字东璧，晚年自号濒湖山人，湖广黄州府蕲州（今湖北省蕲春县）人，是明朝著名的中草药学家，他医术高明，曾因治愈明宗室武昌楚王世子的暴厥等疑难杂症而名扬朝廷内外，被举荐做太医院的医官。李时珍并不想身居官廷之中为官宦服务，但考虑到太医院拥有大量外界罕见的珍贵医书资料和药物标本，便于自己完成编修本草著作的心愿，便接受了这个太医的官职。但他很快发现那里的医官们不思进取,整日要么倾轧排挤异己,要么孜孜以求名利,李时珍便毅然舍弃了"太医"头衔,告病还乡。

从此,李时珍便深入山间田野,实地对照,辨认药物。足迹遍及大江南北,行程达 2 万余里,"远穷僻壤之产,险探麓之华"。每到一地,既"搜罗百氏",又"采访四方",深入实践进行调查,搜求民间验方,观察和收集药物标本。不但遍访名医宿儒,还虚心地向各种职业的普通百姓请教,如采药的,种田的,捕鱼的,砍柴的,打猎的……

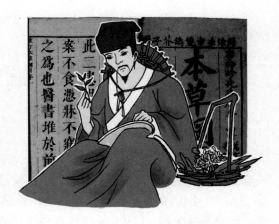

正是凭着这种不畏艰险的实践精神和对知识探索钻研的不懈努力,李时珍用近 30 年的时间,参阅古书 800 多种,广收博采,勘正史误,最终编著成《本草纲目》。全书约有 200 万字,16 部,52 卷,载药 1 892 种,新增药 374 种,载药方 11 096 多个,附本草形态图 1 100 多幅,是 16 世纪以前世界上最系统、最完整、最科学的一部医药学著作,被生物学家达尔文称赞为"中国古代的百科全书"。

第七章　学术不端行为案例剖析

科研诚信是科技创新的基石,科学研究中欺骗作假行为是违背科学道德的,一旦丧失诚信造成的危害和损失不可估量,应受到公众尤其是科学界的谴责。20 世纪 70 年代,随着一系列学术违规事件被披露,学术领域的诚信问题受到关注。作为科技大国,美国是最早针对科技评估活动颁布相关政策与制度的国家,20 世纪 80 年代,美国发生了著名的"巴尔的摩"涉嫌学术不端事件,由此事件开始,美国对科研诚信问题得以重视起来,并着力于制定科研诚信规范,建立学术不端行为的查处程序及规则,发布《联邦登记手册》,对科研不端行为作出政策界定,从此开始了科研诚信制度化建设进程。20 世纪 90 年代,美国开始进行科研诚信规范教育并实施了一系列的举措,"预防为先,惩罚为后"的治理理念推进了科研诚信教育制度化,设立科研诚信课程,科研诚信规范成为大学教育的重要组成部分。

放眼世界,很多科技大国针对科研诚信建立专门机构进行监督管理,制定相关法律法规和制度体系,开设科研诚信教育课程,指定研究数据保存规范、建立电子保存系统,规范科研团队的建构和成果发表和制定调查及处理程序,建立信息共享机制和科研诚信档案管理制度等,对于学术不端均持绝不姑息、坚决惩戒的态度。

根据中国社会科学院对我国 1997～2017 年学术不端典型案例的统计,过去的 20 年间,我国的科研不端行为呈现出多发高发的趋势。从发生单位看,国内"985""211"高校的科研不端行为占全部被统计单位的 50％以上;同时,学术不端问题形式多样,性质严重,影响恶劣,已经严重破坏了求实良好的科研氛围,对求真创新的科研工作产生了消极的阻碍作用。① 近年来,科研成果继续在数量

---

① 　钟慧:《试论我国科研诚信建设体系的建构》,《评价通讯》2018 年第 3 期

上呈快速增长态势,曝光的学术不端事件也不断出现,学术界许多知名学者、专家深陷"造假门",而种种造假案例都像一面警钟一样告诫着后来者——科研没有捷径。

科研过程中出现失误可能是不可避免的,而学术不端是指主观故意进行的违背科研诚信的行为。

第一节 学术不端的界定

2019年7月1日,国家新闻出版署发布实施了《学术出版规范——期刊学术不端行为界定》(CY/T174—2019)(详见附录19,下文简称《规范》),界定了学术期刊论文作者、审稿专家、编辑者可能涉及的学术不端行为,适用于学术期刊论文出版过程中各类学术不端行为的判断和处理。

《规范》将论文作者学术不端行为类型分为剽窃、篡改、不当署名、一稿多投、重复发表、违背研究伦理和其他学术不端行为等,并对术语进行了定义:

1. 剽窃(plagiarism)

剽窃是指采用不当手段,窃取他人的观点、数据、图像、研究方法、文字表述等并以自己名义发表的行为。

2. 伪造(fabrication)

伪造是指编造或虚构数据、事实的行为。

3. 篡改(falsification)

篡改是指故意修改数据和事实使其失去真实性的行为。

4. 不当署名(inappropriate authorship)

不当署名是指对论文实际贡献不符的署名或作者排序行为。

5. 一稿多投(duplicate submission,multiple submissions)

一稿多投是指将同一篇论文或只有微小差别的多篇论文投给两个及以上期刊,或者在约定期限内再转投其他期刊的行为。

6. 重复发表(overlapping publications)

在未说明的情况下重复发表自己(或自己作为作者之一)已经发表文献中内容的行为。

从已知案例来看,一个案例中可能存在一种或者几种学术不端行为,下面将主要以"论文作者学术不端行为"的案例进行剖析,避免因不理解造成的失误导致的学术不端行为。

第二节 案例剖析

论文作者学术不端行为可以大致分为八种情况:

(一)抄袭与剽窃

案例一:翟某论文剽窃事件

翟某,中国内地影视演员,毕业于北京某大学 06 级表演本科班,2013 年取得硕士研究生学位,2014 年考取博士研究生。出演多部影视剧,曾获最佳男配角、最佳新人。2018 年 12 月,被北京某大学录取为博士后。

知网指标显示,翟某的硕士学位论文共 32 628 字,重复字数为 11 818 字,总文字复制比为 36.2%,去除引用文献部分,文字复制比仍占 25.9%。

处理:翟某退出北京某大学博士后科研流动站的相关工作;毕业院校撤销 2018 届博士研究生翟某博士学位,取消陈某博士研究生导师资格。

案例来源:翟天临学术门.[2020-08-05]http://baike. baidu. com/item/翟天临学术门/23283897? fr=aladdin.

解析:

(1)不加引注或说明使用他人的观点,并以自己的名义发表,应界定为观点剽窃。表现形式包括:

a.不加引注地直接使用他人已发表文献中的论点、观点、结论等。

b.不改变其本意地转述他人的论点、观点、结论等后不加引注地使用。

c.对他人的论点、观点、结论等删减部分内容后不加引注地使用。

d.对他人的论点、观点、结论等进行拆分或重组后不加引注地使用。

e.对他人的论点、观点、结论等增加一些内容后不加引注地使用。

(2)翟某论文中,疑似剽窃观点和文字表述占比最多的章节为第三章,8 579 字中疑有 4 722 字和他人文章重复且均未引证,属于不加引注地直接使用他人已发表文献中的论点、观点、结论等。其中 55%的文字复制比以陈某、秦某和于某三人文献为主:与秦某已发表的某篇论文相似字数 1 288,占比 15%;与于某发表某篇文章相似字数 1 069,占比 12.5%。翟某论文中还有属于不改变其本意地转述他人的论点、观点、结论等后不加引注地使用的内容,如:"学表演的人不能深交,因为他们都太会演戏,和学表演的人在一起时,分不清什么是真的,什么是假的。每每听到这里,我都会极力申辩,有这种思想的人,他的想法是偏激的、是不正确的……"翟某的这段表述与秦某的上述论文重复,其中后者表述为"经常听到一些不是学习表演专业的朋友谈论",翟某则表述为"经常会听到一些人说"。

案例二：东北大学博士"因被指博士论文存在严重抄袭行为"而被校方撤销学位

2020 年 7 月,某市法院公布一起博士学位被撤销的行政案件。东北大学博士"因被指博士论文存在严重抄袭行为"而被校方撤销学位,本人不服判决后上诉仍被驳回。

徐某是东北大学 2003 级博士研究生,2008 年 7 月获得博士学位。2016 年 12 月,网上有人反映徐某博士的学位论文,一字不改地抄袭了来自国家自然科学基金成果《企业动态联盟风险的管理机制和防范体系》(张青山等著,中国经济出版社 2006 年版)一书,多家网络媒体也进行了公开报道,引起学术界热烈讨论。作为徐某博士学位的授予单位,毕业院校在得知以上报道内容后,启动对徐某博士学位论文涉嫌学术不端的调查,并成立了调查组。校方的学术道德建设工作组对有关事实、理由和证据进行了核实,通过对徐某博士学位论文涉嫌抄袭内容的逐条对比,发现徐某博士论文涉嫌抄袭裴某、游某、柴某某和游某某的 4 篇硕士学位论文,其博士学位论文与他人已获得学位的学位论文或已发表的学术论文在内容上出现大量重复现象,且重复内容大部分未标注引用,认定其行为存在抄袭现象,并由此形成了调查报告,认定徐某博士学位论文存在严重抄袭行为。2018 年 4 月 18 日,该大学作出《关于撤销徐某博士学位的决定》,认为徐某博士学位论文存在严重抄袭,决定撤销其博士学位,并注销其学位证书。而徐某不服提起上诉,认为毕业院校认定事实及适用法律错误,在调查过程中,程序严重违法,要求某大学撤销原决定。理由为：

其一,徐某认为,涉嫌抄袭的 4 篇硕士学位论文同其博士学位论文系同一科研基金项目的研究成果,其享有对相关成果的使用权及著作权。上述科研项目是指从 2001 年 1 月开始至 2005 年 1 月结题的科研项目。该项目包括他在内共有 10 名博士和硕士研究生参与。该研究项目的研究成果属于课题组成员共同所有,他的博士论文引用该科研项目的研究成果,属于学术范围内的正常使用。

对此,法院方认为对于学术成果的使用和对先发表论文文字的使用并非同一概念,虽然法律并未明确界定"抄袭"的含义,但依据《著作权法》对著作权保护的相关规定及公众对"抄袭"的普遍认知,对于在先公开发表的文字作品中的文字,若未标注引用而直接使用应属"抄袭"。

其二,徐某认为,毕业院校仅是因为部分学术论坛及网站上出现了关于他的论文抄袭的帖子就启动调查,并且拒绝告知其调查组成员,拒绝向其提供认定其博士论文构成抄袭的结论报告,拒绝听取其陈述,非法剥夺了他的合法权益,且该校所适用的《学术不端行为查处工作实施细则》系违法通过。

案例来源:东北大学博士因论文抄袭学位被撤销!课题组研究成果是否可用于自写论文?(2020-07-31)[2020-08-05]. https://www. sohu. com/a/410692249-100020119.

法院方回应:依据《高等学校预防与处理学术不端行为办法》第十三条、第十四条规定,对学术不端行为以匿名方式举报,但事实清楚,证据充分或者线索明确的,高等学校应当视情况予以受理;高等学校对媒体公开报道、其他学术机构或者社会组织主动披露的涉及本校人员的学术不端行为,应当依据职权,主动进行调查处理。被告依据匿名举报及公开网站的披露启动对原告涉嫌论文抄袭行为的调查处理程序,并不违反法律规定,本院不予支持其说法。被告在调查过程中履行了告知、听取陈述、申辩及告知原告申请回避权等相关程序,程序合法。

针对此次学术不端的判定事件,引发思考的是:同一课题组的研究成果,是否可用于自写论文?如:毕业论文和课题组发表论文写同一个实验,同一套数据,只要查重通过就没关系吗?(已发表论文没有挂名,数据是课题组一起做的)对此,多数观点倾向于,可以使用你所在课题组已发表论文(有你挂名)中的实验数据,但如果你大篇幅使用其研究成果中的相同研究方法及结论,这样是会出现问题的。总而言之,如果使用课题组的论文数据,可以先询问导师的意见,再者一定要标注清楚来源,不要妄想模糊出处,到了查重时期发现问题,才不得不修改,那就为时已晚了。

(二)伪造与篡改

案例:日本女科学家小保方晴子论文造假

2014年1月,日本女科学家小保方晴子在《自然》上发表论文,宣称发现类似干细胞的多能细胞("万能细胞",STAP),引起学界重视。但其他科学家发现其实验不具备可重复性,涉嫌造假。这也牵涉了小保方晴子2011年向早稻田大学提交的博士毕业论文的真实性。

小保方晴子认为,论文中存在失误,但不能否认STAP细胞的存在。众多研究人员指出STAP论文疑点时,小保方晴子对调查结论提出申诉,声称这些问题是由无意识的失误造成的。小保方晴子的指导者、理化学研究所发育和再生科学综合研究中心副主任笹井芳树起初力挺小保方晴子,但随后,笹井芳树在2014年4月的新闻发布会上致歉,日本理化学研究所总裁野依良治道歉。4月底,日本理化研究所要求对两篇论文进行审查。

2014 年 5 月,小保方晴子的论文因图片捏造和篡改等造假问题而被要求撤回,并退还稿费;基因数据表明 STAP 细胞并不存在。日本早稻田大学 7 日宣布,因博士论文存在盗用图片等问题,决定取消小保方晴子的博士学位,但早稻田大学自身的审查也存在重大失误,因此决定缓期一年执行,只要在此期间小保方晴子重新提交符合学术规范的论文,就可以保住学位。

6 月 4 日,双方达成妥协:小保方晴子同意将两篇论文从《自然》撤下,而理化所则同意让她回到实验室,重复完成她认为成立的实验,但条件是:另为她开设实验室,并在实验室入口处和室内安装三个摄像头,做全天候的监控,并指定第三方人员作现场公证。此外,细胞的培养仪器将上锁,出入实验室实施电子卡门禁管理。8 月 5 日,笹井芳树在神户尖端医疗中心内上吊自杀身亡,笹井芳树虽然没有不正当行为,但没有充分确认论文内容,因此也有责任,曾称"被耻辱感淹没了"。8 月 12 日,小保方造假事件所涉美方科学家辞职。实验到 11 月结束,最终的实验结果让人心碎。12 月 18 日,日本理化学研究所对外宣布,小保方晴子未能再现万能细胞,实验终止。随后,小保方晴子辞职。

处理:

(1)撤销发表在《自然》上的两篇论文。

(2)日本理化学研究所宣布:小保方晴子"应予以解雇处分",若山照彦教授等相关人员则给予停止上班、严重警告等处分;要求小保方晴子退还研究费中的约 60 万日元论文投稿费用。

(3)日本早稻田大学宣布,正式取消小保方晴子的博士学位。

案例来源:梅进. 日本女科学家小保方晴子博士学位被正式取消. (2015-11-03)﹝2020-08-05﹞. http://news. sciencenet. cn/htmlnews/2015/11/330854. shtm;田泓. 日本理研所宣布未能"再现"万能细胞. (2014-08-28)[2020-08-05]. http://scitech. people. com. cn/n/2014/0828/c1007-25554122. html;林小青. 日本"学术女神"造假事件所涉美方科学家辞职. (2014-08-13)[2020-08-05]. http://www. xinhuanet. com/world/2014-08/13/c_1112056686. htm.

解析:小保方晴子造假问题的调查委员会公布的调查结论:

(1)关于显示 STAP 细胞具备万能性的照片与其他试验照片极其相似的问题,不能认同小保方称是失误这一解释,不得不说小保方是在认识到错误照片可能从根本上损害数据可信度的风险的基础上故意为之,调查委员会认定此举是数据造假,属于学术不端行为。

(2)关于显示 STAP 细胞是从体细胞培植而成的试验结果照片的一部分被

替换的问题,调查委员会认为此举出于美化数据的目的,是篡改数据,属于学术不端行为。

伪造的表现形式包括:①编造不以实际调查或实验取得的数据、图片等。②伪造无法通过重复实验而再次取得的样品等。③编造不符合实际或无法重复验证的研究方法、结论等。④编造能为论文提供支撑的资料、注释、参考文献。⑤编造论文中相关研究的资助来源。⑥编造审稿人信息、审稿意见。此案例中,STAP细胞具备万能性的照片与其他试验照片极其相似,小保方是在认识到错误照片可能从根本上损害数据可信度的风险的基础上故意为之,含①②③④,属于伪造。

篡改的表现形式包括:①使用经过擅自修改、挑选、删减、增加的原始调查记录、实验数据等,使原始调查记录、实验数据等的本意发生改变。②拼接不同图片从而构造不真实的图片。③从图片整体中去除一部分或添加一些虚构的部分,使对图片的解释发生改变。④增强、模糊、移动图片的特定部分,使对图片的解释发生改变。⑤改变所引用文献的本意,使其对己有利。发表论文中显示STAP细胞是从体细胞培植而成的试验结果照片的一部分被替换的问题,经调查是出于美化数据的目的,故属于篡改。

此外,早稻田大学认定小保方晴子的博士论文存在盗用图片等问题,要求其在1年内进行修改,重新提交符合学术规范的论文。但早稻田大学最终认定小保方晴子修改后的论文未能达到审查要求。不加引注或说明地使用他人已发表文献中的图片和音视频,并以自己的名义发表,应界定为图片和音视频剽窃。

(三)一稿多投与重复发表

案例:梁某论文一稿多投事件

梁某,南京某大学社会工作与社会政策系教授、博士生导师,是教育部"长江学者奖励计划""青年学者计划"等多个人才支持计划的入选者。

2018年10月,《中国青年报》刊发报道称梁某至少有15篇论文存在抄袭或一稿多投等学术不端问题。上述报道提及,梁某中文著述颇丰,仅记者所能查到的,以她为第一或第二作者的中文文献就超过了120篇。不过在过去几年里,她的这些学术成果从网上陆续被删除了,包括中国知网、万方、维普在内的主要学术期刊数据库中,现在都已检索不到任何她的中文论文;在那些期刊官网上,对应页码处也已无法查看。一家学术平台上仍能检索到她的论文条目,但页面已显示"404"(无法查看),"消失的文献"中包括其硕士学位论文以及博士学位论文。

处理：

(1)对梁某予以行政记过处分。

(2)给予党内严重警告处分。

(3)取消其研究生指导教师资格。

(4)强制其退出"长江学者奖励计划"青年学者项目。

(5)撤销其"青年拔尖人才"称号。

(6)将其调离教学科研岗位。

(7)建议撤销其教师资格(上报教育厅)。

案例来源：王嘉兴.青年长江学者与她"404"的论文.中国青年报,2018-10-24(10);404 教授梁×获 7 项处分？ 知情人：暂不便透露.(2018-12-13)[2020-08-05]. https://www.sohu.com/a/281558360_114967.

　　解析：一稿多投的表现形式包括：①将同一篇论文同时投给多个期刊。②在首次投稿的约定回复期内,将论文再次投给其他期刊。③在未接到期刊确认撤稿的正式通知前,将稿件投给其他期刊。④将只有微小差别的多篇论文,同时投给多个期刊。⑤在收到首次投稿期刊回复之前或在约定期内,对论文进行稍微修改后,投给其他期刊。⑥在不做任何说明的情况下,将自己(或自己作为作者之一)已经发表论文,原封不动或做些微修改后再次投稿。

　　重复发表的表现形式包括：①不加引注或说明,在论文中使用自己(或自己作为作者之一)已发表文献中的内容。②在不做任何说明的情况下,摘取多篇自己(或自己作为作者之一)已发表文献中的部分内容,拼接成一篇新论文后再次发表。③被允许的二次发表不说明首次发表出处。④不加引注或说明地在多篇论文中重复使用一次调查、一个实验的数据等。⑤将实质上基于同一实验或研究的论文,每次补充少量数据或资料后,多次发表方法、结论等相似或雷同的论文。⑥合作者就同一调查、实验、结果等,发表数据、方法、结论等明显相似或雷同的论文。

(四)违反科研伦理

案例：贺某"基因编辑婴儿"事件

　　贺某原为某院校副教授,主要研究用物理、统计和信息学的交叉技术来研究复杂的生物系统。研究集中于免疫组库测序、个体化医疗、生物信息学和系统生物学。贺某拥有多学科交叉的背景,并在基因测序仪研究、规律间隔成簇短回文重复序列(Clustered regularly interspaced short palindromic repeats,CRISPR)基因编辑、生物信息学等多个领域取得研究突破。他的实验室将高通量测序应用到免疫细胞受体库的多样性研究。

2017 年 3 月至 2018 年 11 月,贺某通过他人伪造伦理审查书,招募 8 对夫妇志愿者(艾滋病病毒抗体男方阳性、女方阴性)参与实验。为规避艾滋病病毒携带者不得实施辅助生殖的相关规定,策划他人顶替志愿者验血,指使个别从业人员违规在人类胚胎上进行基因编辑并植入母体,最终有 2 名志愿者怀孕,其中 1 名已生下双胞胎女婴"露露""娜娜",另 1 名在怀孕中。其余 6 对志愿者有 1 对中途退出实验,另外 5 对均未受孕。该行为严重违背伦理道德和科研诚信,严重违反国家有关规定,在国内外造成了恶劣影响。

2018 年 11 月 26 日,贺某"基因编辑婴儿"事件引发轩然大波。业内专家对实验的动机和必要性、实验过程的合规性、实验影响的不可控性提出质疑。

2019 年 1 月 21 日,从广东省"基因编辑婴儿事件"调查组获悉,现已初步查明,该事件系某大学副教授贺某为追逐个人名利,自筹资金,自 2016 年 6 月开始,私自组织包括境外人员参加的项目团队,蓄意逃避监管,使用安全性、有效性不确切的技术,实施国家明令禁止的以生殖为目的的人类胚胎基因编辑活动。

处理:

(1)2019 年 1 月 21 日,某大学研究决定解除与贺某的劳动合同关系,终止其在校内一切教学科研活动。

(2)2019 年 2 月 12 日,斯坦福大学正在按照程序,对校内与贺某有关的研究人员进行审查。

(3)2019 年 2 月 21 日,*The CRISPR Journal* 撤回了贺某发表的题为"Draft Ethical Principles for Therapeutic Assisted Reproductive Technologies(辅助生殖技术治疗的伦理草案)"的观点文章,该文章于 2018 年 11 月 26 日被发表。

(4)2019 年 12 月 30 日,"基因编辑婴儿"案在深圳市南山区人民法院一审公开宣判。贺某、张某、覃某等 3 名被告人因共同非法实施以生殖为目的的人类胚胎基因编辑和生殖医疗活动,构成非法行医罪,分别被依法追究刑事责任。法院认为,3 名被告人未取得医生执业资格,追名逐利,故意违反国家有关科研和医疗管理规定,逾越科研和医学伦理道德底线,贸然将基因编辑技术应用于人类辅助生殖医疗,扰乱医疗管理秩序,情节严重,其行为已构成非法行医罪。根据 3 名被告人的犯罪事实、性质、情节和对社会的危害程度,依法判处被告人贺某有期徒刑三年,并处罚金人民币三百万元。

案例来源：王攀，肖思思，周颖. 聚焦"基因编辑婴儿"案件.（2019-12-31）[2020-08-05]. http://health. people. com. cn/nl/2019/1231/c14739-31529599. html；"基因编辑婴儿"事件为何争议巨大？（2018-11-27）[2020-08-05]. https://baijiahao. baidu. com/s? id=1618239772095760254&wfr=spider&for=pc.

解析：论文涉及的研究未按规定获得伦理审批，或者超出伦理审批许可范围，或者违背研究伦理规范，应界定为违背研究伦理。违背研究伦理的表现形式包括：①论文所涉及的研究未按规定获得相应的伦理审批，或不能提供相应的审批证明。②论文所涉及的研究超出伦理审批许可的范围。③论文所涉及的研究中存在不当伤害研究参与者，虐待有生命的实验对象，违背知情同意原则等违背研究伦理的问题。④论文泄露了被试者或被调查者的隐私。⑤论文未按规定对所涉及研究中的利益冲突予以说明。

此案例中，贺某进行了涉及人类胚胎种系编辑的临床研究，违反了国际公认的生命伦理规范和地方法规。

调查组有关负责人表示，对贺某及涉事人员和机构将依法依规严肃处理，涉嫌犯罪的将移交公安机关处理。对已出生婴儿和怀孕志愿者，广东省将在国家有关部门的指导下，与相关方面共同做好医学观察和随访等工作。调查结束后，广东省对涉事单位和人员进行了严肃处理和问责。卫生健康行政部门将相关涉案人员列入人类生殖技术违法违规人员"黑名单"，终身禁止其从事人类辅助生殖技术服务工作。科技主管部门已对涉案人员作出终身禁止其申请我国人类遗传资源行政审批、终身禁止其申请财政资金支持的各级各类科研项目等行政处理。科技主管部门、卫生健康行政部门分别责成涉事单位完善科研和医疗管理制度，加强对相关从业人员的监督管理等。

（五）代写代发论文

案例一：上海某高校教师卢某论文由第三方机构代写

2017 年 4 月，某出版集团的期刊撤销涉嫌同行评审造假的 107 篇论文，其中一篇论文通讯作者和第一作者为上海某高校教师卢某，论文通讯单位也为该高校。根据调查，该论文实验数据由第三方机构提供，并由第三方机构提供"语言润色服务"和"代为投稿服务"。论文通讯作者和第一作者卢某为主要责任作者，论文其他作者未参与论文造假和投稿，且对论文被署名不知情，为次要责任作者。

处理：供职单位解除与卢某的聘用合同；将其学术不端行为记入科研诚信信用信息系统；追回其利用撤稿论文获得的校级科技奖励奖金；撤销其正在执行的上海市哲学社会科学规划青年课题承担资格，追回其承担任务所使用的项目经费；撤销其申报的 2017 年度国家自然科学基金青年科学基金项目的申报资格。

案例来源：北京交通大学学术道德委员会办公室. 警惕！学术不端行为有哪些？用七个案例告诉你. （2020-01-14）［2020-08-05］. http://gs. bjtu. edu. cn/cms/item/1886. html.

解析：学术不端行为包括：

（1）在参考文献中加入实际未参考过的文献。

（2）将转引自其他文献的引文标注为直引，包括将引自译著的引文标注为引自原著。

（3）未以恰当的方式，对他人提供的研究经费、实验设备、材料、数据、思路、未公开的资料等，给予说明和承认（有特殊要求的除外）。

（4）不按约定向他人或社会泄露论文关键信息，侵犯投稿期刊的首发权。

（5）未经许可，使用需要获得许可的版权文献。

（6）使用多人共有版权文献时，未经所有版权者同意。

（7）经许可使用他人版权文献，却不加引注，或引用文献信息不完整。

（8）经许可使用他人版权文献，却超过了允许使用的范围或目的。

（9）在非匿名评审程序中干扰期刊编辑、审稿专家。

（10）向编辑推荐与自己有利益关系的审稿专家。

（11）委托第三方机构或者与论文内容无关的他人代写、代投、代修。

（12）违反保密规定发表论文。

此案例中，卢某委托第三方机构或者与论文内容无关的他人代写、代投、代修属学术不端。

案例二：医护人员"代写代发论文"受骗

41 岁的王女士是江苏省泰州市某医院的一名护士，因为评职称，她需要在相关学术期刊上发表论文。去年 5 月，王女士通过网络搜索，选择了其中一家"机构"，双方商定好价格后，王女士通过微信先给对方转了 3 000 元"定金"，并约定论文写好，确认后再谈刊发的事。3 个月后，王女士如期收到了论文，内容与自己的课题相关，但质量不高，按正常情况应该很难刊发。对方却告诉她，只要再交稿费，就能刊发在国家级期刊上。王女士虽有些疑心，还是转过去商定的 5 500 元。转账之后，等了数月，也没见论文发表。

王女士意识到被骗后报警。经侦查后,警方确定这个以黄某为首的团伙至少有 10 余名成员,并明确了该犯罪团伙主要窝点位于云南昆明和广东湛江,警方抓获了包括黄某在内的 12 名犯罪嫌疑人,现场扣押手机、电脑等用于诈骗的工具百余件。该犯罪团伙中大多数人是初中文化,只有两人具有高中文化,他们根本不具备代写、代发专业论文的能力。

除了让王女士受骗的网络平台广告,团伙里还有几名工作人员负责线下"跑业务"。他们把目光重点投向各地的医院,拍下医护人员的通讯录,汇总到公司系统里。之后,办公室里的其他工作人员再虚构一个某某期刊的编辑身份,一个个给医生、护士发短信打电话,问是否有相关需求,寻求具体"合作"。

寻找"枪手"代写、代发论文,不仅有违学术道德,在鱼龙混杂的网络空间寻找"商家",还极易落入诈骗陷阱,得不偿失。

处理:根据中办、国办 2018 年印发的《关于进一步加强科研诚信建设的若干意见》,对从事学术论文买卖、代写代投以及伪造、虚构、篡改研究数据等违法违规活动的中介服务机构,市场监督管理、公安等部门应主动开展调查,严肃惩处。

案例来源:医护人员评职称难,易成"代写代发论文"受骗群体. (2020-08-03)[2020-08-05]https://www.sohu.com/a/411183424_120774567?_f=index _pagefocus_7&_trans_=000014_bdss_dknfqjy.

解析:此案例中王女士企图通过寻找他人付费代写、发表论文的行为,属于委托第三方机构或者与论文内容无关的他人代写、代投、代修,属于学术不端;而事实上委托方并无能力完成,最终被骗取钱财,一无所获。此外,也有科研机构或研究者通过第三方外包实验等科研部分,论文发表后发现外包获得数据属造假,整篇撤稿,并由作者承担学术不端责任接受处分的情况,故严谨科研规范,遵守学术道德是保证学术成果的底线。

(六)妨碍他人研究

案例一:资助被停,报复同事

美国西奈山医学中心(位于纽约曼哈顿,是美国最大的医学院附属医院之一)博士后莫森·霍森卡尼遭到警方逮捕,被控犯有盗窃罪。霍森卡尼时年 40 岁,伊朗裔,毕业于哈佛大学医学院,主要研究方向是心脏再生的分子机制。据其他同事介绍,去年 6 月霍森卡尼的研究项目不幸被医院方面停掉,理由是研究进展太慢。另外,医院方面还发现,他提供给院方的关于自身背景的信息"不可靠"。失去基金资助的霍森卡尼非常恼怒,想到了疯狂报复他的同事,用恶劣手段破坏其实验工作。

受理此案的曼哈顿刑事法庭在法庭文件中说,去年 7 月 1 日,霍森卡尼展开了首次报复。他偷偷溜进实验室,故意将对照组小鼠与实验组小鼠相混淆。之后,他携带大量医院资产——包括干细胞培养基、抗体与其他样品外逃,据说总价值达 1 万美元。不久之后,他在重回实验室偷拿移液器(转移微量实验样本的仪器)时被发现。

案例二:谁动了我的样品

2010 年,英国《自然》杂志以大量篇幅报道了印度裔博士后维普尔·布里古干扰其他研究人员实验工作的案例,引发了关于学术不端的激烈讨论。

在密歇根大学综合癌症中心 7 个月的时期内,布里古"精心而系统"地破坏同实验室另外一名女博士海瑟·艾姆斯的研究工作,其行为被隐藏的摄像机拍到了,布里古不得不向校警坦白并且认罪。布里古被判赔偿实验室试剂与实验材料损失 8 800 美元,加上 600 美元的诉讼费,40 小时社区服务,缓刑 6 个月并接受精神鉴定。

艾姆斯开始发现问题后,以为是自己出了差错,于是每次实验都小心翼翼地进行,甚至把部分实验拿到未婚夫实验室去做。但她很快发现,无论自己再小心,类似的问题总会出现。她相信有人乱动了她的样品,但她没有证据,也找不到嫌疑人。她向导师、朋友反映了自己碰到的问题,但对方都不相信是有人蓄意破坏。一些人认为这是艾姆斯工作遇挫、想要找替罪者的缘故,还有人甚至说她可能患上了妄想症。

在艾姆斯的强烈要求下,警方终于介入调查。校警派出的调查人员两次约谈她,还对她进行了测谎,确认了她没有问题后才在实验室的隐秘角落装了两个摄像头。在和调查人员一起观看回放录像时,艾姆斯惊讶地发现,同实验室"友善、健谈、谦和"的印度籍博士后布里古偷偷溜进实验室对她的培养液动手脚。布里古之后对警方交代,来到密歇根大学这所名校工作后压力很大,加上导师总批评他,让他备感沮丧,于是想到了拖慢同组其他研究人员来寻求心理安慰。

处理:莫森·霍森卡尼遭到警方逮捕,被控犯有盗窃罪;布里古被判赔偿实验室试剂与实验材料损失 8 800 美元,加上 600 美元的诉讼费,40 小时社区服务,缓刑 6 个月并接受精神鉴定。

案例来源:森堡.学术界生存压力大 研究人员走极端.(2012-01-11)[2020-08-05]http://qnck.cyol.com/html/2012-01/11/nw.D110000qnck_20120111_2-15.htm.

解析:上述案例中,霍森卡尼故意将同事对照组小鼠与实验组小鼠相混淆;

布里古在实验室对艾姆斯的培养液动手脚;此外,对他人实验数据、记录等故意修改、藏匿等行为,也属于妨碍他人研究。

（七）滥用学术信誉

案例一:哈尔滨某高校副教授刘某论文存在抄袭剽窃及滥用学术信誉问题

哈尔滨某高校副教授刘某承担的教育部人文社会科学研究一般项目研究成果(论文)存在学术抄袭剽窃,且论文的注释栏标注的国家自然科学基金等项目与其论文内容无关,同时其向期刊社提供的所引用2项基金项目事宜均未告知及征得项目负责人许可。

处理:撤销项目,已拨项目经费按原渠道退回;刘某3年内不得申报教育部各类科研项目;给予降低岗位等级处分,专业技术岗位由七级降为十级,专业技术职务由副教授降为讲师,年度考核为"不称职"。

案例来源:哈尔滨工程大学副教授刘×因抄袭剽窃被降为讲师.(2014-03-10)[2020-08-05]. http://www. miit. gov. cn/n1146285/n1146352/n3054355/n3058923/n3058933/c3558370/content. html.

解析:刘某的论文除存在抄袭外,其向期刊社提供的所引用2项基金项目事宜均未告知及征得项目负责人许可,属于学术不端中"未经许可,使用需要获得许可的版权文献"。

案例二:武汉一高校副教授张某使用其未经他人许可而不当使用他人署名

2010年6月,武汉一高校附属医院学术委员会获悉某杂志对该院职工、副教授张某等于2008年发表在该杂志上的一篇学术论文提出质疑。医院和学校经调查发现,第一作者张某在未经该院教授孔某同意的情况下,以孔某名义申请邮箱,并用该邮箱以孔某名义(通讯作者)与杂志编辑部联系,模仿孔某在论文授权书上签名。其论文使用的造假图片,系张某在其本人发表的另一论文图片的基础上人为修改而成。杂志于2010年7月撤销该论文,并发布通告谴责其学术不端行为。学校认定,张某违背科学道德和学术规范,情节严重。

处理:解除张某在学校所聘的一切职务(含教师职务)。

案例来源:北京交通大学学术道德委员会办公室.警惕!学术不端行为有哪些?用七个案例告诉你.(2020-01-14)[2020-08-05]. https://gs. bjtu. edu. cn/cms/item/1886. html.

解析:未经他人允许擅自使用学术信誉,伪造签名授权,使用造假照片,均属于学术不端。

（八）科研经费不当使用

高校科研领域科研腐败形势严峻复杂，科研经费方面案件仍然易发多发，违规使用科研经费问题还较为严重，科研管理体制机制仍待完善，少数科研人员法纪意识淡薄。科学技术部令第19号《科学技术活动违规行为处理暂行规定》中明确列出以下行为为科学技术活动违规行为：

第七条　（六）截留、挤占、挪用、套取、转移、私分财政科研资金；……

第八条　（七）虚报、冒领、挪用、套取财政科研资金；……

案例一：某研究院科研经费弄虚作假案

2014年11月，某工程技术研究院煤层气与某工程研究所因科研经费弄虚作假问题被立案调查。经查，2008年1月，某研究所承担了某天然气钻井技术研究等4个集团公司科研项目（科研经费总额900万元）。2011年7月6日至12月31日，经所长申某批准，把应由其他科研项目承担的104.25万元费用以会议费、咨询费、人工费等名义违规列入已结题验收的上述4个科研项目中，共开支790.60万元，结余经费109.4万元。

处理：据违纪事实，分别给予所长申某行政记过处分、副所长田某、袁某行政警告处分。

案例来源：科研经费不能成为随意支出的"钱袋子"．（2018-08-23）[2020-08-05]．www.zhijidoc.com/p-44980.html．

解析：一些科研人员认为，科研经费是通过自己努力得来的，可以自由支配。这样就导致经费支出中有很多是用来支付餐费、交通费、通信费和劳务费等等。而且科研经费在报销时，报销票据也有虚假现象，比如在会务费中，一些人将购物或者是探亲时的花费，在开发票时注明办公用品，以套用经费。还有些项目负责人借协作科研之名，将科研经费挪作他用，或转入与项目负责人有直接经济利益关系的关联单位，导致经费的划拨与真实的使用情况存在差异。另有一些科研院所为了缓解单位资金紧张状况，存在对申请到的科研经费挪用、挤占、转拨、克扣等不正当使用的行为，以及编报虚假财务预算、套取资金的行为。

案例二：北京某大学张某骗领科研经费

张某，男，曾任北京某高校地理学与遥感科学学院教授，兼遥感科学国家重点实验室副主任，负责遥感科学国家重点实验室某高校分部的全面工作。2008年3月至2009年3月，张某利用负责科研实验的职务便利，以支付临时工劳务费的名义，分17次从该高校骗领科研经费人民币25.5万元。2011年3月，张某利用负责无人飞艇遥感平台项目的职务便利，在向飞宇航空科技公司订购无人飞艇航空遥感平台时,与飞宇航空科技公司负责人串通,采用虚增合同价款,待货款到账后再由飞宇航空科技公司部分返还提现的方式,从中国科学院遥感应用研究所骗取科研专项经费人民币 45 万元。

处理:张某采用虚列支出、虚增合同价款等方式骗取国家下拨的科研经费共计人民币 70.5 万元,其行为已构成贪污罪,一审判处其有期徒刑 11 年。

案例来源:张媛. 北师大一教授 3 年骗领科研费 70 万. http://epaper. bjnews. com. cn/html/2014-12/21/content_553180. htm? div=-1&news.

解析:张某身为国有事业单位的公务人员,利用负责科研项目,支配、使用科研经费的职务便利,采用虚列支出、虚增合同价款等方式骗取国家下拨的科研经费。

案例三:赵某、高某套取科研经费事件

2007 年至 2013 年,时任国家海洋环境监测中心遥感室主任的赵某,利用职务便利,指使本科室秘书高某,使用购买的发票在本单位报销,套取科研经费共计人民币约 188 万元。赵某将其中的 58 万余元据为己有,并分给高某人民币 5 万元。

处理:被告人赵某犯贪污罪,判处有期徒刑六年;被告人高某犯贪污罪,判处有期徒刑三年。

案例来源:判决书里的"科研经费"犯罪. (2017-07-20)[2020-08-05]. http://edu. youth. cn/jyzx/jyxw/201707/t20170720_103341772_3. htm;赵某、高某犯贪污罪二审刑事裁定书. (2015-05-04)[2020-08-05]. https://susong. tianyancha. com/bd14d8691cb811e6b554008cfae40dc0.

解析:赵某、高某身为国家工作人员,利用职务上的便利侵吞公共财产,其行为侵犯了公共财产的所有权和国家工作人员职务行为的廉洁性,均已构成贪污罪。

案例四:浙江某大学陈某贪污案

陈某,男,1962 年 8 月 16 日出生,浙江某大学原教授,环境与资源学院原常务副院长,浙江某大学水环境研究院原院长。

陈某承担了国家科技重大专项课题,课题分为十个子课题,其本人兼第四、第十子课题负责人。陈某将自己实际控制的杭州某环保科技有限公司(以下简称"高博公司")和杭州某环保工程有限公司(以下简称"波易公司")列为课题外协单位。高博公司和波易公司均由陈某一人出资成立,为实际控制人;法人代表和公司股东由其学生和亲属挂名,所谓公司员工也均是其学生。

陈某将高博公司和波易公司列为第四子课题参加单位,利用课题负责人职务便利,将600万元专项科研经费通过浙江某大学水专项账户划入高博公司,将270.73万元专项科研经费划入波易公司。上述经费除少量用于课题开支外,陈某授意其学生通过开具虚假发票、编造虚假合同、编制虚假账目等手段,套取科研经费778.1898万元。

陈某将波易公司列为第十子课题参加单位。其将该子课题的一部分任务交由浙江某高校副教授金某某负责,陈某与其约定其中的200万元由波易公司支配使用,并从形式上由波易公司和该高校签订了项目任务合同书,制造了合规的假象。陈某交待金某某课题经费要通过波易公司员工(实为其学生)在该高校财务部门报销的形式取出。陈某指使学生编造了多份虚假技术服务合同和设备购置合同,开具虚假发票,并报销了汽油费、住宿费等其他费用,将金某某课题组专项科研经费167.3077万元予以套取。

处理:骗取国家科技重大专项中央财政资金945.4975万元,构成贪污罪,被判刑10年。

案例来源:陈浩.关于"关联业务"的三则案例及分析.(2018-05-02)[2020-08-05].http://www.jianshen.cas.cn/kyns/tssj/alfx/201805/t20180502_4644243.html.

解析:陈某违规将自己实际控制的公司列为国家科技重大专项课题外协单位,利用自己实际控制的公司套取科研经费,从课题合作高校套取科研经费。

案例五:山东某大学刘某贪污案

1.以个人控制的公司直接套取科研经费等公款。刘某以新药评价中心名义成立历下科创公司,该公司专门用于虚开发票从学校进行报销。刘某安排报账员先后从历下科创虚开发票168.4959万元,山东某大学将款项转入历下科创账户后,报账员根据刘某的指示将其中的140.46万元交给刘某。

2.从业务合作公司虚开发票套取科研经费等公款。刘某安排张某以购买实验动物的名义从上海某实验动物场虚开发票金额共计285.2万元,在学校报销后,其中的41.88万元作为员工奖励资金,刘某指使张某将剩余的243.32万元转入其个人账户。刘某从某公司虚开两张金额共计19.4万元的试剂发票,山东某大学将款项支付给该公司后,该款全部转入刘某妻子个人账户中。

3.间接套取科研经费等公款为个人公司支付工程和设备款项。尹某个人的济南槐荫兴科养殖场为刘某个人的欣博公司制作实验动物笼具等设施,二人商定由济南槐荫兴科养殖场虚开购买实验动物发票,从山东某大学报销后支付上述款项。两人采取上述手段，分 14 次套取共计 119.77 万元。刘某与德州某空调安装公司业务员约定为欣博公司制作安装制冷机组和装修实验动物房，刘某安排尹某制作了虚假的该业务员为药评中心提供空调净化服务的合同，在学校报销 8.4 万元，支付上述部分工程款。后刘某要求提供动物饲料发票才能支付剩余工程款，该业务员分 9 次虚开发票共计 57.893 万元，刘某在学校进行了报销。欣博公司从某公司购买了 18.225 万元的设备，刘某指使张某制作虚假的试剂购买合同，从学校报销 18.406 万元支付给该公司。

4. 制作虚假的校外人员领取劳务费凭证套取科研经费等公款。刘某安排药评中心报账员制作虚假的校外人员领取劳务费凭证，虚假报销的劳务费均从山东某大学财务部门转至刘某个人银行卡。刘某采取上述手段，分 48 次从山东某大学套取共计 119.88 万元。

按照山东某大学有关规定，横向课题组可从结余经费中提取 40% 作为酬金。刘某名下横向经费结余部分的 40% 共计 579.39 万元应视为其个人收入。最终认定刘某实际骗取科研经费等公款 341.80 万元。与此相对应，认定张某参与骗取科研经费等公款 168.95 万元，认定尹某参与骗取科研经费等公款 47.55 万元。

处理：刘某骗取科研经费等公款 341.80 万元，构成贪污罪，被判刑 13 年；张某参与骗取科研经费等公款 168.95 万元，被判刑 6 年；尹某参与骗取科研经费等公款 47.55 万元，被判刑 2 年。

案例来源：陈浩. 关于"关联业务"的三则案例及分析.（2018-05-02）[2020-08-05]. http://www. jianshen. cas. cn/kyns/tssj/alfx/201805/t20180502_4644243. html.

解析：该案例中，刘某通过个人控制的公司直接套取科研经费等公款，从业务合作公司虚开发票套取科研经费等公款，间接套取科研经费等公款为个人公司支付工程和设备款项，制作虚假的校外人员领取劳务费凭证套取科研经费等公款。

（九）其他

案例：某期刊出版违规论文事件

网上出现质疑中国科学院西北生态环境资源研究院主办的某期刊 2013 年第 5 期刊发文章《生态经济学集成框架的理论与实践》学术性不足的信息，作者徐某在论述生态经济学的过程中，列举了导师夫妇的事例，进而阐述"导师的崇高感和师娘的优美感"。因为文中对导师和师娘溜须拍马的内容实在震惊世人，这类荒诞之极的文章能堂而皇之地被发表在国家核心期刊上,引发了网络的广泛声讨与质疑。对此,论文作者徐某发声回应:自然科学家需要情感注入,需要点文史哲的知识,"万事视为水,有情才生春"。

随后,中国科学院科学传播局(全院科技期刊工作的主管部门)获知此事后高度重视,经初步了解,该文确实存在与期刊学术定位不符等问题。中国科学院科学传播局表示,将尽快成立调查组,认真调查相关问题,切实做好处理、整改工作,坚决杜绝类似情况。

2020年1月,中科院西北生态环境资源研究院发布了《中科院西北生态环境资源研究院关于某期刊发文不当问题的核查及处理情况的通报》。

徐某为原中国科学院寒区旱区环境与工程研究所研究员,2000年博士研究生毕业留所工作,博士生导师为程某。其撰写的《生态经济学集成框架的理论与实践》分上下两篇,于2013年11月25日刊发在某杂志。

2013年,涉事文章由徐某通过电子邮件投稿给某时任编辑部主任兼专职副主编沈某,沈某全流程处理并最终决定刊发,违反"三审三校"制度。

涉事文章在2013年发表之后,即引起同行争议,但作者未提出撤稿,某编辑部和原中国科学院寒区旱区环境与工程研究所未做有效处理。

处理:

(1)自2020年1月起对某期刊进行停刊整顿。

(2)免去程某主编职务;免去沈某专职副主编职务并调离期刊编辑岗位。

(3)对涉事人员的后续进一步问责工作已启动相应程序,将根据核查结果进行严肃问责。

案例来源:岳怀让.中科院公布某发文不当处理结果:停刊,主编免职.(发布2020-01-26)[2020-08-05]. https://www.thepaper.cn/newsDetail_forward_5642320.

解析:根据核查掌握的情况,认定:涉事文章部分内容与某期刊学术定位不符;某期刊编辑部刊用涉事文章存在"三审三校"制度执行不到位、学术把关不严的问题;沈某对期刊学术质量把关履职尽责不到位,对涉事文章不当刊发负有直接责任;原中国科学院寒区旱区环境与工程研究所作为某期刊主办单位,对某期刊监管不到位。

从学术不端案例发现路径来看,在信息和科技快速发展的时代,自欺欺人的学术不端行为,越来越容易被发现和曝光,学术研究、评价、指导、评审和事务管理过程均是发现学术不端的路径;发表论文、发布观点,即是公开于大众监督之下，一旦涉及学术不端，于己无异于自毁学术生涯，于众则是破坏科研诚信环境，造成不良影响。

　　科学技术是第一生产力，创新是引领发展的第一动力。当前，全球新一轮科技革命孕育兴起，正在深刻影响世界发展格局，深刻改变人类生产生活方式。"求真务实，开拓创新"一直是科研工作者的学术灵魂与精神追求，"信则立"的传统文化理念，应被继承和发扬下去，让科技为社会进步孕育无限新的可能，创造新的社会价值。

◆古代医药名家学术美德故事◆

孙思邈之《大医精诚》

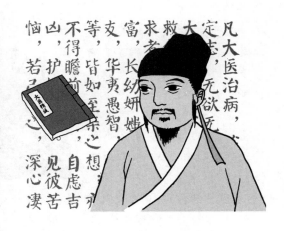

　　孙思邈（581～682），唐代著名的医师与道士，是中国乃至世界史上伟大的医学家和药物学家，被后人誉为"药王"，许多华人奉之为"医神"。

　　孙思邈18岁立志学医，终身致力于医学临床研究，且内、外、妇、儿等科皆通。他写的《千金要方》和《千金翼方》两部医药学著作，是中国医药学史上的重要典籍，其中《千金要方》被称为"方书之祖"，也是我国最早的医药百科全书；《千金翼方》共30卷，是对《千金要方》的补充与学术经验的总结。为祖国的中医发展建立了不可磨灭的功勋。孙思邈令人敬佩的不仅是其精湛的医术，更令人敬佩的是他高尚的医德。孙思邈对当时很多医家密守验方的行为非常反感，并率先将自己的验方、秘方公之于众。他给人治病时谦虚低调，不靠诋毁别的医家来抬高自己，治好疑难杂症也不会四处宣扬，而且对某些医家的浮夸之风很是鄙视。他写了《大医精诚》一文置于《千金要方》卷首，是学医之人必修课，被世人誉为"医德法典"。《大医精诚》论述了有关医德的两个问题：第一是精，即要求医者要有精湛的医术，习医之人必须"博极医源，精勤不倦"。第二是诚，即要求医者要有高尚的品德修养，治病时必须"安神定志，无欲无求，先发大慈恻隐之心，誓愿普救含灵之苦"，还应当有"见彼苦恼，若己有之"感同身受的心，进而发愿立誓"普救含灵之苦"，且不得"自逞俊快，邀射名誉"，更不得"恃己所长，经略财物"。此外，《大医精诚》也体现了"精诚合一"，即医者既要医术精湛又要品德高尚，这种医德观蕴含着深刻内涵及现实意义。孙思邈以身作则，身体力行，在行医过程中时刻以这些医德规范严格要求自己。孙思邈医术精湛、医德高尚，多次婉拒入官做御医的聘请，长期在民间行医，深受人民赞誉，被称为"药王菩萨"。孙思邈不仅是我国医德思想的创始人，还被西方医学界称之为"医学论之父"，其医德思想不但在古代医学史中占有重要地位，在现实中也有重要的指导意义。

张仲景官衙诊病创"坐堂医"

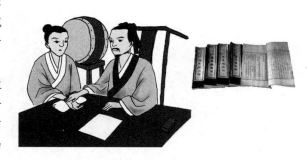

张仲景，东汉末年著名医学家，集毕生之所学撰写了流传千古的《伤寒杂病论》，被后世尊称为医圣。

当时张仲景被举孝廉做了长沙太守。而那时正处于战乱不断的东汉末年，正如曹操的诗词《蒿里行》中所写的"白骨露于野，千里无鸡鸣"。正是因为生于这样的年代，张仲景立志要救民于水火之中，帮助人们摆脱疾病和重伤的困扰。

在封建时代，做官的不能随便接近百姓，更不用说为他们除病祛疾了。张仲景便做出一个"敢为天下先"的决定。在每月初一和十五两天，大开衙门，不问政事，让生病的百姓进来看病。从此，每逢农历初一和十五，长沙太守衙门前便聚集了来自各方求医看病的群众，甚至有些人带着行李远道而来。坐堂，本来是指官吏出庭处理事务，因坐于厅堂而得名。因张仲景坐堂行医，从此便有了一个特殊的称谓——"坐堂医"。后来人们就把坐在药铺里给人看病的医生，通称为"坐堂医生"，用来纪念张仲景。

公元 196 年（建安元年）以后，大规模的伤寒病又开始在全国各地蔓延，不到 10 年时间，仅张仲景自己家族 200 多口人就病死了一百三四十口，张仲景悲痛感慨"感往昔之沦丧，伤横夭之莫救"。于是，他毅然辞去太守职务，深入民间为百姓治病，并在认真总结前人的医学理论的基础上，根据自己丰富的临床实践，参考一生收集的大量民间方剂，埋头刻苦著作。最终经过十几年的努力，他写成了《伤寒杂病论》。

张仲景通过一生努力，施行仁心仁术，集毕生之所学撰写了流传千古的《伤寒杂病论》，不仅为后人留下了宝贵的医学典籍，也实现了崇高的人生价值，这种价值不是一时的虚名，而是流传千古，激励一代又一代人不懈努力的积极典范。

附　录

附录1　　中华人民共和国著作权法(2010 修正)

1990 年 9 月 7 日第七届全国人民代表大会常务委员会第十五次会议通过

根据 2001 年 10 月 27 日第九届全国人民代表大会常务委员会第二十四次会议《关于修改〈中华人民共和国著作权法〉的决定》第一次修正

根据 2010 年 2 月 26 日第十一届全国人民代表大会常务委员会第十三次会议《关于修改〈中华人民共和国著作权法〉的决定》第二次修正

第一章　总　则

第一条　为保护文学、艺术和科学作品作者的著作权,以及与著作权有关的权益,鼓励有益于社会主义精神文明、物质文明建设的作品的创作和传播,促进社会主义文化和科学事业的发展与繁荣,根据宪法制定本法。

第二条　中国公民、法人或者其他组织的作品,不论是否发表,依照本法享有著作权。外国人、无国籍人的作品根据其作者所属国或者经常居住地国同中国签订的协议或者共同参加的国际条约享有的著作权,受本法保护。外国人、无国籍人的作品首先在中国境内出版的,依照本法享有著作权。未与中国签订协议或者共同参加国际条约的国家的作者以及无国籍人的作品首次在中国参加的国际条约的成员国出版的,或者在成员国和非成员国同时出版的,受本法保护。

第三条　本法所称的作品,包括以下列形式创作的文学、艺术和自然科学、社会科学、工程技术等作品:(一)文字作品;(二)口述作品;(三)音乐、戏剧、曲艺、舞蹈、杂技艺术作品;(四)美术、建筑作品;(五)摄影作品;(六)电影作品和以类似摄制电影的方法创作的作品;(七)工程设计图、产品设计图、地图、示意图等图形作品和模型作品;(八)计算机软件;(九)法律、行政法规规定的其他作品。

第四条 著作权人行使著作权,不得违反宪法和法律,不得损害公共利益。国家对作品的出版、传播依法进行监督管理。

第五条 本法不适用于:(一)法律、法规,国家机关的决议、决定、命令和其他具有立法、行政、司法性质的文件,及其官方正式译文;(二)时事新闻;(三)历法、通用数表、通用表格和公式。

第六条 民间文学艺术作品的著作权保护办法由国务院另行规定。

第七条 国务院著作权行政管理部门主管全国的著作权管理工作;各省、自治区、直辖市人民政府的著作权行政管理部门主管本行政区域的著作权管理工作。

第八条 著作权人和与著作权有关的权利人可以授权著作权集体管理组织行使著作权或者与著作权有关的权利。著作权集体管理组织被授权后,可以以自己的名义为著作权人和与著作权有关的权利人主张权利,并可以作为当事人进行涉及著作权或者与著作权有关的权利的诉讼、仲裁活动。著作权集体管理组织是非营利性组织,其设立方式、权利义务、著作权许可使用费的收取和分配,以及对其监督和管理等由国务院另行规定。

第二章 著作权

第九条 著作权人包括:(一)作者;(二)其他依照本法享有著作权的公民、法人或者其他组织。

第十条 著作权包括下列人身权和财产权:(一)发表权,即决定作品是否公之于众的权利;(二)署名权,即表明作者身份,在作品上署名的权利;(三)修改权,即修改或者授权他人修改作品的权利;(四)保护作品完整权,即保护作品不受歪曲、篡改的权利;(五)复制权,即以印刷、复印、拓印、录音、录像、翻录、翻拍等方式将作品制作一份或者多份的权利;(六)发行权,即以出售或者赠与方式向公众提供作品的原件或者复制件的权利;(七)出租权,即有偿许可他人临时使用电影作品和以类似摄制电影的方法创作的作品、计算机软件的权利,计算机软件不是出租的主要标的的除外;(八)展览权,即公开陈列美术作品、摄影作品的原件或者复制件的权利;(九)表演权,即公开表演作品,以及用各种手段公开播送作品的表演的权利;(十)放映权,即通过放映机、幻灯机等技术设备公开再现美术、摄影、电影和以类似摄制电影的方法创作的作品等的权利;(十一)广播权,即以无线方式公开广播或者传播作品,以有线传播或者转播的方式向公众传播广播的作品,以及通过扩音器或者其他传送符号、声音、图像的类似工具向公众传播广播的作品的权利;(十二)信息网络传播权,即以有线或者无线方式向公众提供作品,使公众可以在其个人选定的时间和地点获得作品的权利;(十三)摄制权,即以摄制电影或者以类似摄制电影的方法将作品固定在载体上的权利;(十四)改编权,即改变作品,创作出具有独创性的新作品的权利;(十五)翻译权,即将作品从一种语言文字转换成另一种语言文字的权利;(十六)汇编权,即将作品或者作品的片段通过选择或者编排,汇集成新作品的权利;(十七)应当由著作权人享有的其他权利。著作权人可以许可他人行使前款第(五)项至第(十七)项规定的权利,并依照约定或者本法有关规定获得报酬。著作权人可以全部或者部分转让本条第一款第(五)项至第(十七)项规定的权利,并依照约定或者本法有关规定获得报酬。

第十一条 著作权属于作者,本法另有规定的除外。创作作品的公民是作者。由法人或者其他组织主持,代表法人或者其他组织意志创作,并由法人或者其他组织承担责任的作品,法人或者其他组织视为作者。如无相反证明,在作品上署名的公民、法人或者其他组织为作者。

第十二条 改编、翻译、注释、整理已有作品而产生的作品,其著作权由改编、翻译、注释、整理人享有,但行使著作权时不得侵犯原作品的著作权。

第十三条 两人以上合作创作的作品,著作权由合作作者共同享有。没有参加创作的人,不能成为合作作者。合作作品可以分割使用的,作者对各自创作的部分可以单独享有著作权,但行使著作权时不得侵犯合作作品整体的著作权。

第十四条 汇编若干作品、作品的片段或者不构成作品的数据或者其他材料,对其内容的选择或者编排体现独创性的作品,为汇编作品,其著作权由汇编人享有,但行使著作权时,不得侵犯原作品的著作权。

第十五条 电影作品和以类似摄制电影的方法创作的作品的著作权由制片者享有,但编剧、导演、摄影、作词、作曲等作者享有署名权,并有权按照与制片者签订的合同获得报酬。电影作品和以类似摄制电影的方法创作的作品中的剧本、音乐等可以单独使用的作品的作者有权单独行使其著作权。

第十六条 公民为完成法人或者其他组织工作任务所创作的作品是职务作品,除本条第二款的规定以外,著作权由作者享有,但法人或者其他组织有权在其业务范围内优先使用。作品完成两年内,未经单位同意,作者不得许可第三人以与单位使用的相同方式使用该作品。有下列情形之一的职务作品,作者享有署名权,著作权的其他权利由法人或者其他组织享有,法人或者其他组织可以给予作者奖励:(一)主要是利用法人或者其他组织的物质技术条件创作,并由法人或者其他组织承担责任的工程设计图、产品设计图、地图、计算机软件等职务作品;(二)法律、行政法规规定或者合同约定著作权由法人或者其他组织享有的职务作品。

第十七条　受委托创作的作品,著作权的归属由委托人和受托人通过合同约定。合同未作明确约定或者没有订立合同的,著作权属于受托人。

第十八条　美术等作品原件所有权的转移,不视为作品著作权的转移,但美术作品原件的展览权由原件所有人享有。

第十九条　著作权属于公民的,公民死亡后,其本法第十条第一款第(五)项至第(十七)项规定的权利在本法规定的保护期内,依照继承法的规定转移。著作权属于法人或者其他组织的,法人或者其他组织变更、终止后,其本法第十条第一款第(五)项至第(十七)项规定的权利在本法规定的保护期内,由承受其权利义务的法人或者其他组织享有;没有承受其权利义务的法人或者其他组织的,由国家享有。

第二十条　作者的署名权、修改权、保护作品完整权的保护期不受限制。

第二十一条　公民的作品,其发表权、本法第十条第一款第(五)项至第(十七)项规定的权利的保护期为作者终生及其死亡后五十年,截止于作者死亡后第五十年的 12 月 31 日;如果是合作作品,截止于最后死亡的作者死亡后第五十年的 12 月 31 日。法人或者其他组织的作品、著作权(署名权除外)由法人或者其他组织享有的职务作品,其发表权、本法第十条第一款第(五)项至第(十七)项规定的权利的保护期为五十年,截止于作品首次发表后第五十年的 12 月 31 日,但作品自创作完成后五十年内未发表的,本法不再保护。电影作品和以类似摄制电影的方法创作的作品、摄影作品,其发表权、本法第十条第一款第(五)项至第(十七)项规定的权利的保护期为五十年,截止于作品首次发表后第五十年的 12 月 31 日,但作品自创作完成后五十年内未发表的,本法不再保护。

第二十二条　在下列情况下使用作品,可以不经著作权人许可,不向其支付报酬,但应当指明作者姓名、作品名称,并且不得侵犯著作权人依照本法享有的其他权利:(一)为个人学习、研究或者欣赏,使用他人已经发表的作品;(二)为介绍、评论某一作品或者说明某一问题,在作品中适当引用他人已经发表的作品;(三)为报道时事新闻,在报纸、期刊、广播电台、电视台等媒体中不可避免地再现或者引用已经发表的作品;(四)报纸、期刊、广播电台、电视台等媒体刊登或者播放其他报纸、期刊、广播电台、电视台等媒体已经发表的关于政治、经济、宗教问题的时事性文章,但作者声明不许刊登、播放的除外;(五)报纸、期刊、广播电台、电视台等媒体刊登或者播放在公众集会上发表的讲话,但作者声明不许刊登、播放的除外;(六)为学校课堂教学或者科学研究,翻译或者少量复制已经发表的作品,供教学或者科研人员使用,但不得出版发行;(七)国家机关为执行公务在合理范围内使用已经发表的作品;(八)图书馆、档案馆、纪念馆、博物馆、美术馆等为陈列或者保存版本的需要,复制本馆收藏的作品;(九)免费表演已经发表的作品,该表演未向公众收取费用,也未向表演者支付报酬;(十)对设置或者陈列在室外公共场所的艺术作品进行临摹、绘画、摄影、录像;(十一)将中国公民、法人或者其他组织已经发表的以汉语言文字创作的作品翻译成少数民族语言文字作品在国内出版发行;(十二)将已经发表的作品改成盲文出版。前款规定适用于对出版者、表演者、录音录像制作者、广播电台、电视台的权利的限制。

第二十三条　为实施九年制义务教育和国家教育规划而编写出版教科书,除作者事先声明不许使用的外,可以不经著作权人许可,在教科书中汇编已经发表的作品片段或者短小的文字作品、音乐作品或者单幅的美术作品、摄影作品,但应当按照规定支付报酬,指明作者姓名、作品名称,并且不得侵犯著作权人依照本法享有的其他权利。前款规定适用于对出版者、表演者、录音录像制作者、广播电台、电视台的权利的限制。

第三章　著作权许可使用和转让合同

第二十四条　使用他人作品应当同著作权人订立许可使用合同,本法规定可以不经许可的除外。许可使用合同包括下列主要内容:(一)许可使用的权利种类;(二)许可使用的权利是专有使用权或者非专有使用权;(三)许可使用的地域范围、期间;(四)付酬标准和办法;(五)违约责任;(六)双方认为需要约定的其他内容。

第二十五条　转让本法第十条第一款第(五)项至第(十七)项规定的权利,应当订立书面合同。权利转让合同包括下列主要内容:(一)作品的名称;(二)转让的权利种类、地域范围;(三)转让价金;(四)交付转让价金的日期和方式;(五)违约责任;(六)双方认为需要约定的其他内容。

第二十六条　以著作权出质的,由出质人和质权人向国务院著作权行政管理部门办理出质登记。

第二十七条　许可使用合同和转让合同中著作权人未明确许可、转让的权利,未经著作权人同意,另一方当事人不得行使。

　　第二十八条　使用作品的付酬标准可以由当事人约定,也可以按照国务院著作权行政管理部门会同有关部门制定的付酬标准支付报酬。当事人约定不明确的,按照国务院著作权行政管理部门会同有关部门制定的付酬标准支付报酬。

　　第二十九条　出版者、表演者、录音录像制作者、广播电台、电视台等依照本法有关规定使用他人作品的,不得侵犯作者的署名权、修改权、保护作品完整权和获得报酬的权利。

第四章　　出版、表演、录音录像、播放

　　第三十条　图书出版者出版图书应当和著作权人订立出版合同,并支付报酬。

　　第三十一条　图书出版者对著作权人交付出版的作品,按照合同约定享有的专有出版权受法律保护,他人不得出版该作品。

　　第三十二条　著作权人应当按照合同约定期限交付作品。图书出版者应当按照合同约定的出版质量、期限出版图书。图书出版者不按照合同约定期限出版,应当依照本法第五十四条的规定承担民事责任。图书出版者重印、再版作品的,应当通知著作权人,并支付报酬。图书脱销后,图书出版者拒绝重印、再版的,著作权人有权终止合同。

　　第三十三条　著作权人向报社、期刊社投稿的,自稿件发出之日起十五日内未收到报社通知决定刊登的,或者自稿件发出之日起三十日内未收到期刊社通知决定刊登的,可以将同一作品向其他报社、期刊社投稿。双方另有约定的除外。作品刊登后,除著作权人声明不得转载、摘编的外,其他报刊可以转载或者作为文摘、资料刊登,但应当按照规定向著作权人支付报酬。

　　第三十四条　图书出版者经作者许可,可以对作品修改、删节。报社、期刊社可以对作品作文字性修改、删节。对内容的修改,应当经作者许可。

　　第三十五条　出版改编、翻译、注释、整理、汇编已有作品而产生的作品,应当取得改编、翻译、注释、整理、汇编作品的著作权人和原作品的著作权人许可,并支付报酬。

　　第三十六条　出版者有权许可或者禁止他人使用其出版的图书、期刊的版式设计。前款规定的权利的保护期为十年,截止于使用该版式设计的图书、期刊首次出版后第十年的 12 月 31 日。

　　第三十七条　使用他人作品演出,表演者(演员、演出单位)应当取得著作权人

许可,并支付报酬。演出组织者组织演出,由该组织者取得著作权人许可,并支付报酬。使用改编、翻译、注释、整理已有作品而产生的作品进行演出,应当取得改编、翻译、注释、整理作品的著作权人和原作品的著作权人许可,并支付报酬。

第三十八条 表演者对其表演享有下列权利:(一)表明表演者身份;(二)保护表演形象不受歪曲;(三)许可他人从现场直播和公开传送其现场表演,并获得报酬;(四)许可他人录音录像,并获得报酬;(五)许可他人复制、发行录有其表演的录音录像制品,并获得报酬;(六)许可他人通过信息网络向公众传播其表演,并获得报酬。被许可人以前款第(三)项至第(六)项规定的方式使用作品,还应当取得著作权人许可,并支付报酬。

第三十九条 本法第三十八条第一款第(一)项、第(二)项规定的权利的保护期不受限制。本法第三十八条第一款第(三)项至第(六)项规定的权利的保护期为五十年,截止于该表演发生后第五十年的 12 月 31 日。

第四十条 录音录像制作者使用他人作品制作录音录像制品,应当取得著作权人许可,并支付报酬。录音录像制作者使用改编、翻译、注释、整理已有作品而产生的作品,应当取得改编、翻译、注释、整理作品的著作权人和原作品著作权人许可,并支付报酬。录音制作者使用他人已经合法录制为录音制品的音乐作品制作录音制品,可以不经著作权人许可,但应当按照规定支付报酬;著作权人声明不许使用的不得使用。

第四十一条 录音录像制作者制作录音录像制品,应当同表演者订立合同,并支付报酬。

第四十二条 录音录像制作者对其制作的录音录像制品,享有许可他人复制、发行、出租、通过信息网络向公众传播并获得报酬的权利;权利的保护期为五十年,截止于该制品首次制作完成后第五十年的 12 月 31 日。被许可人复制、发行、通过信息网络向公众传播录音录像制品,还应当取得著作权人、表演者许可,并支付报酬。

第四十三条 广播电台、电视台播放他人未发表的作品,应当取得著作权人许可,并支付报酬。广播电台、电视台播放他人已发表的作品,可以不经著作权人许可,但应当支付报酬。

第四十四条 广播电台、电视台播放已经出版的录音制品,可以不经著作权人许可,但应当支付报酬。当事人另有约定的除外。具体办法由国务院规定。

第四十五条 广播电台、电视台有权禁止未经其许可的下列行为:(一)将其播放的广播、电视转播;(二)将其播放的广播、电视录制在音像载体上以及复制音像载体。前款规定的权利的保护期为五十年,截止于该广播、电视首次播放后第五十年的 12 月 31 日。

第四十六条　电视台播放他人的电影作品和以类似摄制电影的方法创作的作品、录像制品,应当取得制片者或者录像制作者许可,并支付报酬;播放他人的录像制品,还应当取得著作权人许可,并支付报酬。

第五章　法律责任和执法措施

第四十七条　有下列侵权行为的,应当根据情况,承担停止侵害、消除影响、赔礼道歉、赔偿损失等民事责任:(一)未经著作权人许可,发表其作品的;(二)未经合作作者许可,将与他人合作创作的作品当作自己单独创作的作品发表的;(三)没有参加创作,为谋取个人名利,在他人作品上署名的;(四)歪曲、篡改他人作品的;(五)剽窃他人作品的;(六)未经著作权人许可,以展览、摄制电影和以类似摄制电影的方法使用作品,或者以改编、翻译、注释等方式使用作品的,本法另有规定的除外;(七)使用他人作品,应当支付报酬而未支付的;(八)未经电影作品和以类似摄制电影的方法创作的作品、计算机软件、录音录像制品的著作权人或者与著作权有关的权利人许可,出租其作品或者录音录像制品的,本法另有规定的除外;(九)未经出版者许可,使用其出版的图书、期刊的版式设计的;(十)未经表演者许可,从现场直播或者公开传送其现场表演,或者录制其表演的;(十一)其他侵犯著作权以及与著作权有关的权益的行为。

第四十八条　有下列侵权行为的,应当根据情况,承担停止侵害、消除影响、赔礼道歉、赔偿损失等民事责任;同时损害公共利益的,可以由著作权行政管理部门责令停止侵权行为,没收违法所得,没收、销毁侵权复制品,并可处以罚款;情节严重的,著作权行政管理部门还可以没收主要用于制作侵权复制品的材料、工具、设备等;构成犯罪的,依法追究刑事责任:(一)未经著作权人许可,复制、发行、表演、放映、广播、汇编、通过信息网络向公众传播其作品的,本法另有规定的除外;(二)出版他人享有专有出版权的图书的;(三)未经表演者许可,复制、发行录有其表演的录音录像制品,或者通过信息网络向公众传播其表演的,本法另有规定的除外;(四)未经录音录像制作者许可,复制、发行、通过信息网络向公众传播其制作的录音录像制品的,本法另有规定的除外;(五)未经许可,播放或者复制广播、电视的,本法另有规定的除外;(六)未经著作权人或者与著作权有关的权利人许可,故意避开或者破坏权利人为其作品、录音录像制品等采取的保护著作权或者与著作权有关的权利的技术措施的,法律、行政法规另有规定的除外;

（七）未经著作权人或者与著作权有关的权利人许可,故意删除或者改变作品、录音录像制品等的权利管理电子信息的,法律、行政法规另有规定的除外;（八）制作、出售假冒他人署名的作品的。

第四十九条　侵犯著作权或者与著作权有关的权利的,侵权人应当按照权利人的实际损失给予赔偿;实际损失难以计算的,可以按照侵权人的违法所得给予赔偿。赔偿数额还应当包括权利人为制止侵权行为所支付的合理开支。权利人的实际损失或者侵权人的违法所得不能确定的,由人民法院根据侵权行为的情节,判决给予五十万元以下的赔偿。

第五十条　著作权人或者与著作权有关的权利人有证据证明他人正在实施或者即将实施侵犯其权利的行为,如不及时制止将会使其合法权益受到难以弥补的损害的,可以在起诉前向人民法院申请采取责令停止有关行为和财产保全的措施。人民法院处理前款申请,适用《中华人民共和国民事诉讼法》第九十三条至第九十六条和第九十九条的规定。

第五十一条　为制止侵权行为,在证据可能灭失或者以后难以取得的情况下,著作权人或者与著作权有关的权利人可以在起诉前向人民法院申请保全证据。人民法院接受申请后,必须在四十八小时内作出裁定;裁定采取保全措施的,应当立即开始执行。人民法院可以责令申请人提供担保,申请人不提供担保的,驳回申请。申请人在人民法院采取保全措施后十五日内不起诉的,人民法院应当解除保全措施。

第五十二条　人民法院审理案件,对于侵犯著作权或者与著作权有关的权利的,可以没收违法所得、侵权复制品以及进行违法活动的财物。

第五十三条　复制品的出版者、制作者不能证明其出版、制作有合法授权的,复制品的发行者或者电影作品或者以类似摄制电影的方法创作的作品、计算机软件、录音录像制品的复制品的出租者不能证明其发行、出租的复制品有合法来源的,应当承担法律责任。

第五十四条　当事人不履行合同义务或者履行合同义务不符合约定条件的,应当依照《中华人民共和国民法通则》《中华人民共和国合同法》等有关法律规定承担民事责任。

第五十五条　著作权纠纷可以调解,也可以根据当事人达成的书面仲裁协议或者著作权合同中的仲裁条款,向仲裁机构申请仲裁。当事人没有书面仲裁协议,也没有在著作权合同中订立仲裁条款的,可以直接向人民法院起诉。

第五十六条　当事人对行政处罚不服的,可以自收到行政处罚决定书之日起三个月内向人民法院起诉,期满不起诉又不履行的,著作权行政管理部门可以申请人民法院执行。

第六章　附　则

第五十七条　本法所称的著作权即版权。

第五十八条　本法第二条所称的出版,指作品的复制、发行。

第五十九条　计算机软件、信息网络传播权的保护办法由国务院另行规定。本法施行前发生的侵权或者违约行为,依照侵权或者违约行为发生时的有关规定和政策处理。

第六十条　本法规定的著作权人和出版者、表演者、录音录像制作者、广播电台、电视台的权利,在本法施行之日尚未超过本法规定的保护期的,依照本法予以保护。

第六十一条　本法自 1991 年 6 月 1 日起施行。

附录2　　　中华人民共和国专利法(2008 修正)

1984 年 3 月 12 日第六届全国人民代表大会常务委员会第四次会议通过

根据 1992 年 9 月 4 日第七届全国人民代表大会常务委员会第二十七次会议《关于修改〈中华人民共和国专利法〉的决定》第一次修正

根据 2000 年 8 月 25 日第九届全国人民代表大会常务委员会第十七次会议《关于修改〈中华人民共和国专利法〉的决定》第二次修正

根据 2008 年 12 月 27 日第十一届全国人民代表大会常务委员会第六次会议《关于修改〈中华人民共和国专利法〉的决定》第三次修正

第一章　总　则

第一条　为了保护专利权人的合法权益,鼓励发明创造,推动发明创造的应用,提高创新能力,促进科学技术进步和经济社会发展,制定本法。

第二条　本法所称的发明创造是指发明、实用新型和外观设计。发明,是指对产品、方法或者其改进所提出的新的技术方案。实用新型,是指对产品的形状、构造或者其结合所提出的适于实用的新的技术方案。外观设计,是指对产品的形状、图案或者其结合以及色彩与形状、图案的结合所作出的富有美感并适于工业应用的新设计。

第三条 国务院专利行政部门负责管理全国的专利工作；统一受理和审查专利申请，依法授予专利权。省、自治区、直辖市人民政府管理专利工作的部门负责本行政区域内的专利管理工作。

第四条 申请专利的发明创造涉及国家安全或者重大利益需要保密的，按照国家有关规定办理。

第五条 对违反法律、社会公德或者妨害公共利益的发明创造，不授予专利权。对违反法律、行政法规的规定获取或者利用遗传资源，并依赖该遗传资源完成的发明创造，不授予专利权。

第六条 执行本单位的任务或者主要是利用本单位的物质技术条件所完成的发明创造为职务发明创造。职务发明创造申请专利的权利属于该单位；申请被批准后，该单位为专利权人。非职务发明创造，申请专利的权利属于发明人或者设计人；申请被批准后，该发明人或者设计人为专利权人。利用本单位的物质技术条件所完成的发明创造，单位与发明人或者设计人订有合同，对申请专利的权利和专利权的归属作出约定的，从其约定。

第七条 对发明人或者设计人的非职务发明创造专利申请，任何单位或者个人不得压制。

第八条 两个以上单位或者个人合作完成的发明创造、一个单位或者个人接受其他单位或者个人委托所完成的发明创造，除另有协议的以外，申请专利的权利属于完成或者共同完成的单位或者个人；申请被批准后，申请的单位或者个人为专利权人。

第九条 同样的发明创造只能授予一项专利权。但是，同一申请人同日对同样的发明创造既申请实用新型专利又申请发明专利，先获得的实用新型专利权尚未终止，且申请人声明放弃该实用新型专利权的，可以授予发明专利权。两个以上的申请人分别就同样的发明创造申请专利的，专利权授予最先申请的人。

第十条 专利申请权和专利权可以转让。中国单位或者个人向外国人、外国企业或者外国其他组织转让专利申请权或者专利权的，应当依照有关法律、行政法规的规定办理手续。转让专利申请权或者专利权的，当事人应当订立书面合同，并向国务院专利行政部门登记，由国务院专利行政部门予以公告。专利申请权或者专利权的转让自登记之日起生效。

第十一条 发明和实用新型专利权被授予后，除本法另有规定的以外，任何单位或者个人未经专利权人许可,都不得实施其专利,即不得为生产经营目的制造、使用、许诺销售、销售、进口其专利产品,或者使用其专利方法以及使用、许诺销售、销售、进口依照该专利方法直接获得的产品。外观设计专利权被授予后,任何单位或者个人未经专利权人许可,都不得实施其专利,即不得为生产经营目的制造、许诺销售、销售、进口其外观设计专利产品。

第十二条　任何单位或者个人实施他人专利的,应当与专利权人订立实施许可合同,向专利权人支付专利使用费。被许可人无权允许合同规定以外的任何单位或者个人实施该专利。

第十三条　发明专利申请公布后,申请人可以要求实施其发明的单位或者个人支付适当的费用。

第十四条　国有企业事业单位的发明专利,对国家利益或者公共利益具有重大意义的,国务院有关主管部门和省、自治区、直辖市人民政府报经国务院批准,可以决定在批准的范围内推广应用,允许指定的单位实施,由实施单位按照国家规定向专利权人支付使用费。

第十五条　专利申请权或者专利权的共有人对权利的行使有约定的,从其约定。没有约定的,共有人可以单独实施或者以普通许可方式许可他人实施该专利;许可他人实施该专利的,收取的使用费应当在共有人之间分配。除前款规定的情形外,行使共有的专利申请权或者专利权应当取得全体共有人的同意。

第十六条　被授予专利权的单位应当对职务发明创造的发明人或者设计人给予奖励;发明创造专利实施后,根据其推广应用的范围和取得的经济效益,对发明人或者设计人给予合理的报酬。

第十七条　发明人或者设计人有权在专利文件中写明自己是发明人或者设计人。专利权人有权在其专利产品或者该产品的包装上标明专利标识。

第十八条　在中国没有经常居所或者营业所的外国人、外国企业或者外国其他组织在中国申请专利的,依照其所属国同中国签订的协议或者共同参加的国际条约,或者依照互惠原则,根据本法办理。

第十九条　在中国没有经常居所或者营业所的外国人、外国企业或者外国其他组织在中国申请专利和办理其他专利事务的,应当委托依法设立的专利代理机构办理。中国单位或者个人在国内申请专利和办理其他专利事务的,可以委托依法设立的专利代理机构办理。专利代理机构应当遵守法律、行政法规,按照被代理人的委托办理专利申请或者其他专利事务;对被代理人发明创造的内容,除专利申请已经公布或者公告的以外,负有保密责任。专利代理机构的具体管理办法由国务院规定。

第二十条　任何单位或者个人将在中国完成的发明或者实用新型向外国申请专利的,应当事先报经国务院专利行政部门进行保密审查。保密审查的程序、期限等按照国务院的规定执行。中国单位或者个人可以根据中华人民共和国参加的有关国际条约提出专利国际申请。申请人提出专利国际申请的,应当遵守前款规定。国务院专利行政部门依照中华人民共和国参加的有关国际条约、本法和国务院有关规定处理专利国际申请。对违反本条第一款规定向外国申请专利的发明或者实用新型,在中国申请专利的,不授予专利权。

第二十一条　国务院专利行政部门及其专利复审委员会应当按照客观、公正、准确、及时的要求,依法处理有关专利的申请和请求。国务院专利行政部门应当完整、准确、及时发布专利信息,定期出版专利公报。在专利申请公布或者公告前,国务院专利行政部门的工作人员及有关人员对其内容负有保密责任。

第二章　授予专利权的条件

第二十二条　授予专利权的发明和实用新型,应当具备新颖性、创造性和实用性。新颖性,是指该发明或者实用新型不属于现有技术;也没有任何单位或者个人就同样的发明或者实用新型在申请日以前向国务院专利行政部门提出过申请,并记载在申请日以后公布的专利申请文件或者公告的专利文件中。创造性,是指与现有技术相比,该发明具有突出的实质性特点和显著的进步,该实用新型具有实质性特点和进步。实用性,是指该发明或者实用新型能够制造或者使用,并且能够产生积极效果。本法所称现有技术,是指申请日以前在国内外为公众所知的技术。

第二十三条　授予专利权的外观设计,应当不属于现有设计;也没有任何单位或者个人就同样的外观设计在申请日以前向国务院专利行政部门提出过申请,并记载在申请日以后公告的专利文件中。授予专利权的外观设计与现有设计或者现有设计特征的组合相比,应当具有明显区别。授予专利权的外观设计不得与他人在申请日以前已经取得的合法权利相冲突。本法所称现有设计,是指申请日以前在国内外为公众所知的设计。

第二十四条　申请专利的发明创造在申请日以前六个月内,有下列情形之一的,不丧失新颖性:(一)在中国政府主办或者承认的国际展览会上首次展出的;(二)在规定的学术会议或者技术会议上首次发表的;(三)他人未经申请人同意而泄露其内容的。

第二十五条　对下列各项，不授予专利权：（一）科学发现；（二）智力活动的规则和方法；（三）疾病的诊断和治疗方法；（四）动物和植物品种；（五）用原子核变换方法获得的物质；（六）对平面印刷品的图案、色彩或者二者的结合作出的主要起标识作用的设计。对前款第（四）项所列产品的生产方法，可以依照本法规定授予专利权。

第三章　专利的申请

第二十六条　申请发明或者实用新型专利的，应当提交请求书、说明书及其摘要和权利要求书等文件。请求书应当写明发明或者实用新型的名称，发明人的姓名，申请人姓名或者名称、地址，以及其他事项。说明书应当对发明或者实用新型作出清楚、完整的说明，以所属技术领域的技术人员能够实现为准；必要的时候，应当有附图。摘要应当简要说明发明或者实用新型的技术要点。权利要求书应当以说明书为依据，清楚、简要地限定要求专利保护的范围。依赖遗传资源完成的发明创造，申请人应当在专利申请文件中说明该遗传资源的直接来源和原始来源；申请人无法说明原始来源的，应当陈述理由。

第二十七条　申请外观设计专利的，应当提交请求书、该外观设计的图片或者照片以及对该外观设计的简要说明等文件。申请人提交的有关图片或者照片应当清楚地显示要求专利保护的产品的外观设计。

第二十八条　国务院专利行政部门收到专利申请文件之日为申请日。如果申请文件是邮寄的，以寄出的邮戳日为申请日。

第二十九条　申请人自发明或者实用新型在外国第一次提出专利申请之日起十二个月内，或者自外观设计在外国第一次提出专利申请之日起六个月内，又在中国就相同主题提出专利申请的，依照该外国同中国签订的协议或者共同参加的国际条约，或者依照相互承认优先权的原则，可以享有优先权。申请人自发明或者实用新型在中国第一次提出专利申请之日起十二个月内，又向国务院专利行政部门就相同主题提出专利申请的，可以享有优先权。

第三十条　申请人要求优先权的，应当在申请的时候提出书面声明，并且在三个月内提交第一次提出的专利申请文件的副本；未提出书面声明或者逾期未提交专利申请文件副本的，视为未要求优先权。

第三十一条　一件发明或者实用新型专利申请应当限于一项发明或者实用新型。属于一个总的发明构思的两项以上的发明或者实用新型，可以作为一件申请提出。一件外观设计专利申请应当限于一项外观设计。同一产品两项以上的相似外观设计，或者用于同一类别并且成套出售或者使用的产品的两项以上外观设计，可以作为一件申请提出。

第三十二条　申请人可以在被授予专利权之前随时撤回其专利申请。

第三十三条　申请人可以对其专利申请文件进行修改，但是，对发明和实用新型专利申请文件的修改不得超出原说明书和权利要求书记载的范围，对外观设计专利申请文件的修改不得超出原图片或者照片表示的范围。

第四章　专利申请的审查和批准

第三十四条　国务院专利行政部门收到发明专利申请后，经初步审查认为符合本法要求的，自申请日起满十八个月，即行公布。国务院专利行政部门可以根据申请人的请求早日公布其申请。

第三十五条　发明专利申请自申请日起三年内，国务院专利行政部门可以根据申请人随时提出的请求，对其申请进行实质审查；申请人无正当理由逾期不请求实质审查的，该申请即被视为撤回。国务院专利行政部门认为必要的时候，可以自行对发明专利申请进行实质审查。

第三十六条　发明专利的申请人请求实质审查的时候，应当提交在申请日前与其发明有关的参考资料。发明专利已经在外国提出过申请的，国务院专利行政部门可以要求申请人在指定期限内提交该国为审查其申请进行检索的资料或者审查结果的资料；无正当理由逾期不提交的，该申请即被视为撤回。

第三十七条　国务院专利行政部门对发明专利申请进行实质审查后，认为不符合本法规定的，应当通知申请人，要求其在指定的期限内陈述意见，或者对其申请进行修改；无正当理由逾期不答复的，该申请即被视为撤回。

第三十八条　发明专利申请经申请人陈述意见或者进行修改后，国务院专利行政部门仍然认为不符合本法规定的，应当予以驳回。

第三十九条　发明专利申请经实质审查没有发现驳回理由的，由国务院专利行政部门作出授予发明专利权的决定，发给发明专利证书，同时予以登记和公告。发明专利权自公告之日起生效。

第四十条　实用新型和外观设计专利申请经初步审查没有发现驳回理由的，由国务院专利行政部门作出授予实用新型专利权或者外观设计专利权的决定，发给相应的专利证书，同时予以登记和公告。实用新型专利权和外观设计专利权自公告之日起生效。

第四十一条　国务院专利行政部门设立专利复审委员会。专利申请人对国务院专利行政部门驳回申请的决定不服的,可以自收到通知之日起三个月内,向专利复审委员会请求复审。专利复审委员会复审后,作出决定,并通知专利申请人。专利申请人对专利复审委员会的复审决定不服的,可以自收到通知之日起三个月内向人民法院起诉。

第五章　专利权的期限、终止和无效

第四十二条　发明专利权的期限为二十年,实用新型专利权和外观设计专利权的期限为十年,均自申请日起计算。

第四十三条　专利权人应当自被授予专利权的当年开始缴纳年费。

第四十四条　有下列情形之一的,专利权在期限届满前终止:(一)没有按照规定缴纳年费的;(二)专利权人以书面声明放弃其专利权的。专利权在期限届满前终止的,由国务院专利行政部门登记和公告。

第四十五条　自国务院专利行政部门公告授予专利权之日起,任何单位或者个人认为该专利权的授予不符合本法有关规定的,可以请求专利复审委员会宣告该专利权无效。

第四十六条　专利复审委员会对宣告专利权无效的请求应当及时审查和作出决定,并通知请求人和专利权人。宣告专利权无效的决定,由国务院专利行政部门登记和公告。对专利复审委员会宣告专利权无效或者维持专利权的决定不服的,可以自收到通知之日起三个月内向人民法院起诉。人民法院应当通知无效宣告请求程序的对方当事人作为第三人参加诉讼。

第四十七条　宣告无效的专利权视为自始即不存在。宣告专利权无效的决定,对在宣告专利权无效前人民法院作出并已执行的专利侵权的判决、调解书,已经履行或者强制执行的专利侵权纠纷处理决定,以及已经履行的专利实施许可合同和专利权转让合同,不具有追溯力。但是因专利权人的恶意给他人造成的损失,应当给予赔偿。依照前款规定不返还专利侵权赔偿金、专利使用费、专利权转让费,明显违反公平原则的,应当全部或者部分返还。

第六章　专利实施的强制许可

第四十八条　有下列情形之一的,国务院专利行政部门根据具备实施条件的单位或者个人的申请,可以给予实施发明专利或者实用新型专利的强制许可:(一)专利权人自专利权被授予之日起满三年,且自提出专利申请之日起满四年,无正当理由未实施或者未充分实施其专利的;(二)专利权人行使专利权的行为被依法认定为垄断行为,为消除或者减少该行为对竞争产生的不利影响的。

第四十九条 在国家出现紧急状态或者非常情况时,或者为了公共利益的目的,国务院专利行政部门可以给予实施发明专利或者实用新型专利的强制许可。

第五十条 为了公共健康目的,对取得专利权的药品,国务院专利行政部门可以给予制造并将其出口到符合中华人民共和国参加的有关国际条约规定的国家或者地区的强制许可。

第五十一条 一项取得专利权的发明或者实用新型比前已经取得专利权的发明或者实用新型具有显著经济意义的重大技术进步,其实施又有赖于前一发明或者实用新型的实施的,国务院专利行政部门根据后一专利权人的申请,可以给予实施前一发明或者实用新型的强制许可。在依照前款规定给予实施强制许可的情形下,国务院专利行政部门根据前一专利权人的申请,也可以给予实施后一发明或者实用新型的强制许可。

第五十二条 强制许可涉及的发明创造为半导体技术的,其实施限于公共利益的目的和本法第四十八条第(二)项规定的情形。

第五十三条 除依照本法第四十八条第(二)项、第五十条规定给予的强制许可外,强制许可的实施应当主要为了供应国内市场。

第五十四条 依照本法第四十八条第(一)项、第五十一条规定申请强制许可的单位或者个人应当提供证据,证明其以合理的条件请求专利权人许可其实施专利,但未能在合理的时间内获得许可。

第五十五条 国务院专利行政部门作出的给予实施强制许可的决定,应当及时通知专利权人,并予以登记和公告。给予实施强制许可的决定,应当根据强制许可的理由规定实施的范围和时间。强制许可的理由消除并不再发生时,国务院专利行政部门应当根据专利权人的请求,经审查后作出终止实施强制许可的决定。

第五十六条 取得实施强制许可的单位或者个人不享有独占的实施权,并且无权允许他人实施。

第五十七条 取得实施强制许可的单位或者个人应当付给专利权人合理的使用费,或者依照中华人民共和国参加的有关国际条约的规定处理使用费问题。付给使用费的,其数额由双方协商;双方不能达成协议的,由国务院专利行政部门裁决。

第五十八条 专利权人对国务院专利行政部门关于实施强制许可的决定不

服的,专利权人和取得实施强制许可的单位或者个人对国务院专利行政部门关于实施强制许可的使用费的裁决不服的,可以自收到通知之日起三个月内向人民法院起诉。

第七章 专利权的保护

第五十九条 发明或者实用新型专利权的保护范围以其权利要求的内容为准,说明书及附图可以用于解释权利要求的内容。外观设计专利权的保护范围以表示在图片或者照片中的该产品的外观设计为准,简要说明可以用于解释图片或者照片所表示的该产品的外观设计。

第六十条 未经专利权人许可,实施其专利,即侵犯其专利权,引起纠纷的,由当事人协商解决;不愿协商或者协商不成的,专利权人或者利害关系人可以向人民法院起诉,也可以请求管理专利工作的部门处理。管理专利工作的部门处理时,认定侵权行为成立的,可以责令侵权人立即停止侵权行为,当事人不服的,可以自收到处理通知之日起十五日内依照《中华人民共和国行政诉讼法》向人民法院起诉;侵权人期满不起诉又不停止侵权行为的,管理专利工作的部门可以申请人民法院强制执行。进行处理的管理专利工作的部门应当事人的请求,可以就侵犯专利权的赔偿数额进行调解;调解不成的,当事人可以依照《中华人民共和国民事诉讼法》向人民法院起诉。

第六十一条 专利侵权纠纷涉及新产品制造方法的发明专利的,制造同样产品的单位或者个人应当提供其产品制造方法不同于专利方法的证明。专利侵权纠纷涉及实用新型专利或者外观设计专利的,人民法院或者管理专利工作的部门可以要求专利权人或者利害关系人出具由国务院专利行政部门对相关实用新型或者外观设计进行检索、分析和评价后作出的专利权评价报告,作为审理、处理专利侵权纠纷的证据。

第六十二条 在专利侵权纠纷中,被控侵权人有证据证明其实施的技术或者设计属于现有技术或者现有设计的,不构成侵犯专利权。

第六十三条 假冒专利的,除依法承担民事责任外,由管理专利工作的部门责令改正并予公告,没收违法所得,可以并处违法所得四倍以下的罚款;没有违法所得的,可以处二十万元以下的罚款;构成犯罪的,依法追究刑事责任。

第六十四条 管理专利工作的部门根据已经取得的证据,对涉嫌假冒专利行为进行查处时,可以询问有关当事人,调查与涉嫌违法行为有关的情况;对当事人涉嫌违法行为的场所实施现场检查;查阅、复制与涉嫌违法行为有关的合同、发票、账簿以及其他有关资料;检查与涉嫌违法行为有关的产品,对有证据证明是假冒专利的产品,可以查封或者扣押。管理专利工作的部门依法行使前款规定的职权时,当事人应当予以协助、配合,不得拒绝、阻挠。

第六十五条 侵犯专利权的赔偿数额按照权利人因被侵权所受到的实际损失确定;实际损失难以确定的,可以按照侵权人因侵权所获得的利益确定。权利人的损失或者侵权人获得的利益难以确定的,参照该专利许可使用费的倍数合理确定。赔偿数额还应当包括权利人为制止侵权行为所支付的合理开支。权利人的损失、侵权人获得的利益和专利许可使用费均难以确定的,人民法院可以根据专利权的类型、侵权行为的性质和情节等因素,确定给予一万元以上一百万元以下的赔偿。

第六十六条 专利权人或者利害关系人有证据证明他人正在实施或者即将实施侵犯专利权的行为,如不及时制止将会使其合法权益受到难以弥补的损害的,可以在起诉前向人民法院申请采取责令停止有关行为的措施。申请人提出申请时,应当提供担保;不提供担保的,驳回申请。人民法院应当自接受申请之时起四十八小时内作出裁定;有特殊情况需要延长的,可以延长四十八小时。裁定责令停止有关行为的,应当立即执行。当事人对裁定不服的,可以申请复议一次;复议期间不停止裁定的执行。申请人自人民法院采取责令停止有关行为的措施之日起十五日内不起诉的,人民法院应当解除该措施。申请有错误的,申请人应当赔偿被申请人因停止有关行为所遭受的损失。

第六十七条 为了制止专利侵权行为,在证据可能灭失或者以后难以取得的情况下,专利权人或者利害关系人可以在起诉前向人民法院申请保全证据。人民法院采取保全措施,可以责令申请人提供担保;申请人不提供担保的,驳回申请。人民法院应当自接受申请之时起四十八小时内作出裁定;裁定采取保全措施的,应当立即执行。申请人自人民法院采取保全措施之日起十五日内不起诉的,人民法院应当解除该措施。

第六十八条 侵犯专利权的诉讼时效为二年,自专利权人或者利害关系人得知或者应当得知侵权行为之日起计算。发明专利申请公布后至专利权授予前使用该发明未支付适当使用费的,专利权人要求支付使用费的诉讼时效为二年,自专利权人得知或者应当得知他人使用其发明之日起计算,但是,专利权人于专利权授予之日前即已得知或者应当得知的,自专利权授予之日起计算。

第六十九条 有下列情形之一的,不视为侵犯专利权:(一)专利产品或者依照专利方法直接获得的产品,由专利权人或者经其许可的单位、个人售出后,使用、许诺销售、销售、进口该产品的；（二）在专利申请日前已经制造相同产品、使用相同方法或者已经作好制造、使用的必要准备，并且仅在原有范围内继续制造、使用的；（三）临时通过中国领陆、领水、领空的外国运输工具，依照其所属国同中国签订的协议或者共同参加的国际条约，或者依照互惠原则，为运输工具自身需要而在其装置和设备中使用有关专利的；（四）专为科学研究和实验而使用有关专利的；（五）为提供行政审批所需要的信息，制造、使用、进口专利药品或者专利医疗器械的，以及专门为其制造、进口专利药品或者专利医疗器械的。

第七十条 为生产经营目的使用、许诺销售或者销售不知道是未经专利权人许可而制造并售出的专利侵权产品，能证明该产品合法来源的，不承担赔偿责任。

第七十一条 违反本法第二十条规定向外国申请专利，泄露国家秘密的，由所在单位或者上级主管机关给予行政处分；构成犯罪的，依法追究刑事责任。

第七十二条 侵夺发明人或者设计人的非职务发明创造专利申请权和本法规定的其他权益的，由所在单位或者上级主管机关给予行政处分。

第七十三条 管理专利工作的部门不得参与向社会推荐专利产品等经营活动。管理专利工作的部门违反前款规定的，由其上级机关或者监察机关责令改正，消除影响，有违法收入的予以没收；情节严重的，对直接负责的主管人员和其他直接责任人员依法给予行政处分。

第七十四条 从事专利管理工作的国家机关工作人员以及其他有关国家机关工作人员玩忽职守、滥用职权、徇私舞弊，构成犯罪的，依法追究刑事责任；尚不构成犯罪的，依法给予行政处分。

第八章　附　则

第七十五条 向国务院专利行政部门申请专利和办理其他手续，应当按照规定缴纳费用。

第七十六条 本法自 1985 年 4 月 1 日起施行。

附录3　　中华人民共和国商标法（2019 修正）

1982 年 8 月 23 日第五届全国人民代表大会常务委员会第二十四次会议通过

根据 1993 年 2 月 22 日第七届全国人民代表大会常务委员会第三十次会议《关于修改〈中华人民共和国商标法〉的决定》第一次修正

根据 2001 年 10 月 27 日第九届全国人民代表大会常务委员会第二十四次会议《关于修改〈中华人民共和国商标法〉的决定》第二次修正

根据 2013 年 8 月 30 日第十二届全国人民代表大会常务委员会第四次会议《关于修改〈中华人民共和国商标法〉的决定》第三次修正

根据 2019 年 4 月 23 日第十三届全国人民代表大会常务委员会第十次会议《关于修改〈中华人民共和国建筑法〉等八部法律的决定》第四次修正

第一章　总　则

第一条　为了加强商标管理，保护商标专用权，促使生产、经营者保证商品和服务质量，维护商标信誉，以保障消费者和生产、经营者的利益，促进社会主义市场经济的发展，特制定本法。

第二条　国务院工商行政管理部门商标局主管全国商标注册和管理的工作。国务院工商行政管理部门设立商标评审委员会，负责处理商标争议事宜。

第三条　经商标局核准注册的商标为注册商标，包括商品商标、服务商标和集体商标、证明商标；商标注册人享有商标专用权，受法律保护。本法所称集体商标，是指以团体、协会或者其他组织名义注册，供该组织成员在商事活动中使用，以表明使用者在该组织中的成员资格的标志。本法所称证明商标，是指由对某种商品或者服务具有监督能力的组织所控制，而由该组织以外的单位或者个人使用于其商品或者服务，用以证明该商品或者服务的原产地、原料、制造方法、质量或者其他特定品质的标志。集体商标、证明商标注册和管理的特殊事项，由国务院工商行政管理部门规定。

第四条　自然人、法人或者其他组织在生产经营活动中，对其商品或者服务需要取得商标专用权的，应当向商标局申请商标注册。不以使用为目的的恶意商标注册申请,应当予以驳回。本法有关商品商标的规定,适用于服务商标。

第五条 两个以上的自然人、法人或者其他组织可以共同向商标局申请注册同一商标,共同享有和行使该商标专用权。

第六条 法律、行政法规规定必须使用注册商标的商品,必须申请商标注册,未经核准注册的,不得在市场销售。

第七条 申请注册和使用商标,应当遵循诚实信用原则。商标使用人应当对其使用商标的商品质量负责。各级工商行政管理部门应当通过商标管理,制止欺骗消费者的行为。

第八条 任何能够将自然人、法人或者其他组织的商品与他人的商品区别开的标志,包括文字、图形、字母、数字、三维标志、颜色组合和声音等,以及上述要素的组合,均可以作为商标申请注册。

第九条 申请注册的商标,应当有显著特征,便于识别,并不得与他人在先取得的合法权利相冲突。商标注册人有权标明"注册商标"或者注册标记。

第十条 下列标志不得作为商标使用:(一)同中华人民共和国的国家名称、国旗、国徽、国歌、军旗、军徽、军歌、勋章等相同或者近似的,以及同中央国家机关的名称、标志、所在地特定地点的名称或者标志性建筑物的名称、图形相同的;(二)同外国的国家名称、国旗、国徽、军旗等相同或者近似的,但经该国政府同意的除外;(三)同政府间国际组织的名称、旗帜、徽记等相同或者近似的,但经该组织同意或者不易误导公众的除外;(四)与表明实施控制、予以保证的官方标志、检验印记相同或者近似的,但经授权的除外;(五)同"红十字""红新月"的名称、标志相同或者近似的;(六)带有民族歧视性的;(七)带有欺骗性,容易使公众对商品的质量等特点或者产地产生误认的;(八)有害于社会主义道德风尚或者有其他不良影响的。县级以上行政区划的地名或者公众知晓的外国地名,不得作为商标。但是,地名具有其他含义或者作为集体商标、证明商标组成部分的除外;已经注册的使用地名的商标继续有效。

第十一条 下列标志不得作为商标注册:(一)仅有本商品的通用名称、图形、型号的;(二)仅直接表示商品的质量、主要原料、功能、用途、重量、数量及其他特点的;(三)其他缺乏显著特征的。前款所列标志经过使用取得显著特征,并便于识别的,可以作为商标注册。

第十二条 以三维标志申请注册商标的,仅由商品自身的性质产生的形状、为获得技术效果而需有的商品形状或者使商品具有实质性价值的形状,不得注册。

第十三条　为相关公众所熟知的商标,持有人认为其权利受到侵害时,可以依照本法规定请求驰名商标保护。就相同或者类似商品申请注册的商标是复制、摹仿或者翻译他人未在中国注册的驰名商标,容易导致混淆的,不予注册并禁止使用。就不相同或者不相类似商品申请注册的商标是复制、摹仿或者翻译他人已经在中国注册的驰名商标,误导公众,致使该驰名商标注册人的利益可能受到损害的,不予注册并禁止使用。

第十四条　驰名商标应当根据当事人的请求,作为处理涉及商标案件需要认定的事实进行认定。认定驰名商标应当考虑下列因素:(一)相关公众对该商标的知晓程度;(二)该商标使用的持续时间;(三)该商标的任何宣传工作的持续时间、程度和地理范围;(四)该商标作为驰名商标受保护的记录;(五)该商标驰名的其他因素。在商标注册审查、工商行政管理部门查处商标违法案件过程中,当事人依照本法第十三条规定主张权利的,商标局根据审查、处理案件的需要,可以对商标驰名情况作出认定。在商标争议处理过程中,当事人依照本法第十三条规定主张权利的,商标评审委员会根据处理案件的需要,可以对商标驰名情况作出认定。在商标民事、行政案件审理过程中,当事人依照本法第十三条规定主张权利的,最高人民法院指定的人民法院根据审理案件的需要,可以对商标驰名情况作出认定。生产、经营者不得将"驰名商标"字样用于商品、商品包装或者容器上,或者用于广告宣传、展览以及其他商业活动中。

第十五条　未经授权,代理人或者代表人以自己的名义将被代理人或者被代表人的商标进行注册,被代理人或者被代表人提出异议的,不予注册并禁止使用。就同一种商品或者类似商品申请注册的商标与他人在先使用的未注册商标相同或者近似,申请人与该他人具有前款规定以外的合同、业务往来关系或者其他关系而明知该他人商标存在,该他人提出异议的,不予注册。

第十六条　商标中有商品的地理标志,而该商品并非来源于该标志所标示的地区,误导公众的,不予注册并禁止使用;但是,已经善意取得注册的继续有效。前款所称地理标志,是指标示某商品来源于某地区,该商品的特定质量、信誉或者其他特征,主要由该地区的自然因素或者人文因素所决定的标志。

第十七条　外国人或者外国企业在中国申请商标注册的,应当按其所属国和中华人民共和国签订的协议或者共同参加的国际条约办理,或者按对等原则办理。

第十八条　申请商标注册或者办理其他商标事宜,可以自行办理,也可以委托依法设立的商标代理机构办理。外国人或者外国企业在中国申请商标注册和办理其他商标事宜的,应当委托依法设立的商标代理机构办理。

第十九条　商标代理机构应当遵循诚实信用原则，遵守法律、行政法规，按照被代理人的委托办理商标注册申请或者其他商标事宜；对在代理过程中知悉的被代理人的商业秘密，负有保密义务。委托人申请注册的商标可能存在本法规定不得注册情形的，商标代理机构应当明确告知委托人。商标代理机构知道或者应当知道委托人申请注册的商标属于本法第四条、第十五条和第三十二条规定情形的，不得接受其委托。商标代理机构除对其代理服务申请商标注册外，不得申请注册其他商标。

第二十条　商标代理行业组织应当按照章程规定，严格执行吸纳会员的条件，对违反行业自律规范的会员实行惩戒。商标代理行业组织对其吸纳的会员和对会员的惩戒情况，应当及时向社会公布。

第二十一条　商标国际注册遵循中华人民共和国缔结或者参加的有关国际条约确立的制度，具体办法由国务院规定。

第二章　商标注册的申请

第二十二条　商标注册申请人应当按规定的商品分类表填报使用商标的商品类别和商品名称，提出注册申请。商标注册申请人可以通过一份申请就多个类别的商品申请注册同一商标。商标注册申请等有关文件，可以以书面方式或者数据电文方式提出。

第二十三条　注册商标需要在核定使用范围之外的商品上取得商标专用权的，应当另行提出注册申请。

第二十四条　注册商标需要改变其标志的，应当重新提出注册申请。

第二十五条　商标注册申请人自其商标在外国第一次提出商标注册申请之日起六个月内，又在中国就相同商品以同一商标提出商标注册申请的，依照该外国同中国签订的协议或者共同参加的国际条约，或者按照相互承认优先权的原则，可以享有优先权。依照前款要求优先权的，应当在提出商标注册申请的时候提出书面声明，并且在三个月内提交第一次提出的商标注册申请文件的副本；未提出书面声明或者逾期未提交商标注册申请文件副本的，视为未要求优先权。

第二十六条　商标在中国政府主办的或者承认的国际展览会展出的商品上首次使用的，自该商品展出之日起六个月内，该商标的注册申请人可以享有优先权。依照前款要求优先权的，应当在提出商标注册申请的时候提出书面声明，并且在三个月内提交展出其商品的展览会名称、在展出商品上使用该商标的证据、展出日期等证明文件；未提出书面声明或者逾期未提交证明文件的，视为未要求优先权。

第二十七条　为申请商标注册所申报的事项和所提供的材料应当真实、准确、完整。

第三章　商标注册的审查和核准

第二十八条　对申请注册的商标,商标局应当自收到商标注册申请文件之日起九个月内审查完毕,符合本法有关规定的,予以初步审定公告。

第二十九条　在审查过程中,商标局认为商标注册申请内容需要说明或者修正的,可以要求申请人做出说明或者修正。申请人未做出说明或者修正的,不影响商标局做出审查决定。

第三十条　申请注册的商标,凡不符合本法有关规定或者同他人在同一种商品或者类似商品上已经注册的或者初步审定的商标相同或者近似的,由商标局驳回申请,不予公告。

第三十一条　两个或者两个以上的商标注册申请人,在同一种商品或者类似商品上,以相同或者近似的商标申请注册的,初步审定并公告申请在先的商标;同一天申请的,初步审定并公告使用在先的商标,驳回其他人的申请,不予公告。

第三十二条　申请商标注册不得损害他人现有的在先权利,也不得以不正当手段抢先注册他人已经使用并有一定影响的商标。

第三十三条　对初步审定公告的商标,自公告之日起三个月内,在先权利人、利害关系人认为违反本法第十三条第二款和第三款、第十五条、第十六条第一款、第三十条、第三十一条、第三十二条规定的,或者任何人认为违反本法第四条、第十条、第十一条、第十二条、第十九条第四款规定的,可以向商标局提出异议。公告期满无异议的,予以核准注册,发给商标注册证,并予公告。

第三十四条　对驳回申请、不予公告的商标,商标局应当书面通知商标注册申请人。商标注册申请人不服的,可以自收到通知之日起十五日内向商标评审委员会申请复审。商标评审委员会应当自收到申请之日起九个月内做出决定,并书面通知申请人。有特殊情况需要延长的,经国务院工商行政管理部门批准,可以延长三个月。当事人对商标评审委员会的决定不服的,可以自收到通知之日起三十日内向人民法院起诉。

第三十五条　对初步审定公告的商标提出异议的,商标局应当听取异议人和被异议人陈述事实和理由,经调查核实后,自公告期满之日起十二个月内做出是否准予注册的决定,并书面通知异议人和被异议人。有特殊情况需要延长的,经国务院工商行政管理部门批准,可以延长六个月。商标局做出准予注册决定的,发给商标注册证,并予公告。异议人不服的,可以依照本法第四十四条、第四十五条的规定向商标评审委员会请求宣告该注册商标无效。商标局做出不予注册决定,被异议人不服的,可以自收到通知之日起十五日内向商标评审委员会申请复审。商标评审委员会应当自收到申请之日起十二个月内做出复审决定,并书面通知异议人和被异议人。有特殊情况需要延长的,经国务院工商行政管理部门批准,可以延长六个月。被异议人对商标评审委员会的决定不服的,可以自收到通知之日起三十日内向人民法院起诉。人民法院应当通知异议人作为第三人参加诉讼。商标评审委员会在依照前款规定进行复审的过程中,所涉及的在先权利的确定必须以人民法院正在审理或者行政机关正在处理的另一案件的结果为依据的,可以中止审查。中止原因消除后,应当恢复审查程序。

第三十六条 法定期限届满,当事人对商标局做出的驳回申请决定、不予注册决定不申请复审或者对商标评审委员会做出的复审决定不向人民法院起诉的,驳回申请决定、不予注册决定或者复审决定生效。经审查异议不成立而准予注册的商标,商标注册申请人取得商标专用权的时间自初步审定公告三个月期满之日起计算。自该商标公告期满之日起至准予注册决定做出前,对他人在同一种或者类似商品上使用与该商标相同或者近似的标志的行为不具有追溯力;但是,因该使用人的恶意给商标注册人造成的损失,应当给予赔偿。

第三十七条 对商标注册申请和商标复审申请应当及时进行审查。

第三十八条 商标注册申请人或者注册人发现商标申请文件或者注册文件有明显错误的,可以申请更正。商标局依法在其职权范围内作出更正,并通知当事人。前款所称更正错误不涉及商标申请文件或者注册文件的实质性内容。

第四章 注册商标的续展、变更、转让和使用许可

第三十九条 注册商标的有效期为十年,自核准注册之日起计算。

第四十条 注册商标有效期满,需要继续使用的,商标注册人应当在期满前十二个月内按照规定办理续展手续;在此期间未能办理的,可以给予六个月的宽展期。每次续展注册的有效期为十年,自该商标上一届有效期满次日起计算。期满未办理续展手续的,注销其注册商标。商标局应当对续展注册的商标予以公告。

第四十一条 注册商标需要变更注册人的名义、地址或者其他注册事项的,

应当提出变更申请。

第四十二条 转让注册商标的,转让人和受让人应当签订转让协议,并共同向商标局提出申请。受让人应当保证使用该注册商标的商品质量。转让注册商标的,商标注册人对其在同一种商品上注册的近似的商标,或者在类似商品上注册的相同或者近似的商标,应当一并转让。对容易导致混淆或者有其他不良影响的转让,商标局不予核准,书面通知申请人并说明理由。转让注册商标经核准后,予以公告。受让人自公告之日起享有商标专用权。

第四十三条 商标注册人可以通过签订商标使用许可合同,许可他人使用其注册商标。许可人应当监督被许可人使用其注册商标的商品质量。被许可人应当保证使用该注册商标的商品质量。经许可使用他人注册商标的,必须在使用该注册商标的商品上标明被许可人的名称和商品产地。许可他人使用其注册商标的,许可人应当将其商标使用许可报商标局备案,由商标局公告。商标使用许可未经备案不得对抗善意第三人。

第五章　注册商标的无效宣告

第四十四条 已经注册的商标,违反本法第四条、第十条、第十一条、第十二条、第十九条第四款规定的,或者是以欺骗手段或者其他不正当手段取得注册的,由商标局宣告该注册商标无效;其他单位或者个人可以请求商标评审委员会宣告该注册商标无效。商标局做出宣告注册商标无效的决定,应当书面通知当事人。当事人对商标局的决定不服的,可以自收到通知之日起十五日内向商标评审委员会申请复审。商标评审委员会应当自收到申请之日起九个月内做出决定,并书面通知当事人。有特殊情况需要延长的,经国务院工商行政管理部门批准,可以延长三个月。当事人对商标评审委员会的决定不服的,可以自收到通知之日起三十日内向人民法院起诉。其他单位或者个人请求商标评审委员会宣告注册商标无效的,商标评审委员会收到申请后,应当书面通知有关当事人,并限期提出答辩。商标评审委员会应当自收到申请之日起九个月内做出维持注册商标或者宣告注册商标无效的裁定,并书面通知当事人。有特殊情况需要延长的,经国务院工商行政管理部门批准,可以延长三个月。当事人对商标评审委员会的裁定不服的,可以自收到通知之日起三十日内向人民法院起诉。人民法院应当通知商标裁定程序的对方当事人作为第三人参加诉讼。

第四十五条 已经注册的商标,违反本法第十三条第二款和第三款、第十五条、第十六条第一款、第三十条、第三十一条、第三十二条规定的,自商标注册之日起五年内,在先权利人或者利害关系人可以请求商标评审委员会宣告该注册商标无效。对恶意注册的,驰名商标所有人不受五年的时间限制。商标评审委员会收到宣告注册商标无效的申请后,应当书面通知有关当事人,并限期提出答辩。商标评审委员会应当自收到申请之日起十二个月内做出维持注册商标或者宣告注册商标无效的裁定,并书面通知当事人。有特殊情况需要延长的,经国务院工商行政管理部门批准,可以延长六个月。当事人对商标评审委员会的裁定不服的,可以自收到通知之日起三十日内向人民法院起诉。人民法院应当通知商标裁定程序的对方当事人作为第三人参加诉讼。商标评审委员会在依照前款规定对无效宣告请求进行审查的过程中,所涉及的在先权利的确定必须以人民法院正在审理或者行政机关正在处理的另一案件的结果为依据的,可以中止审查。中止原因消除后,应当恢复审查程序。

第四十六条 法定期限届满,当事人对商标局宣告注册商标无效的决定不申请复审或者对商标评审委员会的复审决定、维持注册商标或者宣告注册商标无效的裁定不向人民法院起诉的,商标局的决定或者商标评审委员会的复审决定、裁定生效。

第四十七条 依照本法第四十四条、第四十五条的规定宣告无效的注册商标,由商标局予以公告,该注册商标专用权视为自始即不存在。宣告注册商标无效的决定或者裁定,对宣告无效前人民法院做出并已执行的商标侵权案件的判决、裁定、调解书和工商行政管理部门做出并已执行的商标侵权案件的处理决定以及已经履行的商标转让或者使用许可合同不具有追溯力。但是,因商标注册人的恶意给他人造成的损失,应当给予赔偿。依照前款规定不返还商标侵权赔偿金、商标转让费、商标使用费,明显违反公平原则的,应当全部或者部分返还。

第六章 商标使用的管理

第四十八条 本法所称商标的使用,是指将商标用于商品、商品包装或者容器以及商品交易文书上,或者将商标用于广告宣传、展览以及其他商业活动中,用于识别商品来源的行为。

第四十九条 商标注册人在使用注册商标的过程中,自行改变注册商标、注册人名义、地址或者其他注册事项的,由地方工商行政管理部门责令限期改正;期满不改正的,由商标局撤销其注册商标。注册商标成为其核定使用的商品的通用名称或者没有正当理由连续三年不使用的,任何单位或者个人可以向商标局申请撤销该注册商标。商标局应当自收到申请之日起九个月内做出决定。有特殊情况需要延长的,经国务院工商行政管理部门批准,可以延长三个月。

第五十条 注册商标被撤销、被宣告无效或者期满不再续展的,自撤销、宣告无效或者注销之日起一年内,商标局对与该商标相同或者近似的商标注册申请,不予核准。

第五十一条 违反本法第六条规定的,由地方工商行政管理部门责令限期申请注册,违法经营额五万元以上的,可以处违法经营额百分之二十以下的罚款,没有违法经营额或者违法经营额不足五万元的,可以处一万元以下的罚款。

第五十二条 将未注册商标冒充注册商标使用的,或者使用未注册商标违反本法第十条规定的,由地方工商行政管理部门予以制止,限期改正,并可以予以通报,违法经营额五万元以上的,可以处违法经营额百分之二十以下的罚款,没有违法经营额或者违法经营额不足五万元的,可以处一万元以下的罚款。

第五十三条 违反本法第十四条第五款规定的,由地方工商行政管理部门责令改正,处十万元罚款。

第五十四条 对商标局撤销或者不予撤销注册商标的决定,当事人不服的,可以自收到通知之日起十五日内向商标评审委员会申请复审。商标评审委员会应当自收到申请之日起九个月内做出决定,并书面通知当事人。有特殊情况需要延长的,经国务院工商行政管理部门批准,可以延长三个月。当事人对商标评审委员会的决定不服的,可以自收到通知之日起三十日内向人民法院起诉。

第五十五条 法定期限届满,当事人对商标局做出的撤销注册商标的决定不申请复审或者对商标评审委员会做出的复审决定不向人民法院起诉的,撤销注册商标的决定、复审决定生效。被撤销的注册商标,由商标局予以公告,该注册商标专用权自公告之日起终止。

第七章 注册商标专用权的保护

第五十六条 注册商标的专用权,以核准注册的商标和核定使用的商品为限。

第五十七条 有下列行为之一的,均属侵犯注册商标专用权:(一)未经商标注册人的许可,在同一种商品上使用与其注册商标相同的商标的;(二)未经商标注册人的许可,在同一种商品上使用与其注册商标近似的商标,或者在类似商品上使用与其注册商标相同或者近似的商标,容易导致混淆的;(三)销售侵犯注册商标专用权的商品的;(四)伪造、擅自制造他人注册商标标识或者销售伪造、擅自制造的注册商标标识的;(五)未经商标注册人同意,更换其注册商标并将该更换商标的商品又投入市场的；（六）故意为侵犯他人商标专用权行为提供便利条件，帮助他人实施侵犯商标专用权行为的；（七）给他人的注册商标专用权造成其他损害的。

第五十八条 将他人注册商标、未注册的驰名商标作为企业名称中的字号使用，误导公众，构成不正当竞争行为的，依照《中华人民共和国反不正当竞争法》处理。

第五十九条 注册商标中含有的本商品的通用名称、图形、型号，或者直接表示商品的质量、主要原料、功能、用途、重量、数量及其他特点，或者含有的地名，注册商标专用权人无权禁止他人正当使用。三维标志注册商标中含有的商品自身的性质产生的形状、为获得技术效果而需有的商品形状或者使商品具有实质性价值的形状，注册商标专用权人无权禁止他人正当使用。商标注册人申请商标注册前，他人已经在同一种商品或者类似商品上先于商标注册人使用与注册商标相同或者近似并有一定影响的商标的，注册商标专用权人无权禁止该使用人在原使用范围内继续使用该商标，但可以要求其附加适当区别标识。

第六十条 有本法第五十七条所列侵犯注册商标专用权行为之一，引起纠纷的，由当事人协商解决；不愿协商或者协商不成的，商标注册人或者利害关系人可以向人民法院起诉，也可以请求工商行政管理部门处理。工商行政管理部门处理时，认定侵权行为成立的，责令立即停止侵权行为，没收、销毁侵权商品和主要用于制造侵权商品、伪造注册商标标识的工具，违法经营额五万元以上的，可以处违法经营额五倍以下的罚款，没有违法经营额或者违法经营额不足五万元的，可以处二十五万元以下的罚款。对五年内实施两次以上商标侵权行为或者有其他严重情节的，应当从重处罚。销售不知道是侵犯注册商标专用权的商品，能证明该商品是自己合法取得并说明提供者的，由工商行政管理部门责令停止销售。对侵犯商标专用权的赔偿数额的争议，当事人可以请求进行处理的工商行政管理部门调解，也可以依照《中华人民共和国民事诉讼法》向人民法院起诉。经工商行政管理部门调解，当事人未达成协议或者调解书生效后不履行的，当事人可以依照《中华人民共和国民事诉讼法》向人民法院起诉。

第六十一条 对侵犯注册商标专用权的行为，工商行政管理部门有权依法查处；涉嫌犯罪的，应当及时移送司法机关依法处理。

第六十二条 县级以上工商行政管理部门根据已经取得的违法嫌疑证据或者举报，对涉嫌侵犯他人注册商标专用权的行为进行查处时，可以行使下列职权：（一）询问有关当事人，调查与侵犯他人注册商标专用权有关的情况；（二）查阅、复制当事人与侵权活动有关的合同、发票、账簿以及其他有关资料;(三)对当事人涉嫌从事侵犯他人注册商标专用权活动的场所实施现场检查;(四)检查与侵权活动有关的物品;对有证据证明是侵犯他人注册商标专用权的物品,可以查封或者扣押。工商行政管理部门依法行使前款规定的职权时,当事人应当予以协助、配合,不得拒绝、阻挠。在查处商标侵权案件过程中,对商标权属存在争议或者权利人同时向人民法院提起商标侵权诉讼的,工商行政管理部门可以中止案件的查处。中止原因消除后,应当恢复或者终结案件查处程序。

第六十三条　侵犯商标专用权的赔偿数额,按照权利人因被侵权所受到的实际损失确定;实际损失难以确定的,可以按照侵权人因侵权所获得的利益确定;权利人的损失或者侵权人获得的利益难以确定的,参照该商标许可使用费的倍数合理确定。对恶意侵犯商标专用权,情节严重的,可以在按照上述方法确定数额的一倍以上五倍以下确定赔偿数额。赔偿数额应当包括权利人为制止侵权行为所支付的合理开支。人民法院为确定赔偿数额,在权利人已经尽力举证,而与侵权行为相关的账簿、资料主要由侵权人掌握的情况下,可以责令侵权人提供与侵权行为相关的账簿、资料;侵权人不提供或者提供虚假的账簿、资料的,人民法院可以参考权利人的主张和提供的证据判定赔偿数额。权利人因被侵权所受到的实际损失、侵权人因侵权所获得的利益、注册商标许可使用费难以确定的,由人民法院根据侵权行为的情节判决给予五百万元以下的赔偿。人民法院审理商标纠纷案件,应权利人请求,对属于假冒注册商标的商品,除特殊情况外,责令销毁;对主要用于制造假冒注册商标的商品的材料、工具,责令销毁,且不予补偿;或者在特殊情况下,责令禁止前述材料、工具进入商业渠道,且不予补偿。假冒注册商标的商品不得在仅去除假冒注册商标后进入商业渠道。

第六十四条　注册商标专用权人请求赔偿,被控侵权人以注册商标专用权人未使用注册商标提出抗辩的,人民法院可以要求注册商标专用权人提供此前三年内实际使用该注册商标的证据。注册商标专用权人不能证明此前三年内实际使用过该注册商标,也不能证明因侵权行为受到其他损失的,被控侵权人不承担赔偿责任。销售不知道是侵犯注册商标专用权的商品,能证明该商品是自己合法取得并说明提供者的,不承担赔偿责任。

第六十五条　商标注册人或者利害关系人有证据证明他人正在实施或者即将实施侵犯其注册商标专用权的行为,如不及时制止将会使其合法权益受到难以弥补的损害的,可以依法在起诉前向人民法院申请采取责令停止有关行为和财产保全的措施。

第六十六条 为制止侵权行为,在证据可能灭失或者以后难以取得的情况下,商标注册人或者利害关系人可以依法在起诉前向人民法院申请保全证据。

第六十七条 未经商标注册人许可,在同一种商品上使用与其注册商标相同的商标,构成犯罪的,除赔偿被侵权人的损失外,依法追究刑事责任。伪造、擅自制造他人注册商标标识或者销售伪造、擅自制造的注册商标标识,构成犯罪的,除赔偿被侵权人的损失外,依法追究刑事责任。销售明知是假冒注册商标的商品,构成犯罪的,除赔偿被侵权人的损失外,依法追究刑事责任。

第六十八条 商标代理机构有下列行为之一的,由工商行政管理部门责令限期改正,给予警告,处一万元以上十万元以下的罚款;对直接负责的主管人员和其他直接责任人员给予警告,处五千元以上五万元以下的罚款;构成犯罪的,依法追究刑事责任:(一)办理商标事宜过程中,伪造、变造或者使用伪造、变造的法律文件、印章、签名的;(二)以诋毁其他商标代理机构等手段招徕商标代理业务或者以其他不正当手段扰乱商标代理市场秩序的;(三)违反本法第四条、第十九条第三款和第四款规定的。商标代理机构有前款规定行为的,由工商行政管理部门记入信用档案;情节严重的,商标局、商标评审委员会并可以决定停止受理其办理商标代理业务,予以公告。商标代理机构违反诚实信用原则,侵害委托人合法利益的,应当依法承担民事责任,并由商标代理行业组织按照章程规定予以惩戒。对恶意申请商标注册的,根据情节给予警告、罚款等行政处罚;对恶意提起商标诉讼的,由人民法院依法给予处罚。

第六十九条 从事商标注册、管理和复审工作的国家机关工作人员必须秉公执法,廉洁自律,忠于职守,文明服务。商标局、商标评审委员会以及从事商标注册、管理和复审工作的国家机关工作人员不得从事商标代理业务和商品生产经营活动。

第七十条 工商行政管理部门应当建立健全内部监督制度,对负责商标注册、管理和复审工作的国家机关工作人员执行法律、行政法规和遵守纪律的情况,进行监督检查。

第七十一条 从事商标注册、管理和复审工作的国家机关工作人员玩忽职守、滥用职权、徇私舞弊,违法办理商标注册、管理和复审事项,收受当事人财物,牟取不正当利益,构成犯罪的,依法追究刑事责任;尚不构成犯罪的,依法给予处分。

第八章 附 则

第七十二条 申请商标注册和办理其他商标事宜的,应当缴纳费用,具体收费标准另定。

第七十三条 本法自 1983 年 3 月 1 日起施行。1963 年 4 月 10 日国务院公布的《商标管理条例》同时废止;其他有关商标管理的规定,凡与本法抵触的,同时失效。本法施行前已经注册的商标继续有效。

附录 4　　　　知识产权法学习参考网站

中华人民共和国司法部:http://www.moj.gov.cn

中国法院网:https://www.chinacourt.org

中国律师网:http://www.acla.org.cn

中华人民共和国最高人民法院典型案例发布:http://www.court.gov.cn

中国司法案例网:https://anli.court.gov.cn

中国司法大数据服务网:http://data.court.gov.cn

附录 5　　　教育部关于加强学术道德建设的若干意见

为了贯彻"三个代表"重要思想和《公民道德建设实施纲要》精神,在高等学校建设一支热爱祖国、具有强烈使命感、学术作风严谨、理论功底扎实、富有创新精神的高素质学术队伍,营造良好的学术氛围和制度环境,促进学术进步和科技创新,现就端正学术风气,加强学术道德建设的有关问题提出如下意见:

一、充分认识端正学术风气,加强学术道德建设的必要性和紧迫性

随着科教兴国战略的实施和我国社会主义现代化建设事业的推进,教育的改革发展进入了一个新的阶段。教育战线教学科研队伍不断壮大,高等学校学术气氛空前活跃,学术研究成果丰硕,一个百花齐放、百家争鸣、新人辈出、学术繁荣的良好局面正在形成。高等学校为培养人才和发展科学技术做出了重要贡献。在促进学术进步的事业中,广大教育工作者献身科学、殚精竭虑、无私奉献,

付出了艰辛的劳动,同时也为维护和发扬教育界良好的学风和学术道德传统作出了不懈努力,取得了可喜成绩,体现了良好的师德风范。

但是,我们也必须清醒地看到,当前在学术研究工作中存在着不容忽视、某些方面还比较严重的学术风气不正、学术道德失范的问题,主要表现为:研究工作中少数人违背基本学术道德,侵占他人劳动成果,或抄袭剽窃,或请他人代写文章,或署名不实;粗制滥造论文,个别人甚至篡改、伪造研究数据;受不良风气的影响,在研究成果鉴定、项目评审以及学校评估、学位授权审核等工作中也出现了一些弄虚作假,或试图以不正当手段影响评审结果的现象;有的人还利用权力为自己谋取学位、文凭,有些学校在利益驱动下降低标准乱发文凭。这些行为和现象严重损害了教育工作者和学校的形象,给教育事业带来了不良影响。如果听任其发展下去,将会严重污染学术环境,影响学术声誉,阻碍学术进步,进而影响社会发展和民族创新能力,应当引起我们的高度重视。

高等学校是人才培养和科技创新的重要基地。在高等学校倡导并形成崇尚诚实劳动、鼓励科研创新、遵循学术道德、保护知识产权的良好氛围,对于保护教学科研人员的积极性、主动性、创造性,保持高等学校的创新能力和科技竞争力,应对加入世界贸易组织之后国际竞争的挑战,具有重要意义。为此,端正学术风气,加强学术道德建设成为当前我国高等学校一项刻不容缓的重要任务。各级教育行政部门和高等学校要站在依法治国、以德治国,贯彻落实"三个代表"重要思想,实现中华民族伟大复兴的战略高度,充分认识当前端正学术风气,加强学术道德建设的必要性和紧迫性,提高工作的主动性、针对性和实效性,采取切实措施,规范学术行为,树立良好学术风气,促进和保障学术事业的健康发展。

二、端正学术风气,加强学术道德建设的基本要求

加强学术道德建设要以邓小平理论和党的十五届六中全会精神为指导,以国家有关法律法规为依据,针对学术工作中存在的不良现象和行为,建立和完善学术规范,形成有效的学术管理体制和工作机制,端正学术风气,营造良好的学术环境。当前要通过扎实有效的工作,加强对广大教师、教育工作者和学生的学术道德教育,培养求真务实、勇于创新、坚韧不拔、严谨自律的治学态度和学术精神,努力使他们成为良好学术风气的维护者,严谨治学的力行者,优良学术道德的传承者。

——增强献身科教、服务社会的历史使命感和社会责任感。

广大教师和教育工作者要置身于科教兴国和中华民族伟大复兴的宏图伟业

之中,以培养人才、繁荣学术、发展先进文化、推进社会进步为己任,努力攀登科学高峰。要增强事业心、责任感,正确对待学术研究中的名和利,将个人的事业发展与国家、民族的发展需要结合起来,反对沽名钓誉、急功近利、自私自利、损人利己等不良风气。

——坚持实事求是的科学精神和严谨的治学态度。

要忠于真理、探求真知,自觉维护学术尊严和学者的声誉。要模范遵守学术研究的基本规范,以知识创新和技术创新,作为科学研究的直接目标和动力,把学术价值和创新性作为衡量学术水平的标准。在学术研究工作中要坚持严肃认真、严谨细致、一丝不苟的科学态度,不得虚报教育教学和科研成果,反对投机取巧、粗制滥造、盲目追求数量不顾质量的浮躁作风和行为。

树立法制观念,保护知识产权、尊重他人劳动和权益。

要严以律己,依照学术规范,按照有关规定引用和应用他人的研究成果,不得剽窃、抄袭他人成果,不得在未参与工作的研究成果中署名,反对以任何不正当手段谋取利益的行为。

——认真履行职责,维护学术评价的客观公正。

认真负责地参与学术评价,正确运用学术权力,公正地发表评审意见是评审专家的职责。在参与各种推荐、评审、鉴定、答辩和评奖等活动中,要坚持客观公正的评价标准,坚持按章办事,不徇私情,自觉抵制不良社会风气的影响和干扰。

——为人师表、言传身教,加强对青年学生进行学术道德教育。

要向青年学生积极倡导求真务实的学术作风,传播科学方法。要以德修身、率先垂范,用自己高尚的品德和人格力量教育和感染学生,引导学生树立良好的学术道德,帮助学生养成恪守学术规范的习惯。

三、采取切实措施端正学术风气,加强学术道德建设

(一)各级教育行政部门、高等学校和有关单位要高度重视学术道德建设工作。高等学校校长要亲自抓学术道德建设,形成全面动员,齐抓共管,标本兼治的工作格局。要将端正学术风气,加强学术道德建设纳入学校校风建设的整体工作之中,进行统筹规划和实施,使这项工作真正落到实处。要充分发挥学校学术委员会、学位评定委员会等学术管理机构在端正学术风气、加强学术道德建设中的作用,明确其在学术管理和监督方面的职责,完善工作机制,保证学术管理机构的权威性、公正性。

(二)广泛深入地开展端正学术风气、加强学术道德建设教育。严守学术规

范是师德的基本要求。必须加强对青年教师和青年教育工作者的自律和道德养成教育。当前,各级教育行政部门和高等学校要认真组织广大教师和教育工作者学习领会《公民道德建设实施纲要》提出的"爱国守法、明礼诚信、团结友善、勤俭自强、敬业奉献"的道德规范要求以及《著作权法》《专利法》等相关法律法规,广泛深入地开展学术道德宣传教育活动。要将教师职业道德、学术规范和知识产权等方面的法律法规及相关知识作为青年教师岗前培训的重要内容,并纳入学生思想品德课教学内容。要大力宣传严谨治学的典型事例和学术道德建设成绩卓著的单位。鼓励开展健康的学术批评,努力营造良好的学术风气。

(三)加大人事制度改革力度,完善人事考核制度。积极推行教育职员制度,建立强化高校党政管理人员管理职责的考核评价体系。改革职称评审,全面推进教师职务聘任制度,强化岗位、强化聘任。在实施教师职务聘任制和岗位责任制的改革中,积极探索研究制定科学合理的人才评价方法和指标体系,形成有利于端正学术风气、加强学术道德建设的制度环境和良好氛围。将教师职业道德作为一项重要内容纳入教师年度考核。考核结果作为其职务聘任、晋级晋职和评比先进的重要依据。学校领导对学术道德建设工作的重视程度和实际效果,应作为年度述职报告和群众民主测评的重要内容。

(四)建立和完善科学的学术发展与评价机制,鼓励学术创新。高等学校要根据国家有关法律法规,结合实际,认真研究制定规范学术研究行为的规章制度。同时要遵循学术发展的特点和规律,采取有效措施,鼓励创新,多出精品成果。在学位论文答辩、学术论文发表、学术著作出版、科研项目立项与评审、学术奖项评定等方面要体现正确的政策导向,防止重数量轻质量、形式主义,甚至弄虚作假等不良倾向,建立健全公开、公平、公正的学术评价制度。为促进学术研究水准的提高和学术的长远发展,高校出版社、学术期刊要积极探索建立一套专业的、稿件作者和审稿人双向匿名的外部人审稿制度。

(五)建立学术惩戒处罚制度。对违反学术道德的行为,各级教育行政部门和相关机构一经查实要视具体情况给予批评教育,撤销项目,行政处分,取消资格、学位、称号,直至解聘等相应的处理和处罚。根据需要,可聘请相关学科的校内外专家组成学术规范专家界定小组,具体负责对违反学术规范的不道德现象和行为进行界定。对严重违反学术道德、影响极其恶劣的行为,在充分了解事实真相的基础上,通过媒体进行客观公正的批评。触犯法律的,依法追究有关当事人的法律责任。

对学术活动中各种不良行为的调查处理要严格掌握政策尺度,既要坚持原则、严肃认真，又要科学公正、实事求是。要以防微杜渐、教育帮助为主，处罚为辅。要注意分清政策界限，弄清事实真相，保护科研探索的积极性，保护有发展潜力的青年学者。对经查证核实，没有不良行为、受到不正当指控的单位和个人要及时予以保护，采取适当措施加以澄清、正名，使有关调查处理工作真正起到扶正压邪的作用。

（六）加强学历文凭、学位证书的管理工作。高等教育学历文凭、学位证书是受教育者的学业凭证。学历文凭、学位证书的颁发是一项极为严肃的工作。各高等教育管理部门、高等学校要本着对国家和人民负责的态度，进一步完备管理措施，严格按照教育教学要求，规范文凭、证书的颁发工作。各级教育行政部门要采取有力措施，对乱办班、降低标准滥发学历文凭和学位证书，甚至用文凭和证书换取"赞助""捐资"等败坏学风和校风的行为，要严肃查处、决不姑息。对那些违反有关规定滥发学历、学位证书的学校、单位，要进行整顿，对有关责任人要严肃处理。对不具有学历教育资格的教育、培训单位举办的所谓学历班等，要坚决予以取缔。

附录6　　国务院学位委员会关于在学位授予工作中加强学术道德和学术规范建设的意见

学位〔2010〕9 号

各省、自治区、直辖市学位委员会，新疆生产建设兵团教育局，有关部门（单位）教育（人事）司（局），中国人民解放军学位委员会，中共中央党校学位评定委员会，各学位授予单位：

自 1981 年我国实施学位制度以来，各学位授予单位按照《中华人民共和国学位条例》及其暂行实施办法的规定，建立健全规章制度，树立良好学习风气，认真做好学位授予工作，保证了我国学位授予的质量，为我国高层次人才培养做出了重要贡献。近年来，在学位授予工作中出现了一些学术不端行为，损害了我国学位形象。为进一步加强学术道德和学术规范建设，特提出如下意见。

一、在学位授予工作中加强学术道德和学术规范建设，对树立良好学风，培养正直诚信、恪守科学道德、献身科学研究的拔尖创新人才具有重要作用，各学位授予单位必须高度重视学位授予工作中的学术道德和学术规范建设，保证学位授予质量，自觉维护我国学位授予的严肃性和权威性。

二、学位授予单位要建立健全学术道德标准和学术规范,通过各种有效途径,对学位申请者和指导教师进行学术道德和诚信教育。在整个培养过程中,都要安排必修环节,对学位申请者进行学术道德教育和学术规范训练,培养学位申请者严谨的治学态度和求实的科学精神。要进一步加强指导教师的师德教育,督促指导教师自觉维护学术尊严和学者声誉,加强学术自律,恪守学术诚信和学术道德。

三、学位授予单位要不断深化学术评价制度改革,改进学术评价方法,完善与学位授予相关的考核评价制度,建立有利于提高学位授予质量的、科学合理的学术评价体系。

四、学位授予单位应依据《中华人民共和国学位条例》及其暂行实施办法的规定,建立和完善对学位授予工作中舞弊作伪行为的惩处机制,制订切实可行的处理办法,惩治舞弊作伪行为,促进学术自律。

五、在学位授予工作中,学位授予单位对以下的舞弊作伪行为,必须严肃处理。

(一)在学位授予工作各环节中,通过不正当手段获取成绩;

(二)在学位论文或在学期间发表学术论文中存在学术不端行为;

(三)购买或由他人代写学位论文;

(四)其他学术舞弊作伪行为。

六、学位评定委员会是各学位授予单位负责处理学位授予工作中舞弊作伪行为的评决机构。学位授予单位在处理舞弊作伪行为时,要遵循客观、公正、合法的原则,根据舞弊作伪行为的性质和情节轻重,依据法律、法规和有关规章制度对相关人员做如下处理。

(一)对于学位申请者或学位获得者,可分别做出暂缓学位授予、不授予学位或撤销学位授予的处理;

(二)对于指导教师,可做出暂停招生、取消导师资格的处理;严重败坏学术道德的,由学位授予单位依据国家有关学术不端行为处理办法进行处理;

(三)对于参与舞弊作伪行为的相关人员,由学位授予单位按照有关规定进行处理。

处理结果应报省级学位委员会(军队系统报军队学位委员会)备案,并在一定范围内公开,接受社会监督。

七、学位授予单位调查和处理舞弊作伪行为,要规范程序,查清事实,掌握证据,正确把握政策界限;要对举报人提供必要的保护;要建立合理规范的复议程序,接受被调查者的复议申请,并在规定时间内做出复议决定;要维护被调查者的人格尊严和正当合法权益;对受到不当指控的单位和个人要及时予以澄清。

八、学位授予单位是国家授权从事学位工作的法人单位,对保证学位授予质量负有直接责任,要认真履行职责,加强领导,依据本《意见》精神,完善相关规章制度,制订实施细则,采取切实有效的措施,在学位授予工作中加强学术道德和学术规范建设,努力营造良好的学术环境。

九、各省级学位委员会和军队学位委员会应对本区域或本系统学位授予单位落实本《意见》情况进行监督,指导、协助学位授予单位在学位授予工作中做好学术道德和学术规范建设。

国务院学位委员会
二〇一〇年二月九日

附录7　　　　　　**学位论文作假行为处理办法**

中华人民共和国教育部令第 34 号

《学位论文作假行为处理办法》已经 2012 年 6 月 12 日第 22 次部长办公会议审议通过,并经国务院学位委员会同意,现予发布,自 2013 年 1 月 1 日起施行。

教育部部长　袁贵仁
2012 年 11 月 13 日

第一条　为规范学位论文管理,推进建立良好学风,提高人才培养质量,严肃处理学位论文作假行为,根据《中华人民共和国学位条例》《中华人民共和国高等教育法》,制定本办法。

第二条　向学位授予单位申请博士、硕士、学士学位所提交的博士学位论文、硕士学位论文和本科学生毕业论文(毕业设计或其他毕业实践环节)(统称为学位论文),出现本办法所列作假情形的,依照本办法的规定处理。

第三条　本办法所称学位论文作假行为包括下列情形:

(一)购买、出售学位论文或者组织学位论文买卖的;

(二)由他人代写、为他人代写学位论文或者组织学位论文代写的;

（三）剽窃他人作品和学术成果的；

（四）伪造数据的；

（五）有其他严重学位论文作假行为的。

第四条 学位申请人员应当恪守学术道德和学术规范，在指导教师指导下独立完成学位论文。

第五条 指导教师应当对学位申请人员进行学术道德、学术规范教育，对其学位论文研究和撰写过程予以指导，对学位论文是否由其独立完成进行审查。

第六条 学位授予单位应当加强学术诚信建设，健全学位论文审查制度，明确责任、规范程序，审核学位论文的真实性、原创性。

第七条 学位申请人员的学位论文出现购买、由他人代写、剽窃或者伪造数据等作假情形的，学位授予单位可以取消其学位申请资格；已经获得学位的，学位授予单位可以依法撤销其学位，并注销学位证书。取消学位申请资格或者撤销学位的处理决定应当向社会公布。从做出处理决定之日起至少 3 年内，各学位授予单位不得再接受其学位申请。

前款规定的学位申请人员为在读学生的，其所在学校或者学位授予单位可以给予开除学籍处分；为在职人员的，学位授予单位除给予纪律处分外，还应当通报其所在单位。

第八条 为他人代写学位论文、出售学位论文或者组织学位论文买卖、代写的人员，属于在读学生的，其所在学校或者学位授予单位可以给予开除学籍处分；属于学校或者学位授予单位的教师和其他工作人员的，其所在学校或者学位授予单位可以给予开除处分或者解除聘任合同。

第九条 指导教师未履行学术道德和学术规范教育、论文指导和审查把关等职责，其指导的学位论文存在作假情形的，学位授予单位可以给予警告、记过处分；情节严重的，可以降低岗位等级直至给予开除处分或者解除聘任合同。

第十条 学位授予单位应当将学位论文审查情况纳入对学院（系）等学生培养部门的年度考核内容。多次出现学位论文作假或者学位论文作假行为影响恶劣的，学位授予单位应当对该学院（系）等学生培养部门予以通报批评，并可以给予该学院（系）负责人相应的处分。

第十一条 学位授予单位制度不健全、管理混乱，多次出现学位论文作假或者学位论文作假行为影响恶劣的，国务院学位委员会或者省、自治区、直辖市人民政府学位委员会可以暂停或者撤销其相应学科、专业授予学位的资格；国务院教育行政部门或者省、自治区、直辖市人民政府教育行政部门可以核减其招生计划;并由有关主管部门按照国家有关规定对负有直接管理责任的学位授予单位负责人进行问责。

第十二条 发现学位论文有作假嫌疑的,学位授予单位应当确定学术委员会或者其他负有相应职责的机构,必要时可以委托专家组成的专门机构,对其进行调查认定。

第十三条 对学位申请人员、指导教师及其他有关人员做出处理决定前,应当告知并听取当事人的陈述和申辩。

当事人对处理决定不服的,可以依法提出申诉、申请行政复议或者提起行政诉讼。

第十四条 社会中介组织、互联网站和个人,组织或者参与学位论文买卖、代写的,由有关主管机关依法查处。

学位论文作假行为违反有关法律法规规定的,依照有关法律法规的规定追究法律责任。

第十五条 学位授予单位应当依据本办法,制定、完善本单位的相关管理规定。

第十六条 本办法自 2013 年 1 月 1 日起施行。

附录8　　　高等学校预防与处理学术不端行为办法

中华人民共和国教育部令第 40 号

《高等学校预防与处理学术不端行为办法》已于 2016 年 4 月 5 日经教育部 2016 年第 14 次部长办公会议审议通过,现予发布,自 2016 年 9 月 1 日起施行。

教育部部长　袁贵仁

2016 年 6 月 16 日

第一章　总　则

第一条 为有效预防和严肃查处高等学校发生的学术不端行为,维护学术诚信,促进学术创新和发展,根据《中华人民共和国高等教育法》《中华人民共和国科学技术进步法》《中华人民共和国学位条例》等法律法规,制定本办法。

第二条 本办法所称学术不端行为是指高等学校及其教学科研人员、管理人员和学生,在科学研究及相关活动中发生的违反公认的学术准则、违背学术诚信的行为。

第三条 高等学校预防与处理学术不端行为应坚持预防为主、教育与惩戒结合的原则。

第四条 教育部、国务院有关部门和省级教育部门负责制定高等学校学风建设的宏观政策，指导和监督高等学校学风建设工作，建立健全对所主管高等学校重大学术不端行为的处理机制，建立高校学术不端行为的通报与相关信息公开制度。

第五条 高等学校是学术不端行为预防与处理的主体。高等学校应当建设集教育、预防、监督、惩治于一体的学术诚信体系，建立由主要负责人领导的学风建设工作机制，明确职责分工；依据本办法完善本校学术不端行为预防与处理的规则与程序。

高等学校应当充分发挥学术委员会在学风建设方面的作用，支持和保障学术委员会依法履行职责，调查、认定学术不端行为。

第二章 教育与预防

第六条 高等学校应当完善学术治理体系，建立科学公正的学术评价和学术发展制度，营造鼓励创新、宽容失败、不骄不躁、风清气正的学术环境。

高等学校教学科研人员、管理人员、学生在科研活动中应当遵循实事求是的科学精神和严谨认真的治学态度，恪守学术诚信，遵循学术准则，尊重和保护他人知识产权等合法权益。

第七条 高等学校应当将学术规范和学术诚信教育，作为教师培训和学生教育的必要内容，以多种形式开展教育、培训。

教师对其指导的学生应当进行学术规范、学术诚信教育和指导，对学生公开发表论文、研究和撰写学位论文是否符合学术规范、学术诚信要求，进行必要的检查与审核。

第八条 高等学校应当利用信息技术等手段，建立对学术成果、学位论文所涉及内容的知识产权查询制度，健全学术规范监督机制。

第九条 高等学校应当建立健全科研管理制度，在合理期限内保存研究的原始数据和资料，保证科研档案和数据的真实性、完整性。

高等学校应当完善科研项目评审、学术成果鉴定程序，结合学科特点，对非涉密的科研项目申报材料、学术成果的基本信息以适当方式进行公开。

第十条 高等学校应当遵循学术研究规律，建立科学的学术水平考核评价标准、办法,引导教学科研人员和学生潜心研究,形成具有创新性、独创性的研究成果。

第十一条 高等学校应当建立教学科研人员学术诚信记录,在年度考核、职称评定、岗位聘用、课题立项、人才计划、评优奖励中强化学术诚信考核。

第三章 受理与调查

第十二条 高等学校应当明确具体部门,负责受理社会组织、个人对本校教学科研人员、管理人员及学生学术不端行为的举报;有条件的,可以设立专门岗位或者指定专人,负责学术诚信和不端行为举报相关事宜的咨询、受理、调查等工作。

第十三条 对学术不端行为的举报,一般应当以书面方式实名提出,并符合下列条件:

(一)有明确的举报对象;

(二)有实施学术不端行为的事实;

(三)有客观的证据材料或者查证线索。

以匿名方式举报,但事实清楚、证据充分或者线索明确的,高等学校应当视情况予以受理。

第十四条 高等学校对媒体公开报道、其他学术机构或者社会组织主动披露的涉及本校人员的学术不端行为,应当依据职权,主动进行调查处理。

第十五条 高等学校受理机构认为举报材料符合条件的,应当及时作出受理决定,并通知举报人。不予受理的,应当书面说明理由。

第十六条 学术不端行为举报受理后,应当交由学校学术委员会按照相关程序组织开展调查。

学术委员会可委托有关专家就举报内容的合理性、调查的可能性等进行初步审查,并作出是否进入正式调查的决定。

决定不进入正式调查的,应当告知举报人。举报人如有新的证据,可以提出异议。异议成立的,应当进入正式调查。

第十七条 高等学校学术委员会决定进入正式调查的,应当通知被举报人。被调查行为涉及资助项目的,可以同时通知项目资助方。

第十八条 高等学校学术委员会应当组成调查组,负责对被举报行为进行调查;但对事实清楚、证据确凿、情节简单的被举报行为,也可以采用简易调查程序,具体办法由学术委员会确定。

调查组应当不少于 3 人，必要时应当包括学校纪检、监察机构指派的工作人员，可以邀请同行专家参与调查或者以咨询等方式提供学术判断。

被调查行为涉及资助项目的，可以邀请项目资助方委派相关专业人员参与调查组。

第十九条 调查组的组成人员与举报人或者被举报人有合作研究、亲属或者导师学生等直接利害关系的，应当回避。

第二十条 调查可通过查询资料、现场查看、实验检验、询问证人、询问举报人和被举报人等方式进行。调查组认为有必要的，可以委托无利害关系的专家或者第三方专业机构就有关事项进行独立调查或者验证。

第二十一条 调查组在调查过程中，应当认真听取被举报人的陈述、申辩，对有关事实、理由和证据进行核实；认为必要的，可以采取听证方式。

第二十二条 有关单位和个人应当为调查组开展工作提供必要的便利和协助。

举报人、被举报人、证人及其他有关人员应当如实回答询问，配合调查，提供相关证据材料，不得隐瞒或者提供虚假信息。

第二十三条 调查过程中，出现知识产权等争议引发的法律纠纷的，且该争议可能影响行为定性的，应当中止调查，待争议解决后重启调查。

第二十四条 调查组应当在查清事实的基础上形成调查报告。调查报告应当包括学术不端行为责任人的确认、调查过程、事实认定及理由、调查结论等。

学术不端行为由多人集体做出的，调查报告中应当区别各责任人在行为中所发挥的作用。

第二十五条 接触举报材料和参与调查处理的人员，不得向无关人员透露举报人、被举报人个人信息及调查情况。

第四章 认 定

第二十六条 高等学校学术委员会应当对调查组提交的调查报告进行审查；必要的，应当听取调查组的汇报。

学术委员会可以召开全体会议或者授权专门委员会对被调查行为是否构成学术不端行为以及行为的性质、情节等作出认定结论，并依职权作出处理或建议学校作出相应处理。

第二十七条 经调查，确认被举报人在科学研究及相关活动中有下列行为之一的，应当认定为构成学术不端行为：

（一）剽窃、抄袭、侵占他人学术成果；

（二）篡改他人研究成果；

（三）伪造科研数据、资料、文献、注释，或者捏造事实、编造虚假研究成果；

（四）未参加研究或创作而在研究成果、学术论文上署名，未经他人许可而不当使用他人署名，虚构合作者共同署名，或者多人共同完成研究而在成果中未注明他人工作、贡献；

（五）在申报课题、成果、奖励和职务评审评定、申请学位等过程中提供虚假学术信息；

（六）买卖论文、由他人代写或者为他人代写论文；

（七）其他根据高等学校或者有关学术组织、相关科研管理机构制定的规则，属于学术不端的行为。

第二十八条　有学术不端行为且有下列情形之一的，应当认定为情节严重：

（一）造成恶劣影响的；

（二）存在利益输送或者利益交换的；

（三）对举报人进行打击报复的；

（四）有组织实施学术不端行为的；

（五）多次实施学术不端行为的；

（六）其他造成严重后果或者恶劣影响的。

第五章　处　理

第二十九条　高等学校应当根据学术委员会的认定结论和处理建议，结合行为性质和情节轻重，依职权和规定程序对学术不端行为责任人作出如下处理：

（一）通报批评；

（二）终止或者撤销相关的科研项目，并在一定期限内取消申请资格；

（三）撤销学术奖励或者荣誉称号；

（四）辞退或解聘；

（五）法律、法规及规章规定的其他处理措施。

同时，可以依照有关规定，给予警告、记过、降低岗位等级或者撤职、开除等处分。

学术不端行为责任人获得有关部门、机构设立的科研项目、学术奖励或者荣誉称号等利益的，学校应当同时向有关主管部门提出处理建议。

学生有学术不端行为的，还应当按照学生管理的相关规定，给予相应的学籍处分。

学术不端行为与获得学位有直接关联的,由学位授予单位作暂缓授予学位、不授予学位或者依法撤销学位等处理。

第三十条 高等学校对学术不端行为作出处理决定,应当制作处理决定书,载明以下内容:

(一)责任人的基本情况;

(二)经查证的学术不端行为事实;

(三)处理意见和依据;

(四)救济途径和期限;

(五)其他必要内容。

第三十一条 经调查认定,不构成学术不端行为的,根据被举报人申请,高等学校应当通过一定方式为其消除影响、恢复名誉等。

调查处理过程中,发现举报人存在捏造事实、诬告陷害等行为的,应当认定为举报不实或者虚假举报,举报人应当承担相应责任。属于本单位人员的,高等学校应当按照有关规定给予处理;不属于本单位人员的,应通报其所在单位,并提出处理建议。

第三十二条 参与举报受理、调查和处理的人员违反保密等规定,造成不良影响的,按照有关规定给予处分或其他处理。

第六章 复 核

第三十三条 举报人或者学术不端行为责任人对处理决定不服的,可以在收到处理决定之日起 30 日内,以书面形式向高等学校提出异议或者复核申请。

异议和复核不影响处理决定的执行。

第三十四条 高等学校收到异议或者复核申请后,应当交由学术委员会组织讨论,并于 15 日内作出是否受理的决定。

决定受理的,学校或者学术委员会可以另行组织调查组或者委托第三方机构进行调查;决定不予受理的,应当书面通知当事人。

第三十五条 当事人对复核决定不服,仍以同一事实和理由提出异议或者申请复核的,不予受理;向有关主管部门提出申诉的,按照相关规定执行。

第七章 监 督

第三十六条 高等学校应当按年度发布学风建设工作报告,并向社会公开,接受社会监督。

第三十七条　高等学校处理学术不端行为推诿塞责、隐瞒包庇、查处不力的,主管部门可以直接组织或者委托相关机构查处。

第三十八条　高等学校对本校发生的学术不端行为,未能及时查处并做出公正结论,造成恶劣影响的,主管部门应当追究相关领导的责任,并进行通报。

高等学校为获得相关利益,有组织实施学术不端行为的,主管部门调查确认后,应当撤销高等学校由此获得的相关权利、项目以及其他利益,并追究学校主要负责人、直接负责人的责任。

第八章　附　则

第三十九条　高等学校应当根据本办法,结合学校实际和学科特点,制定本校学术不端行为查处规则及处理办法,明确各类学术不端行为的惩处标准。有关规则应当经学校学术委员会和教职工代表大会讨论通过。

第四十条　高等学校主管部门对直接受理的学术不端案件,可自行组织调查组或者指定、委托高等学校、有关机构组织调查、认定。对学术不端行为责任人的处理,根据本办法及国家有关规定执行。

教育系统所属科研机构及其他单位有关人员学术不端行为的调查与处理,可参照本办法执行。

第四十一条　本办法自 2016 年 9 月 1 日起施行。

教育部此前发布的有关规章、文件中的相关规定与本办法不一致的,以本办法为准。

附录9　中共中央办公厅 国务院办公厅印发《关于进一步加强科研诚信建设的若干意见》

科研诚信是科技创新的基石。近年来,我国科研诚信建设在工作机制、制度规范、教育引导、监督惩戒等方面取得了显著成效,但整体上仍存在短板和薄弱环节,违背科研诚信要求的行为时有发生。为全面贯彻党的十九大精神,培育和践行社会主义核心价值观,弘扬科学精神,倡导创新文化,加快建设创新型国家,现就进一步加强科研诚信建设、营造诚实守信的良好科研环境提出以下意见。

一、总体要求

（一）指导思想。全面贯彻党的十九大和十九届二中、三中全会精神，以习近平新时代中国特色社会主义思想为指导，落实党中央、国务院关于社会信用体系建设的总体要求，以优化科技创新环境为目标，以推进科研诚信建设制度化为重点，以健全完善科研诚信工作机制为保障，坚持预防与惩治并举，坚持自律与监督并重，坚持无禁区、全覆盖、零容忍，严肃查处违背科研诚信要求的行为，着力打造共建共享共治的科研诚信建设新格局，营造诚实守信、追求真理、崇尚创新、鼓励探索、勇攀高峰的良好氛围，为建设世界科技强国奠定坚实的社会文化基础。

（二）基本原则。

——明确责任，协调有序。加强顶层设计、统筹协调，明确科研诚信建设各主体职责，加强部门沟通、协同、联动，形成全社会推进科研诚信建设合力。

——系统推进，重点突破。构建符合科研规律、适应建设世界科技强国要求的科研诚信体系。坚持问题导向，重点在实践养成、调查处理等方面实现突破，在提高诚信意识、优化科研环境等方面取得实效。

——激励创新，宽容失败。充分尊重科学研究灵感瞬间性、方式多样性、路径不确定性的特点，重视科研试错探索的价值，建立鼓励创新、宽容失败的容错纠错机制，形成敢为人先、勇于探索的科研氛围。

——坚守底线，终身追责。综合采取教育引导、合同约定、社会监督等多种方式，营造坚守底线、严格自律的制度环境和社会氛围，让守信者一路绿灯，失信者处处受限。坚持零容忍，强化责任追究，对严重违背科研诚信要求的行为依法依规终身追责。

（三）主要目标。在各方共同努力下，科学规范、激励有效、惩处有力的科研诚信制度规则健全完备，职责清晰、协调有序、监管到位的科研诚信工作机制有效运行，覆盖全面、共享联动、动态管理的科研诚信信息系统建立完善，广大科研人员的诚信意识显著增强，弘扬科学精神、恪守诚信规范成为科技界的共同理念和自觉行动，全社会的诚信基础和创新生态持续巩固发展，为建设创新型国家和世界科技强国奠定坚实基础，为把我国建成富强民主文明和谐美丽的社会主义现代化强国提供重要支撑。

二、完善科研诚信管理工作机制和责任体系

（四）建立健全职责明确、高效协同的科研诚信管理体系。科技部、中国社科院分别负责自然科学领域和哲学社会科学领域科研诚信工作的统筹协调和宏观指导。地方各级政府和相关行业主管部门要积极采取措施加强本地区本系统的科研诚信建设，充实工作力量，强化工作保障。科技计划管理部门要加强科技计划的科研诚信管理，建立健全以诚信为基础的科技计划监管机制，将科研诚信要求融入科技计划管理全过程。教育、卫生健康、新闻出版等部门要明确要求教育、医疗、学术期刊出版等单位完善内控制度，加强科研诚信建设。中国科学院、中国工程院、中国科协要强化对院士的科研诚信要求和监督管理，加强院士推荐（提名）的诚信审核。

（五）从事科研活动及参与科技管理服务的各类机构要切实履行科研诚信建设的主体责任。从事科研活动的各类企业、事业单位、社会组织等是科研诚信建设第一责任主体，要对加强科研诚信建设作出具体安排，将科研诚信工作纳入常态化管理。通过单位章程、员工行为规范、岗位说明书等内部规章制度及聘用合同，对本单位员工遵守科研诚信要求及责任追究作出明确规定或约定。

科研机构、高等学校要通过单位章程或制定学术委员会章程，对学术委员会科研诚信工作任务、职责权限作出明确规定，并在工作经费、办事机构、专职人员等方面提供必要保障。学术委员会要认真履行科研诚信建设职责，切实发挥审议、评定、受理、调查、监督、咨询等作用，对违背科研诚信要求的行为，发现一起，查处一起。学术委员会要组织开展或委托基层学术组织、第三方机构对本单位科研人员的重要学术论文等科研成果进行全覆盖核查，核查工作应以 3~5 年为周期持续开展。

科技计划（专项、基金等）项目管理专业机构要严格按照科研诚信要求，加强立项评审、项目管理、验收评估等科技计划全过程和项目承担单位、评审专家等科技计划各类主体的科研诚信管理，对违背科研诚信要求的行为要严肃查处。

从事科技评估、科技咨询、科技成果转化、科技企业孵化和科研经费审计等的科技中介服务机构要严格遵守行业规范，强化诚信管理，自觉接受监督。

（六）学会、协会、研究会等社会团体要发挥自律自净功能。学会、协会、研究会等社会团体要主动发挥作用，在各自领域积极开展科研活动行为规范制定、诚信教育引导、诚信案件调查认定、科研诚信理论研究等工作，实现自我规范、自我管理、自我净化。

（七）从事科研活动和参与科技管理服务的各类人员要坚守底线、严格自律。科研人员要恪守科学道德准则，遵守科研活动规范，践行科研诚信要求，不得抄袭、剽窃他人科研成果或者伪造、篡改研究数据、研究结论；不得购买、代写、代投论文，虚构同行评议专家及评议意见；不得违反论文署名规范，擅自标注或虚假标注获得科技计划（专项、基金等）等资助；不得弄虚作假，骗取科技计划（专项、基金等）项目、科研经费以及奖励、荣誉等；不得有其他违背科研诚信要求的行为。

项目（课题）负责人、研究生导师等要充分发挥言传身教作用，加强对项目（课题）成员、学生的科研诚信管理，对重要论文等科研成果的署名、研究数据真实性、实验可重复性等进行诚信审核和学术把关。院士等杰出高级专家要在科研诚信建设中发挥示范带动作用，做遵守科研道德的模范和表率。

评审专家、咨询专家、评估人员、经费审计人员等要忠于职守，严格遵守科研诚信要求和职业道德，按照有关规定、程序和办法，实事求是，独立、客观、公正开展工作，为科技管理决策提供负责任、高质量的咨询评审意见。科技管理人员要正确履行管理、指导、监督职责，全面落实科研诚信要求。

三、加强科研活动全流程诚信管理

（八）加强科技计划全过程的科研诚信管理。科技计划管理部门要修改完善各级各类科技计划项目管理制度，将科研诚信建设要求落实到项目指南、立项评审、过程管理、结题验收和监督评估等科技计划管理全过程。要在各类科研合同（任务书、协议等）中约定科研诚信义务和违约责任追究条款，加强科研诚信合同管理。完善科技计划监督检查机制，加强对相关责任主体科研诚信履责情况的经常性检查。

（九）全面实施科研诚信承诺制。相关行业主管部门、项目管理专业机构等要在科技计划项目、创新基地、院士增选、科技奖励、重大人才工程等工作中实施科研诚信承诺制度，要求从事推荐（提名）、申报、评审、评估等工作的相关人员签署科研诚信承诺书，明确承诺事项和违背承诺的处理要求。

（十）强化科研诚信审核。科技计划管理部门、项目管理专业机构要对科技计划项目申请人开展科研诚信审核，将具备良好的科研诚信状况作为参与各类科技计划的必备条件。对严重违背科研诚信要求的责任者，实行"一票否决"。相关行业主管部门要将科研诚信审核作为院士增选、科技奖励、职称评定、学位授予等工作的必经程序。

（十一）建立健全学术论文等科研成果管理制度。科技计划管理部门、项目管理专业机构要加强对科技计划成果质量、效益、影响的评估。从事科学研究活动的企业、事业单位、社会组织等应加强科研成果管理，建立学术论文发表诚信承诺制度、科研过程可追溯制度、科研成果检查和报告制度等成果管理制度。学术论文等科研成果存在违背科研诚信要求情形的，应对相应责任人严肃处理并要求其采取撤回论文等措施，消除不良影响。

（十二）着力深化科研评价制度改革。推进项目评审、人才评价、机构评估改革，建立以科技创新质量、贡献、绩效为导向的分类评价制度，将科研诚信状况作为各类评价的重要指标，提倡严谨治学，反对急功近利。坚持分类评价，突出品德、能力、业绩导向，注重标志性成果质量、贡献、影响，推行代表作评价制度，不把论文、专利、荣誉性头衔、承担项目、获奖等情况作为限制性条件，防止简单量化、重数量轻质量、"一刀切"等倾向。尊重科学研究规律，合理设定评价周期，建立重大科学研究长周期考核机制。开展临床医学研究人员评价改革试点，建立设置合理、评价科学、管理规范、运转协调、服务全面的临床医学研究人员考核评价体系。

四、进一步推进科研诚信制度化建设

（十三）完善科研诚信管理制度。科技部、中国社科院要会同相关单位加强科研诚信制度建设，完善教育宣传、诚信案件调查处理、信息采集、分类评价等管理制度。从事科学研究的企业、事业单位、社会组织等应建立健全本单位教育预防、科研活动记录、科研档案保存等各项制度，明晰责任主体，完善内部监督约束机制。

（十四）完善违背科研诚信要求行为的调查处理规则。科技部、中国社科院要会同教育部、国家卫生健康委、中国科学院、中国科协等部门和单位依法依规研究制定统一的调查处理规则，对举报受理、调查程序、职责分工、处理尺度、申诉、实名举报人及被举报人保护等作出明确规定。从事科学研究的企业、事业单位、社会组织等应制定本单位的调查处理办法，明确调查程序、处理规则、处理措施等具体要求。

（十五）建立健全学术期刊管理和预警制度。新闻出版等部门要完善期刊管理制度，采取有效措施，加强高水平学术期刊建设，强化学术水平和社会效益优先要求，提升我国学术期刊影响力，提高学术期刊国际话语权。学术期刊应充分发挥在科研诚信建设中的作用，切实提高审稿质量，加强对学术论文的审核把关。

科技部要建立学术期刊预警机制,支持相关机构发布国内和国际学术期刊预警名单,并实行动态跟踪、及时调整。将罔顾学术质量、管理混乱、商业利益至上,造成恶劣影响的学术期刊,列入黑名单。论文作者所在单位应加强对本单位科研人员发表论文的管理,对在列入预警名单的学术期刊上发表论文的科研人员,要及时警示提醒;对在列入黑名单的学术期刊上发表的论文,在各类评审评价中不予认可,不得报销论文发表的相关费用。

五、切实加强科研诚信的教育和宣传

(十六)加强科研诚信教育。从事科学研究的企业、事业单位、社会组织应将科研诚信工作纳入日常管理,加强对科研人员、教师、青年学生等的科研诚信教育,在入学入职、职称晋升、参与科技计划项目等重要节点必须开展科研诚信教育。对在科研诚信方面存在倾向性、苗头性问题的人员,所在单位应当及时开展科研诚信诫勉谈话,加强教育。

科技计划管理部门、项目管理专业机构以及项目承担单位,应当结合科技计划组织实施的特点,对承担或参与科技计划项目的科研人员有效开展科研诚信教育。

(十七)充分发挥学会、协会、研究会等社会团体的教育培训作用。学会、协会、研究会等社会团体要主动加强科研诚信教育培训工作,帮助科研人员熟悉和掌握科研诚信具体要求,引导科研人员自觉抵制弄虚作假、欺诈剽窃等行为,开展负责任的科学研究。

(十八)加强科研诚信宣传。创新手段,拓宽渠道,充分利用广播电视、报纸、杂志等传统媒体及微博、微信、手机客户端等新媒体,加强科研诚信宣传教育。大力宣传科研诚信典范榜样,发挥典型人物示范作用。及时曝光违背科研诚信要求的典型案例,开展警示教育。

六、严肃查处严重违背科研诚信要求的行为

(十九)切实履行调查处理责任。自然科学论文造假监管由科技部负责,哲学社会科学论文造假监管由中国社科院负责。科技部、中国社科院要明确相关机构负责科研诚信工作,做好受理举报、核查事实、日常监管等工作,建立跨部门联合调查机制,组织开展对科研诚信重大案件联合调查。违背科研诚信要求行为人所在单位是调查处理第一责任主体,应当明确本单位科研诚信机构和监察审计机构等调查处理职责分工,积极主动、公正公平开展调查处理。相关行业主

管部门应按照职责权限和隶属关系,加强指导和及时督促,坚持学术、行政两条线,注重发挥学会、协会、研究会等社会团体作用。对从事学术论文买卖、代写代投以及伪造、虚构、篡改研究数据等违法违规活动的中介服务机构,市场监督管理、公安等部门应主动开展调查,严肃惩处。保障相关责任主体申诉权等合法权利,事实认定和处理决定应履行对当事人的告知义务,依法依规及时公布处理结果。科研人员应当积极配合调查,及时提供完整有效的科学研究记录,对拒不配合调查、隐匿销毁研究记录的,要从重处理。对捏造事实、诬告陷害的,要依据有关规定严肃处理;对举报不实、给被举报单位和个人造成严重影响的,要及时澄清、消除影响。

(二十)严厉打击严重违背科研诚信要求的行为。坚持零容忍,保持对严重违背科研诚信要求行为严厉打击的高压态势,严肃责任追究。建立终身追究制度,依法依规对严重违背科研诚信要求行为实行终身追究,一经发现,随时调查处理。积极开展对严重违背科研诚信要求行为的刑事规制理论研究,推动立法、司法部门适时出台相应刑事制裁措施。

相关行业主管部门或严重违背科研诚信要求责任人所在单位要区分不同情况,对责任人给予科研诚信诫勉谈话;取消项目立项资格,撤销已获资助项目或终止项目合同,追回科研项目经费;撤销获得的奖励、荣誉称号,追回奖金;依法开除学籍,撤销学位、教师资格,收回医师执业证书等;一定期限直至终身取消晋升职务职称、申报科技计划项目、担任评审评估专家、被提名为院士候选人等资格;依法依规解除劳动合同、聘用合同;终身禁止在政府举办的学校、医院、科研机构等从事教学、科研工作等处罚,以及记入科研诚信严重失信行为数据库或列入观察名单等其他处理。严重违背科研诚信要求责任人属于公职人员的,依法依规给予处分;属于党员的,依纪依规给予党纪处分。涉嫌存在诈骗、贪污科研经费等违法犯罪行为的,依法移交监察、司法机关处理。

对包庇、纵容甚至骗取各类财政资助项目或奖励的单位,有关主管部门要给予约谈主要负责人、停拨或核减经费、记入科研诚信严重失信行为数据库、移送司法机关等处理。

(二十一)开展联合惩戒。加强科研诚信信息跨部门跨区域共享共用,依法依规对严重违背科研诚信要求责任人采取联合惩戒措施。推动各级各类科技计划统一处理规则,对相关处理结果互认。将科研诚信状况与学籍管理、学历学位授予、科研项目立项、专业技术职务评聘、岗位聘用、评选表彰、院士增选、人才基地评审等挂钩。推动在行政许可、公共采购、评先创优、金融支持、资质等级评定、纳税信用评价等工作中将科研诚信状况作为重要参考。

七、加快推进科研诚信信息化建设

（二十二）建立完善科研诚信信息系统。科技部会同中国社科院建立完善覆盖全国的自然科学和哲学社会科学科研诚信信息系统，对科研人员、相关机构、组织等的科研诚信状况进行记录。研究拟订科学合理、适用不同类型科研活动和对象特点的科研诚信评价指标、方法模型，明确评价方式、周期、程序等内容。重点对参与科技计划（项目）组织管理或实施、科技统计等科技活动的项目承担人员、咨询评审专家，以及项目管理专业机构、项目承担单位、中介服务机构等相关责任主体开展诚信评价。

（二十三）规范科研诚信信息管理。建立健全科研诚信信息采集、记录、评价、应用等管理制度，明确实施主体、程序、要求。根据不同责任主体的特点，制定面向不同类型科技活动的科研诚信信息目录，明确信息类别和管理流程，规范信息采集的范围、内容、方式和信息应用等。

（二十四）加强科研诚信信息共享应用。逐步推动科研诚信信息系统与全国信用信息共享平台、地方科研诚信信息系统互联互通，分阶段分权限实现信息共享，为实现跨部门跨地区联合惩戒提供支撑。

八、保障措施

（二十五）加强党对科研诚信建设工作的领导。各级党委（党组）要高度重视科研诚信建设，切实加强领导，明确任务，细化分工，扎实推进。有关部门、地方应整合现有科研保障措施，建立科研诚信建设目标责任制，明确任务分工，细化目标责任，明确完成时间。科技部要建立科研诚信建设情况督查和通报制度，对工作取得明显成效的地方、部门和机构进行表彰；对措施不得力、工作不落实的，予以通报批评，督促整改。

（二十六）发挥社会监督和舆论引导作用。充分发挥社会公众、新闻媒体等对科研诚信建设的监督作用。畅通举报渠道，鼓励对违背科研诚信要求的行为进行负责任实名举报。新闻媒体要加强对科研诚信正面引导。对社会舆论广泛关注的科研诚信事件，当事人所在单位和行业主管部门要及时采取措施调查处理，及时公布调查处理结果。

（二十七）加强监测评估。开展科研诚信建设情况动态监测和第三方评估，监测和评估结果作为改进完善相关工作的重要基础以及科研事业单位绩效评价、企业享受政府资助等的重要依据。对重大科研诚信事件及时开展跟踪监测和分析。定期发布中国科研诚信状况报告。

（二十八）积极开展国际交流合作。积极开展与相关国家、国际组织等的交流合作，加强对科技发展带来的科研诚信建设新情况新问题研究，共同完善国际科研规范，有效应对跨国跨地区科研诚信案件。

附录10 **教育部办公厅关于严厉查处高等学校**
学位论文买卖、代写行为的通知

教督厅函〔2018〕6 号

各省、自治区、直辖市教育厅（教委），新疆生产建设兵团教育局，有关部门（单位）教育司（局），部属各高等学校：

近年来，在各级教育行政部门、学位授予单位和指导教师的共同努力下，学位论文作假行为得到有效遏制，人才培养质量得到明显提升。但由于部分学位授予单位在学风建设、学术诚信养成、学位论文审查等方面还存在薄弱环节，学位论文买卖、代写行为仍时有发生，造成了不良社会影响。为进一步规范学位论文管理，加强学术诚信建设，提高人才培养质量，现就有关事项通知如下：

一、切实提高认识。学位论文是实现人才培养目标的重要环节，是进行科学研究训练的重要途径，是学生毕业与学位资格认证的重要依据，各省级教育行政部门和学位授予单位要高度重视，充分认识严厉查处学位论文买卖、代写行为的重要性和紧迫性，进一步增强责任意识，健全制度机制，强化学风建设，严格论文审查，严厉查处学位论文买卖、代写等作假行为。

二、完善工作机制。各省级教育行政部门要加强与当地网信、市场监管、公安等有关部门在信息沟通、专项整治等方面的协调配合，对发现的涉及学位论文买卖、代写等违法违规信息和行为，要及时向上述部门通报，会同相关部门采取针对性措施予以整治，形成常态化的查处工作机制。学位授予单位要认真落实《学位论文作假行为处理办法》《高等学校预防与处理学术不端行为办法》要求，加强学风建设，强化学术诚信教育，明确工作职责，健全考评体系，完善查处办法，规范查处程序，加大惩戒力度。

三、严格责任落实。各省级教育行政部门是查处学位论文买卖、代写行为的监管主体，要切实加强统筹指导，完善政策制度，细化工作举措，健全监督机制，规范处理流程,强化部门协调,及时开展专项整治。学位授予单位是查处学位论文买卖、代写行为的责任主体,要明确单位有关部门、学位委员会、学术委员会和指导教师职责,加强学位论文全过程管理,及时摸排并报告论文买卖、代写信息和行为。指导教师是查处学位论文买卖、代写行为的第一责任人,要加强对学生学术道德、学术规范的教育,加强对学位论文研究及撰写过程的指导,并对学位论文是否由其独立完成进行审查,确保原创性。

四、加强教育宣传。学位授予单位要切实加强学风建设,激发学生内在学习动力,培养专业学习兴趣,强化学术规范训练,提升学生科研能力和学术素养。切实加强学术道德和诚信教育,引导学生养成实事求是的科学精神和严谨认真的治学态度。指导教师要自觉加强师德师风建设,强化学科知识传授、科研方法指导和学术规范教导,教育和引领学生恪守学术诚信,遵守学术准则。要广泛宣传学位论文买卖、代写行为危害和典型案例,曝光查处的违法违规行为,引导教师、学生自觉抵制学位论文作假行为。

五、强化监督检查。各省级教育行政部门和学位授予单位要设置学位论文买卖、代写行为处理举报电话,主动接受社会监督举报。要按照相关政策要求,认真做好学位论文抽检工作。学位授予单位要利用信息技术手段,加强对学位论文原创性审查。教育部将依据学位论文作假行为处理备案信息平台和有关动态监测数据,对学位授予单位进行专项督导。

六、严肃责任追究。教育行政部门要严格落实学位论文作假处理有关规定,对不履行主体责任,出现学位论文买卖、代写行为的学位授予单位,要视情节轻重分别核减招生计划,国家学位主管部门可暂停或撤销相应学科、专业授予学位的资格,有关主管部门按照国家有关规定对负有直接责任的单位负责人进行问责。对履职不力、所指导学生的学位论文存在买卖、代写情形的指导教师,要追究其失职责任。对参与购买、代写学位论文的学生,给予开除学籍处分。已获得学历证书、学位证书的,依法予以撤销。被撤销的学历证书、学位证书已注册的,应当予以注销并报教育行政部门宣布无效。

各省级教育行政部门、有关部门(单位)教育司(局)和部属各高等学校要抓紧部署一次专项检查,并于 2018 年 9 月 15 日前以公函形式将开展学位论文买卖、代写行为处理工作专项检查情况报送我部教育督导局(纸质材料和电子材料各一份)。

联系人及电话:教育部教育督导局 欧震远 010-66097825
电子邮箱:weihuan@moe.edu.cn

邮寄地址：北京市西城区大木仓胡同 37 号
邮政编码：100816

教育部办公厅
2018 年 7 月 4 日

附录 11　　中共中央办公厅 国务院办公厅印发
《关于进一步完善中央财政科研项目
资金管理等政策的若干意见》

《中共中央、国务院关于深化体制机制改革加快实施创新驱动发展战略的若干意见》和《国务院关于改进加强中央财政科研项目和资金管理的若干意见》印发以来，有力激发了创新创造活力，促进了科技事业发展，但也存在一些改革措施落实不到位、科研项目资金管理不够完善等问题。为贯彻落实中央关于深化改革创新、形成充满活力的科技管理和运行机制的要求，进一步完善中央财政科研项目资金管理等政策，现提出以下意见。

一、总体要求

全面贯彻落实党的十八大和十八届三中、四中、五中全会及全国科技创新大会精神，以邓小平理论、"三个代表"重要思想、科学发展观为指导，深入学习贯彻习近平总书记系列重要讲话精神，按照党中央、国务院决策部署，牢固树立和贯彻落实创新、协调、绿色、开放、共享的发展理念，深入实施创新驱动发展战略，促进大众创业、万众创新，进一步推进简政放权、放管结合、优化服务，改革和创新科研经费使用和管理方式，促进形成充满活力的科技管理和运行机制，以深化改革更好激发广大科研人员积极性。

——坚持以人为本。以调动科研人员积极性和创造性为出发点和落脚点，强化激励机制，加大激励力度，激发创新创造活力。

——坚持遵循规律。按照科研活动规律和财政预算管理要求，完善管理政策，优化管理流程，改进管理方式，适应科研活动实际需要。

——坚持"放管服"结合。进一步简政放权、放管结合、优化服务，扩大高校、科研院所在科研项目资金、差旅会议、基本建设、科研仪器设备采购等方面的管理权限，为科研人员潜心研究营造良好环境。同时，加强事中事后监管，严肃查处违法违纪问题。

——坚持政策落实落地。细化实化政策规定，加强督查，狠抓落实，打通政策执行中的"堵点"，增强科研人员改革的成就感和获得感。

二、改进中央财政科研项目资金管理

（一）简化预算编制，下放预算调剂权限。根据科研活动规律和特点，改进预算编制方法，实行部门预算批复前项目资金预拨制度，保证科研人员及时使用项目资金。下放预算调剂权限，在项目总预算不变的情况下，将直接费用中的材料费、测试化验加工费、燃料动力费、出版/文献/信息传播/知识产权事务费及其他支出预算调剂权下放给项目承担单位。简化预算编制科目，合并会议费、差旅费、国际合作与交流费科目，由科研人员结合科研活动实际需要编制预算并按规定统筹安排使用，其中不超过直接费用10％的，不需要提供预算测算依据。

（二）提高间接费用比重，加大绩效激励力度。中央财政科技计划（专项、基金等）中实行公开竞争方式的研发类项目，均要设立间接费用，核定比例可以提高到不超过直接费用扣除设备购置费的一定比例：500万元以下的部分为20％，500万元至1000万元的部分为15％，1000万元以上的部分为13％。加大对科研人员的激励力度，取消绩效支出比例限制。项目承担单位在统筹安排间接费用时，要处理好合理分摊间接成本和对科研人员激励的关系，绩效支出安排与科研人员在项目工作中的实际贡献挂钩。

（三）明确劳务费开支范围，不设比例限制。参与项目研究的研究生、博士后、访问学者以及项目聘用的研究人员、科研辅助人员等，均可开支劳务费。项目聘用人员的劳务费开支标准，参照当地科学研究和技术服务业从业人员平均工资水平，根据其在项目研究中承担的工作任务确定，其社会保险补助纳入劳务费科目列支。劳务费预算不设比例限制，由项目承担单位和科研人员据实编制。

（四）改进结转结余资金留用处理方式。项目实施期间，年度剩余资金可结转下一年度继续使用。项目完成任务目标并通过验收后，结余资金按规定留归项目承担单位使用，在2年内由项目承担单位统筹安排用于科研活动的直接支出；2年后未使用完的，按规定收回。

（五）自主规范管理横向经费。项目承担单位以市场委托方式取得的横向经费，纳入单位财务统一管理，由项目承担单位按照委托方要求或合同约定管理使用。

三、完善中央高校、科研院所差旅会议管理

（一）改进中央高校、科研院所教学科研人员差旅费管理。中央高校、科研院所可根据教学、科研、管理工作实际需要，按照精简高效、厉行节约的原则，研究制定差旅费管理办法，合理确定教学科研人员乘坐交通工具等级和住宿费标准。对于难以取得住宿费发票的，中央高校、科研院所在确保真实性的前提下，据实报销城市间交通费，并按规定标准发放伙食补助费和市内交通费。

（二）完善中央高校、科研院所会议管理。中央高校、科研院所因教学、科研需要举办的业务性会议（如学术会议、研讨会、评审会、座谈会、答辩会等），会议次数、天数、人数以及会议费开支范围、标准等，由中央高校、科研院所按照实事求是、精简高效、厉行节约的原则确定。会议代表参加会议所发生的城市间交通费，原则上按差旅费管理规定由所在单位报销；因工作需要，邀请国内外专家、学者和有关人员参加会议，对确需负担的城市间交通费、国际旅费，可由主办单位在会议费等费用中报销。

四、完善中央高校、科研院所科研仪器设备采购管理

（一）改进中央高校、科研院所政府采购管理。中央高校、科研院所可自行采购科研仪器设备，自行选择科研仪器设备评审专家。财政部要简化政府采购项目预算调剂和变更政府采购方式审批流程。中央高校、科研院所要切实做好设备采购的监督管理，做到全程公开、透明、可追溯。

（二）优化进口仪器设备采购服务。对中央高校、科研院所采购进口仪器设备实行备案制管理。继续落实进口科研教学用品免税政策。

五、完善中央高校、科研院所基本建设项目管理

（一）扩大中央高校、科研院所基本建设项目管理权限。对中央高校、科研院所利用自有资金、不申请政府投资建设的项目，由中央高校、科研院所自主决策，报主管部门备案，不再进行审批。国家发展改革委和中央高校、科研院所主管部门要加强对中央高校、科研院所基本建设项目的指导和监督检查。

（二）简化中央高校、科研院所基本建设项目审批程序。中央高校、科研院所主管部门要指导中央高校、科研院所编制五年建设规划，对列入规划的基本建设项目不再审批项目建议书。简化中央高校、科研院所基本建设项目城乡规划、用地以及环评、能评等审批手续，缩短审批周期。

六、规范管理,改进服务

(一)强化法人责任,规范资金管理。项目承担单位要认真落实国家有关政策规定,按照权责一致的要求,强化自我约束和自我规范,确保接得住、管得好。制定内部管理办法,落实项目预算调剂、间接费用统筹使用、劳务费分配管理、结余资金使用等管理权限;加强预算审核把关,规范财务支出行为,完善内部风险防控机制,强化资金使用绩效评价,保障资金使用安全规范有效;实行内部公开制度,主动公开项目预算、预算调剂、资金使用(重点是间接费用、外拨资金、结余资金使用)、研究成果等情况。

(二)加强统筹协调,精简检查评审。科技部、项目主管部门、财政部要加强对科研项目资金监督的制度规范、年度计划、结果运用等的统筹协调,建立职责明确、分工负责的协同工作机制。科技部、项目主管部门要加快清理规范委托中介机构对科研项目开展的各种检查评审,加强对前期已经开展相关检查结果的使用,推进检查结果共享,减少检查数量,改进检查方式,避免重复检查、多头检查、过度检查。

(三)创新服务方式,让科研人员潜心从事科学研究。项目承担单位要建立健全科研财务助理制度,为科研人员在项目预算编制和调剂、经费支出、财务决算和验收等方面提供专业化服务,科研财务助理所需费用可由项目承担单位根据情况通过科研项目资金等渠道解决。充分利用信息化手段,建立健全单位内部科研、财务部门和项目负责人共享的信息平台,提高科研管理效率和便利化程度。制定符合科研实际需要的内部报销规定,切实解决野外考察、心理测试等科研活动中无法取得发票或财政性票据,以及邀请外国专家来华参加学术交流发生费用等的报销问题。

七、加强制度建设和工作督查,确保政策措施落地见效

(一)尽快出台操作性强的实施细则。项目主管部门要完善预算编制指南,指导项目承担单位和科研人员科学合理编制项目预算;制定预算评估评审工作细则,优化评估程序和方法,规范评估行为,建立健全与项目申请者及时沟通反馈机制;制定财务验收工作细则,规范委托中介机构开展的财务检查。2016年9月1日前,中央高校、科研院所要制定出台差旅费、会议费内部管理办法,其主管部门要加强工作指导和统筹;2016年年底前,项目主管部门要制定出台相关实施细则,项目承担单位要制定或修订科研项目资金内部管理办法和报销规定。

以后年度承担科研项目的单位要于当年制定出台相关管理办法和规定。

（二）加强对政策措施落实情况的督查指导。财政部、科技部要适时组织开展对项目承担单位科研项目资金等管理权限落实、内部管理办法制定、创新服务方式、内控机制建设、相关事项内部公开等情况的督查，对督查情况以适当方式进行通报，并将督查结果纳入信用管理，与间接费用核定、结余资金留用等挂钩。审计机关要依法开展对政策措施落实情况和财政资金的审计监督。项目主管部门要督促指导所属单位完善内部管理，确保国家政策规定落到实处。

财政部、中央级社科类科研项目主管部门要结合社会科学研究的规律和特点，参照本意见尽快修订中央级社科类科研项目资金管理办法。

各地区要参照本意见精神，结合实际，加快推进科研项目资金管理改革等各项工作。

附录 12　　科学技术活动违规行为处理暂行规定

科学技术部令第 19 号

《科学技术活动违规行为处理暂行规定》已经 2020 年 6 月 18 日科学技术部第 10 次部务会审议通过，现予公布，自 2020 年 9 月 1 日起施行。

部长　王志刚

二〇二〇年七月十七日

第一章　总　则

第一条　为规范科学技术活动违规行为处理，营造风清气正的良好科研氛围，根据《中华人民共和国科学技术进步法》等法律法规，制定本规定。

第二条　对下列单位和人员在开展有关科学技术活动过程中出现的违规行为的处理，适用本规定。

（一）受托管理机构及其工作人员，即受科学技术行政部门委托开展相关科学技术活动管理工作的机构及其工作人员；

（二）科学技术活动实施单位，即具体开展科学技术活动的科学技术研究开发机构、高等学校、企业及其他组织；

（三）科学技术人员，即直接从事科学技术活动的人员和为科学技术活动提供管理、服务的人员；

（四）科学技术活动咨询评审专家，即为科学技术活动提供咨询、评审、评估、评价等意见的专业人员；

（五）第三方科学技术服务机构及其工作人员，即为科学技术活动提供审计、咨询、绩效评估评价、经纪、知识产权代理、检验检测、出版等服务的第三方机构及其工作人员。

第三条 科学技术部加强对科学技术活动违规行为处理工作的统筹、协调和督促指导。

各级科学技术行政部门根据职责和权限对科学技术活动实施中发生的违规行为进行处理。

第四条 科学技术活动违规行为的处理，应区分主观过错、性质、情节和危害程度，做到程序正当、事实清楚、证据确凿、依据准确、处理恰当。

第二章　违规行为

第五条 受托管理机构的违规行为包括以下情形：

（一）采取弄虚作假等不正当手段获得管理资格；

（二）内部管理混乱，影响受托管理工作正常开展；

（三）重大事项未及时报告；

（四）存在管理过失，造成负面影响或财政资金损失；

（五）设租寻租、徇私舞弊、滥用职权、私分受托管理的科研资金；

（六）隐瞒、包庇科学技术活动中相关单位或人员的违法违规行为；

（七）不配合监督检查或评估评价工作，不整改、虚假整改或整改未达到要求；

（八）违反任务委托协议等合同约定的主要义务；

（九）违反国家科学技术活动保密相关规定；

（十）法律、行政法规、部门规章或规范性文件规定的其他相关违规行为。

第六条 受托管理机构工作人员的违规行为包括以下情形：

（一）管理失职，造成负面影响或财政资金损失；

（二）设租寻租、徇私舞弊等利用组织科学技术活动之便谋取不正当利益；

（三）承担或参加所管理的科技计划（专项、基金等）项目；

（四）参与所管理的科学技术活动中有关论文、著作、专利等科学技术成果的署名及相关科技奖励、人才评选等；

（五）未经批准在相关科学技术活动实施单位兼职；

（六）干预咨询评审或向咨询评审专家施加倾向性影响；

（七）泄露科学技术活动管理过程中需保密的专家名单、专家意见、评审结论和立项安排等相关信息；

（八）违反回避制度要求，隐瞒利益冲突；

（九）虚报、冒领、挪用、套取所管理的科研资金；

（十）违反国家科学技术活动保密相关规定；

（十一）法律、行政法规、部门规章或规范性文件规定的其他相关违规行为。

第七条 科学技术活动实施单位的违规行为包括以下情形：

（一）在科学技术活动的申报、评审、实施、验收、监督检查和评估评价等活动中提供虚假材料，组织"打招呼""走关系"等请托行为；

（二）管理失职，造成负面影响或财政资金损失；

（三）无正当理由不履行科学技术活动管理合同约定的主要义务；

（四）隐瞒、迁就、包庇、纵容或参与本单位人员的违法违规活动；

（五）未经批准，违规转包、分包科研任务；

（六）截留、挤占、挪用、套取、转移、私分财政科研资金；

（七）不配合监督检查或评估评价工作，不整改、虚假整改或整改未达到要求；

（八）不按规定上缴应收回的财政科研结余资金；

（九）未按规定进行科技伦理审查并监督执行；

（十）开展危害国家安全、损害社会公共利益、危害人体健康的科学技术活动；

（十一）违反国家科学技术活动保密相关规定；

（十二）法律、行政法规、部门规章或规范性文件规定的其他相关违规行为。

第八条 科学技术人员的违规行为包括以下情形：

（一）在科学技术活动的申报、评审、实施、验收、监督检查和评估评价等活动中提供虚假材料，实施"打招呼""走关系"等请托行为；

（二）故意夸大研究基础、学术价值或科技成果的技术价值、社会经济效益，隐瞒技术风险，造成负面影响或财政资金损失；

（三）人才计划入选者、重大科研项目负责人在聘期内或项目执行期内擅自变更工作单位，造成负面影响或财政资金损失；

（四）故意拖延或拒不履行科学技术活动管理合同约定的主要义务；

（五）随意降低目标任务和约定要求，以项目实施周期外或不相关成果充抵交差；

（六）抄袭、剽窃、侵占、篡改他人科学技术成果，编造科学技术成果，侵犯他人知识产权等；

（七）虚报、冒领、挪用、套取财政科研资金；

（八）不配合监督检查或评估评价工作，不整改、虚假整改或整改未达到要求；

（九）违反科技伦理规范；

（十）开展危害国家安全、损害社会公共利益、危害人体健康的科学技术活动；

（十一）违反国家科学技术活动保密相关规定；

（十二）法律、行政法规、部门规章或规范性文件规定的其他相关违规行为。

第九条 科学技术活动咨询评审专家的违规行为包括以下情形：

（一）采取弄虚作假等不正当手段获取咨询、评审、评估、评价、监督检查资格；

（二）违反回避制度要求；

（三）接受"打招呼""走关系"等请托；

（四）引导、游说其他专家或工作人员，影响咨询、评审、评估、评价、监督检查过程和结果；

（五）索取、收受利益相关方财物或其他不正当利益；

（六）出具明显不当的咨询、评审、评估、评价、监督检查意见；

（七）泄漏咨询评审过程中需保密的申请人、专家名单、专家意见、评审结论等相关信息；

（八）抄袭、剽窃咨询评审对象的科学技术成果；

（九）违反国家科学技术活动保密相关规定；

（十）法律、行政法规、部门规章或规范性文件规定的其他相关违规行为。

第十条 第三方科学技术服务机构及其工作人员的违规行为包括以下情形：

（一）采取弄虚作假等不正当手段获取科学技术活动相关业务；

（二）从事学术论文买卖、代写代投以及伪造、虚构、篡改研究数据等；

（三）违反回避制度要求；

（四）擅自委托他方代替提供科学技术活动相关服务；

（五）出具虚假或失实结论；

（六）索取、收受利益相关方财物或其他不正当利益；

（七）泄漏需保密的相关信息或材料等；

（八）违反国家科学技术活动保密相关规定；

（九）法律、行政法规、部门规章或规范性文件规定的其他相关违规行为。

第三章　处理措施

第十一条　对科学技术活动违规行为，视违规主体和行为性质，可单独或合并采取以下处理措施：

（一）警告；

（二）责令限期整改；

（三）约谈；

（四）一定范围内或公开通报批评；

（五）终止、撤销有关财政性资金支持的科学技术活动；

（六）追回结余资金，追回已拨财政资金以及违规所得；

（七）撤销奖励或荣誉称号，追回奖金；

（八）取消一定期限内财政性资金支持的科学技术活动管理资格；

（九）禁止在一定期限内承担或参与财政性资金支持的科学技术活动；

（十）记入科研诚信严重失信行为数据库。

第十二条　违规行为涉嫌违反党纪政纪、违法犯罪的，移交有关机关处理。

第十三条　对于第三方科学技术服务机构及人员违规的，可视情况将相关问题及线索移交具有处罚或处理权限的主管部门或行业协会处理。

第十四条　受托管理机构、科学技术活动实施单位有组织地开展科学技术活动违规行为的，或存在重大管理过失，按本规定第十一条第（八）项追究主要负责人、直接负责人的责任，具体期限与被处理单位的受限年限保持一致。

第十五条　有证据表明违规行为已经造成恶劣影响或财政资金严重损失的，应直接或提请具有相应职责和权限的行政机关责令采取有效措施，防止影响或损失扩大，中止相关科学技术活动，暂停拨付相应财政资金，同时暂停接受相关责任主体申请新的财政性资金支持的科学技术活动。

第十六条　采取本规定第十一条第（九）项处理措施的，违规行为未涉及科学技术活动核心关键任务、约束性目标或指标，但造成较大负面影响或财政资金损失，对违规单位取消 2 年以内（含 2 年）相关资格，对违规个人取消 3 年以内（含 3 年）相关资格。

上述违规行为涉及科学技术活动的核心关键任务、约束性目标或指标，并导致相关科学技术活动偏离约定目标，或造成严重负面影响或财政资金损失，对违规单位取消 2 至 5 年相关资格，对违规个人取消 3 至 5 年相关资格。

上述违规行为涉及科学技术活动的核心关键任务、约束性目标或指标，并导致相关科学技术活动停滞、严重偏离约定目标，或造成特别严重负面影响或财政资金损失，对违规单位和个人取消 5 年以上直至永久相关资格。

第十七条 有以下情形之一的，可以给予从轻处理：

（一）主动反映问题线索，并经查属实；

（二）主动承认错误并积极配合调查和整改；

（三）主动退回因违规行为所获各种利益；

（四）主动挽回损失浪费或有效阻止危害结果发生；

（五）通过全国性媒体公开作出严格遵守科学技术活动相关国家法律及管理规定、不再实施违规行为的承诺；

（六）其他可以给予从轻处理情形。

第十八条 有以下情形之一的，应当给予从重处理：

（一）伪造、销毁、藏匿证据；

（二）阻止他人提供证据，或干扰、妨碍调查核实；

（三）打击、报复举报人；

（四）有组织地实施违规行为；

（五）多次违规或同时存在多种违规行为；

（六）其他应当给予从重处理情形。

第十九条 科学技术活动违规行为涉及多个主体的，应甄别不同主体的责任，并视其违规行为在负面影响或财政资金损失发生过程和结果中所起作用等因素分别给予相应处理。

第四章 处理程序

第二十条 科学技术活动违规行为认定后，视事实、性质、情节，按照本规定第十一条的处理措施作出相应处理决定，并制作处理决定书。

第二十一条 作出处理决定前，应告知被处理单位或人员拟作出处理决定的事实、理由及依据，并告知其享有陈述与申辩的权利及其行使的方式和期限。被处理单位或人员逾期未提出陈述或申辩的，视为放弃陈述与申辩的权利；作出陈述或申辩的，应充分听取其意见。

第二十二条 处理决定书应载明以下内容：

（一）被处理主体的基本情况；

（二）违规行为情况及事实根据；

（三）处理依据和处理决定；

（四）救济途径和期限；

（五）作出处理决定的单位名称和时间；

（六）法律、行政法规、部门规章或规范性文件规定的其他相关事项。

第二十三条 处理决定书应送达被处理单位或人员，抄送被处理人员所在单位或被处理单位的上级主管部门，并可视情通知被处理人员或单位所属相关行业协会。

处理决定书可采取直接送达、委托送达、邮寄送达等方式；被送达人下落不明的，可公告送达。涉及保密内容的，按照保密相关规定送达。

对于影响范围广、社会关注度高的违规行为的处理决定，除涉密内容外，应向社会公开，发挥警示教育作用。

第二十四条 被处理单位或人员对处理决定不服的，可自收到处理决定书之日起 15 个工作日内，按照处理决定书载明的救济途径向作出处理决定的相关部门或单位提出复查申请，写明理由并提供相关证据或线索。

处理主体应自收到复查申请后 15 个工作日内作出是否受理的决定。决定受理的，应当另行组织对处理决定所认定的事实和相关依据进行复查。

复查应制作复查决定书，复查原则上应自受理之日起 90 个工作日内完成并送达复查申请人。复查期间，不停止原处理决定的执行。

第二十五条 被处理单位或人员也可以不经复查，直接依法申请复议或提起诉讼。

第二十六条 采取本规定第十一条第（九）项处理措施的，取消资格期限自处理决定下达之日起计算，处理决定作出前已执行本规定第十五条采取暂停活动的，暂停活动期限可折抵处理期限。

第二十七条 科学技术活动违规行为涉及多个部门的，可组织开展联合调查，按职责和权限分别予以处理。

第二十八条 科学技术活动违规行为处理超出科学技术行政部门职责和权限范围内的，应将问题及线索移交相关部门、机构，并可以适当方式向相关部门、机构提出意见建议。

第五章　附　则

第二十九条　科学技术行政部门委托受托管理机构管理的科学技术活动中,项目承担单位和人员出现的情节轻微、未造成明显负面影响或财政资金损失的违规行为,由受托管理机构依据有关科学技术活动管理合同、管理办法等处理。

第三十条　各级科学技术行政部门已在职责和权限范围内制定科学技术活动违规行为处理规定且处理尺度不低于本规定的,可按照已有规定进行处理。

第三十一条　科学技术活动违规行为处理属其他部门、机构职责和权限的,由有权处理的部门、机构依据法律、行政法规及其他有关规定处理。

科学技术活动违规行为涉事单位或人员属军队管理的,由军队按照其有关规定进行处理。

第三十二条　法律、行政法规对科学技术活动违规行为及相应处理另有规定的,从其规定。

科学技术部部门规章或规范性文件相关内容与本规定不一致的,适用本规定。

第三十三条　本规定自 2020 年 9 月 1 日起施行。

第三十四条　本规定由科学技术部负责解释。

附录 13　　关于印发《科研诚信案件调查处理规则（试行）》的通知

国科发监〔2019〕323 号

科研诚信建设联席会议成员单位,各省、自治区、直辖市及计划单列市科技厅(委、局),新疆生产建设兵团科技局:

《科研诚信案件调查处理规则(试行)》已经科研诚信建设联席会议第七次会议审议通过,现印发给你们,请遵照实施。

科技部　中央宣传部　最高人民法院　最高人民检察院　国家
发展改革委　教育部　工业和信息化部　公安部　财政部　人
力资源社会保障部　农业农村部　国家卫生健康委　国家市场

监管总局　中科院　社科院　工程院　自然科学基金委　中国
科协　中央军委装备发展部　中央军委科技委

2019 年 9 月 25 日

科研诚信案件调查处理规则(试行)

第一章　总　则

第一条　为规范科研诚信案件调查处理工作,根据《中华人民共和国科学技术进步法》《中华人民共和国高等教育法》《关于进一步加强科研诚信建设的若干意见》等规定,制定本规则。

第二条　本规则所称的科研诚信案件,是指根据举报或其他相关线索,对涉嫌违背科研诚信要求的行为开展调查并作出处理的案件。

前款所称违背科研诚信要求的行为(以下简称科研失信行为),是指在科学研究及相关活动中发生的违反科学研究行为准则与规范的行为,包括:

(一)抄袭、剽窃、侵占他人研究成果或项目申请书;

(二)编造研究过程,伪造、篡改研究数据、图表、结论、检测报告或用户使用报告;

(三)买卖、代写论文或项目申请书,虚构同行评议专家及评议意见;

(四)以故意提供虚假信息等弄虚作假的方式或采取贿赂、利益交换等不正当手段获得科研活动审批,获取科技计划项目(专项、基金等)、科研经费、奖励、荣誉、职务职称等;

(五)违反科研伦理规范;

(六)违反奖励、专利等研究成果署名及论文发表规范;

(七)其他科研失信行为。

第三条　任何单位和个人不得阻挠、干扰科研诚信案件的调查处理,不得推诿包庇。

第四条　科研诚信案件被调查人和证人等应积极配合调查,如实说明问题,提供相关证据,不得隐匿、销毁证据材料。

第二章　职责分工

第五条　科技部和社科院分别负责统筹自然科学和哲学社会科学领域科研

诚信案件的调查处理工作。应加强对科研诚信案件调查处理工作的指导和监督,对引起社会普遍关注,或涉及多个部门(单位)的重大科研诚信案件,可组织开展联合调查,或协调不同部门(单位)分别开展调查。

主管部门负责指导和监督本系统科研诚信案件调查处理工作,建立健全重大科研诚信案件信息报送机制,并可对本系统重大科研诚信案件独立组织开展调查。

第六条 科研诚信案件被调查人是自然人的,由其被调查时所在单位负责调查。调查涉及被调查人在其他曾任职或求学单位实施的科研失信行为的,所涉单位应积极配合开展调查处理并将调查处理情况及时送被调查人所在单位。

被调查人担任单位主要负责人或被调查人是法人单位的,由其上级主管部门负责调查。没有上级主管部门的,由其所在地的省级科技行政管理部门或哲学社会科学科研诚信建设责任单位负责组织调查。

第七条 财政资金资助的科研项目、基金等的申请、评审、实施、结题等活动中的科研失信行为,由项目、基金管理部门(单位)负责组织调查处理。项目申报推荐单位、项目承担单位、项目参与单位等应按照项目、基金管理部门(单位)的要求,主动开展并积极配合调查,依据职责权限对违规责任人作出处理。

第八条 科技奖励、科技人才申报中的科研失信行为,由科技奖励、科技人才管理部门(单位)负责组织调查,并分别依据管理职责权限作出相应处理。科技奖励、科技人才推荐(提名)单位和申报单位应积极配合并主动开展调查处理。

第九条 论文发表中的科研失信行为,由第一通讯作者或第一作者的第一署名单位负责牵头调查处理,论文其他作者所在单位应积极配合做好对本单位作者的调查处理并及时将调查处理情况报送牵头单位。学位论文涉嫌科研失信行为的,学位授予单位负责调查处理。

发表论文的期刊编辑部或出版社有义务配合开展调查,应当主动对论文内容是否违背科研诚信要求开展调查,并应及时将相关线索和调查结论、处理决定等告知作者所在单位。

第十条 负有科研诚信案件调查处理职责的相关单位,应明确本单位承担调查处理职责的机构,负责科研诚信案件的登记、受理、调查、处理、复查等。

第三章 调 查

第一节 举报和受理

第十一条 科研诚信案件举报可通过下列途径进行:

（一）向被举报人所在单位举报；

（二）向被举报人单位的上级主管部门或相关管理部门举报；

（三）向科研项目、科技奖励、科技人才计划等的管理部门（单位）、监督主管部门举报；

（四）向发表论文的期刊编辑部或出版机构举报；

（五）其他方式。

第十二条 科研诚信案件的举报应同时满足下列条件：

（一）有明确的举报对象；

（二）有明确的违规事实；

（三）有客观、明确的证据材料或查证线索。

鼓励实名举报，不得恶意举报、诬陷举报。

第十三条 下列举报，不予受理：

（一）举报内容不属于科研失信行为的；

（二）没有明确的证据和可查线索的；

（三）对同一对象重复举报且无新的证据、线索的；

（四）已经做出生效处理决定且无新的证据、线索的。

第十四条 接到举报的单位应在 15 个工作日内进行初核。初核应由 2 名工作人员进行。

初核符合受理条件的，应予以受理。其中，属于本单位职责范围的，由本单位调查；不属于本单位职责范围的，可转送相关责任单位或告知举报人向相关责任单位举报。

举报受理情况应在完成初核后 5 个工作日内通知实名举报人，不予受理的应说明情况。举报人可以对不予受理提出异议并说明理由，符合受理条件的，应当受理；异议不成立的，不予受理。

第十五条 下列科研诚信案件线索，符合受理条件的，有关单位应主动受理，主管部门应加强督查。

（一）上级机关或有关部门移送的线索；

（二）在日常科研管理活动中或科技计划、科技奖励、科技人才管理等工作中发现的问题和线索；

（三）媒体披露的科研失信行为线索。

第二节　调　查

第十六条　调查应制订调查方案,明确调查内容、人员、方式、进度安排、保障措施等,经单位相关负责人批准后实施。

第十七条　调查应包括行政调查和学术评议。行政调查由单位组织对案件的事实情况进行调查,包括对相关原始数据、协议、发票等证明材料和研究过程、获利情况等进行核对验证。学术评议由单位委托本单位学术(学位、职称)委员会或根据需要组成专家组,对案件涉及的学术问题进行评议。专家组应不少于 5 人,根据需要由案件涉及领域的同行科技专家、管理专家、科研伦理专家等组成。

第十八条　调查需要与被调查人、证人等谈话的,参与谈话的调查人员不得少于 2 人,谈话内容应书面记录,并经谈话人和谈话对象签字确认,在履行告知程序后可录音、录像。

第十九条　调查人员可按规定和程序调阅、摘抄、复印、封存相关资料、设备。调阅、封存的相关资料、设备应书面记录,并由调查人员和资料、设备管理人签字确认。

第二十条　调查中应当听取被调查人的陈述和申辩,对有关事实、理由和证据进行核实。可根据需要要求举报人补充提供材料,必要时经举报人同意可组织举报人与被调查人当面质证。严禁以威胁、引诱、欺骗以及其他非法手段收集证据。

第二十一条　调查中发现被调查人的行为可能影响公众健康与安全或导致其他严重后果的,调查人员应立即报告,或按程序移送有关部门处理。

第二十二条　调查中发现关键信息不充分,或暂不具备调查条件的,或被调查人在调查期间死亡的,可经单位负责人批准中止或终止调查。条件具备时,应及时启动已中止的调查,中止的时间不计入调查时限。对死亡的被调查人中止或终止调查不影响对案件涉及的其他被调查人的调查。

第二十三条　调查结束应形成调查报告。调查报告应包括举报内容的说明、调查过程、查实的基本情况、违规事实认定与依据、调查结论、有关人员的责任、被调查人的确认情况以及处理意见或建议等。调查报告须由全体调查人员签字。

如需补充调查,应确定调查方向和主要问题,由原调查人员进行,并根据补充调查情况重新形成调查报告。

第二十四条　科研诚信案件应自决定受理之日起 6 个月内完成调查。

特别重大复杂的案件,在前款规定期限内仍不能完成调查的,经单位主要负责人批准后可延长调查期限,延长时间最长不得超过一年。上级机关和有关部门移交的案件,调查延期情况应向移交机关或部门报备。

第四章　处　理

第二十五条　被调查人科研失信行为的事实、性质、情节等最终认定后,由调查单位按职责对被调查人作出处理决定,或向有关单位或部门提出处理建议,并制作处理决定书或处理建议书。

第二十六条　处理决定书或处理建议书应载明以下内容:

(一)责任人的基本情况(包括身份证件号码、社会信用代码等);

(二)违规事实情况;

(三)处理决定和依据;

(四)救济途径和期限;

(五)其他应载明的内容。

做出处理决定的单位负责向被调查人送达书面处理决定书,并告知实名举报人。

第二十七条　作出处理决定前,应书面告知被处理人拟作出处理决定的事实、理由及依据,并告知其依法享有陈述与申辩的权利。被调查人没有进行陈述或申辩的,视为放弃陈述与申辩的权利。被调查人作出陈述或申辩的,应充分听取其意见。

第二十八条　处理包括以下措施:

(一)科研诚信诚勉谈话;

(二)一定范围内或公开通报批评;

(三)暂停财政资助科研项目和科研活动,限期整改;

(四)终止或撤销财政资助的相关科研项目,按原渠道收回已拨付的资助经费、结余经费,撤销利用科研失信行为获得的相关学术奖励、荣誉称号、职务职称等,并收回奖金;

(五)一定期限直至永久取消申请或申报科技计划项目(专项、基金等)、科技奖励、科技人才称号和专业技术职务晋升等资格;

(六)取消已获得的院士等高层次专家称号,学会、协会、研究会等学术团体以及学术、学位委员会等学术工作机构的委员或成员资格;

(七)一定期限直至永久取消作为提名或推荐人、被提名或推荐人、评审专家等资格;

（八）一定期限减招、暂停招收研究生直至取消研究生导师资格；

（九）暂缓授予学位、不授予学位或撤销学位；

（十）其它处理。

上述处理措施可合并使用。科研失信行为责任人是党员或公职人员的，还应根据《中国共产党纪律处分条例》等规定，给予责任人党纪和政务处分。责任人是事业单位工作人员的，应按照干部人事管理权限，根据《事业单位工作人员处分暂行规定》给予处分。涉嫌违法犯罪的，应移送有关国家机关依法处理。

第二十九条 有关机构或单位有组织实施科研失信行为的，或在调查处理中推诿塞责、隐瞒包庇、打击报复举报人的，主管部门应撤销该机构或单位因此获得的相关利益、荣誉，给予单位警告、重点监管、通报批评、暂停拨付或追回资助经费、核减间接费用、取消一定期限内申请和承担项目资格等处理，并按照有关规定追究其主要负责人、直接负责人的责任。

第三十条 被调查人有下列情形之一的，认定为情节较轻，可从轻或减轻处理：

（一）有证据显示属于过失行为且未造成重大影响的；

（二）过错程度较轻且能积极配合调查的；

（三）在调查处理前主动纠正错误，挽回损失或有效阻止危害结果发生的；

（四）在调查中主动承认错误，并公开承诺严格遵守科研诚信要求、不再实施科研失信行为的。

第三十一条 被调查人有下列情形之一的，认定为情节较重或严重，应从重或加重处理：

（一）伪造、销毁、藏匿证据的；

（二）阻止他人提供证据，或干扰、妨碍调查核实的；

（三）打击、报复举报人的；

（四）存在利益输送或利益交换的；

（五）有组织地实施科研失信行为的；

（六）多次实施科研失信行为或同时存在多种科研失信行为的；

（七）态度恶劣，证据确凿、事实清楚而拒不承认错误的；

（八）其他情形。

有前款情形且造成严重后果或恶劣影响的属情节特别严重，应加重处理。

第三十二条 对科研失信行为情节轻重的判定应考虑以下因素：

（一）行为偏离科学界公认行为准则的程度；

（二）是否有故意造假、欺骗或销毁、藏匿证据行为，或者存在阻止他人提供证据，干扰、妨碍调查，或打击、报复举报人的行为；

（三）行为造成社会不良影响的程度；

（四）行为是首次发生还是屡次发生；

（五）行为人对调查处理的态度；

（六）其他需要考虑的因素。

第三十三条 经调查认定存在科研失信行为的，应视情节轻重给予以下处理：

（一）情节较轻的，警告、科研诚信诚勉谈话或暂停财政资助科研项目和科研活动，限期整改，暂缓授予学位；

（二）情节较重的，取消 3 年以内承担财政资金支持项目资格及本规则规定的其他资格，减招、暂停招收研究生，不授予学位或撤销学位；

（三）情节严重的，所在单位依法依规给予降低岗位等级或者撤职处理，取消3～5 年承担财政资金支持项目资格及本规则规定的其他资格；

（四）情节特别严重的，所在单位依法依规给予取消 5 年以上直至永久取消其晋升职务职称、申报财政资金支持项目等资格及本规则规定的其他资格，并向社会公布。

存在本规则第二条（一）（二）（三）（四）情形之一的，处理不应低于前款（二）规定的尺度。

第三十四条 被给予本规则第三十三条（二）（三）（四）规定处理的责任人正在申报财政资金资助项目或被推荐为相关候选人、被提名人、被推荐人等的，终止其申报资格或被提名、推荐资格。

利用科研失信行为获得的资助项目、科研经费以及科技人才称号、科技奖励、荣誉、职务职称、学历学位等的，撤销获得的资助项目和人才、奖励、荣誉等称号及职务职称、学历学位，追回项目经费、奖金。

第三十五条 根据本规则规定给予被调查人一定期限取消相关资格处理和取消已获得的相关称号、资格处理的，均应对责任人在单位内部或系统通报批评，并记入科研诚信严重失信行为数据库，按照国家有关规定纳入信用信息系统，并提供相关部门和地方依法依规对有关责任主体实施失信联合惩戒。

根据前款规定记入科研诚信严重失信行为数据库的，应在处理决定书中载明。

第三十六条 根据本规则给予被调查人一定期限取消相关资格处理和取消

已获得的相关称号、资格处理的,处理决定由省级及以下地方相关单位作出的,决定作出单位应在决定生效后 1 个月内将处理决定书和调查报告报送所在地省级科技行政管理部门或哲学社会科学科研诚信建设责任单位和上级主管部门。省级科技行政管理部门应在收到后 10 个工作日内通过科研诚信信息系统提交至科技部。

处理决定由国务院部门及其所属单位作出的,由该部门在处理决定生效后 1 个月内将处理决定书和调查报告提交至科技部。

第三十七条 被调查人科研失信行为涉及科技计划(专项、基金等)、科技奖励、科技人才等的,调查处理单位应将调查处理决定或处理建议书同时报送科技计划(专项、基金等)、科技奖励和科技人才管理部门(单位)。科技计划(专项、基金等)、科技奖励、科技人才管理部门(单位)在接到调查报告和处理决定书或处理建议书后,应依据经查实的科研失信行为,在职责范围内对被调查人同步做出处理,并制作处理决定书,送达被处理人及其所在单位。

第三十八条 对经调查未发现存在科研失信行为的,调查单位应及时以公开等适当方式澄清。

对举报人捏造事实,恶意举报的,举报人所在单位应依据相关规定对举报人严肃处理。

第三十九条 处理决定生效后,被处理人如果通过全国性媒体公开作出严格遵守科研诚信要求、不再实施科研失信行为承诺,或对国家和社会做出重大贡献的,做出处理决定的单位可根据被处理人申请对其减轻处理。

第五章 申诉复查

第四十条 当事人对处理决定不服的,可在收到处理决定书之日起 15 日内,按照处理决定书载明的救济途径向做出调查处理决定的单位或部门书面提出复查申请,写明理由并提供相关证据或线索。

调查处理单位(部门)应在收到复查申请之日起 15 个工作日内作出是否受理决定。决定受理的,另行组织调查组或委托第三方机构,按照本规则的调查程序开展调查,作出复查报告,向被举报人反馈复查决定。

第四十一条 当事人对复查结果不服的,可向调查处理单位的上级主管部门或科研诚信管理部门提出书面申诉,申诉必须明确理由并提供充分证据。

相关单位或部门应在收到申诉之日起 15 个工作日内作出是否受理决定。仅以对调查处理结果和复查结果不服为由,不能说明其他理由并提供充分证据,或以同一事实和理由提出申诉的,不予受理。决定受理的,应再次组织复查,复查结果为最终结果。

第四十二条　复查应制作复查决定书,复查决定书应针对当事人提出的理由一一给予明确回复。复查原则上应自受理之日起 90 个工作日内完成。

第六章　保障与监督

第四十三条　参与调查处理工作的人员应遵守工作纪律,签署保密协议,不得私自留存、隐匿、摘抄、复制或泄露问题线索和涉案资料,未经允许不得透露或公开调查处理工作情况。

委托第三方机构开展调查、测试、评估或评价时,应履行保密程序。

第四十四条　调查处理应严格执行回避制度。参与科研诚信案件调查处理工作的专家和调查人员应签署回避声明。被调查人或举报人近亲属、本案证人、利害关系人、有研究合作或师生关系或其他可能影响公正调查处理情形的,不得参与调查处理工作,应当主动申请回避。

被调查人、举报人以及其他有关人员有权要求其回避。

第四十五条　调查处理应保护举报人、被举报人、证人等的合法权益,不得泄露相关信息,不得将举报材料转给被举报人或被举报单位等利益涉及方。对于调查处理过程中索贿受贿、违反保密和回避原则、泄露信息的,依法依规严肃处理。

第四十六条　高等学校、科研机构、医疗卫生机构、企业、社会组织等单位应建立健全调查处理工作相关的配套制度,细化受理举报、科研失信行为认定标准、调查处理程序和操作规程等,明确单位科研诚信负责人和内部机构职责分工,加强工作经费保障和对相关人员的培训指导,抓早抓小,并发挥聘用合同(劳动合同)、科研诚信承诺书和研究数据管理政策等在保障调查程序正当性方面的作用。

第四十七条　主管部门应加强对本系统科研诚信案件调查处理的指导和监督。

第四十八条　科技部和社科院对自然科学和哲学社会科学领域重大科研诚信案件应加强信息通报与公开。

科研诚信建设联席会议各成员单位和各地方应加强科研诚信案件调查处理的协调配合、结果互认和信息共享等工作。

第七章 附 则

第四十九条 从轻处理,是指在本规则规定的科研失信行为应受到的处理幅度以内,给予较轻的处理。

从重处理,是指在本规则规定的科研失信行为应受到的处理幅度以内,给予较重的处理。

减轻处理,是指在本规则规定的科研失信行为应受到的处理幅度以外,减轻一档给予处理。

加重处理,是指在本规则规定的科研失信行为应受到的处理幅度以外,加重一档给予处理。

第五十条 各有关部门和单位应依据本规则结合实际情况制定具体细则。

第五十一条 科研诚信案件涉事人员或单位属于军队管理的,由军队按照其有关规定进行调查处理。

相关主管部门已制定本行业、本领域、本系统科研诚信案件调查处理规则且处理尺度不低于本规则的,可按照已有规则开展调查处理。

第五十二条 本规则自发布之日起实施,由科技部和社科院负责解释。

2018 年 11 月 9 日,国家发展改革委等 41 个部门联合签署了《关于对科研领域相关失信责任主体实施联合惩戒的合作备忘录》,对列入科研诚信严重失信行为记录名单的相关责任主体,包括自然人和法人机构,进行联合惩戒。

附录 14 教育部关于修改《国家教育考试违规处理办法》的决定

中华人民共和国教育部令第 33 号

《教育部关于修改〈国家教育考试违规处理办法〉的决定》已经 2011 年 12 月 23 日第 41 次教育部部长办公会议通过,现予发布,自 2012 年 4 月 1 日起施行。

教育部部长 袁贵仁

二〇一二年一月五日

为进一步保障考试安全,维护考试秩序,规范对国家教育考试中违规行为的处理,保障参加国家教育考试人员的合法权益,教育部决定对《国家教育考试违规处理办法》做如下修改：

一、将第二条修改为"本办法所称国家教育考试是指普通和成人高等学校招生考试、全国硕士研究生招生考试、高等教育自学考试等，由国务院教育行政部门确定实施，由经批准的实施教育考试的机构承办，面向社会公开、统一举行，其结果作为招收学历教育学生或者取得国家承认学历、学位证书依据的测试活动。"

二、将第六条第一段修改为："考生违背考试公平、公正原则，在考试过程中有下列行为之一的，应当认定为考试作弊："

将第（一）项修改为："携带与考试内容相关的材料或者存储有与考试内容相关资料的电子设备参加考试的；"

将第（三）项"强迫他人为自己抄袭提供方便的"，修改为"胁迫他人为自己抄袭提供方便的；"

将第（四）项修改为："携带具有发送或者接收信息功能的设备的；"

将第（九）项修改为："其他以不正当手段获得或者试图获得试题答案、考试成绩的行为。"

三、将第七条第（一）项中的"考试资格和考试成绩的"修改为："考试资格、加分资格和考试成绩的"；

第（二）项修改为："评卷过程中被认定为答案雷同的；"

四、将第八条第一段修改为："考生及其他人员应当自觉维护考试秩序，服从考试工作人员的管理，不得有下列扰乱考试秩序的行为："

第（三）项修改为："威胁、侮辱、诽谤、诬陷或者以其他方式侵害考试工作人员、其他考生合法权益的行为；"

增加一项作为第（四）项："故意损坏考场设施设备；"

原第（四）项修改为第（五）项。

五、将第九条第二款修改为："考生有第六条、第七条所列考试作弊行为之一的，其所报名参加考试的各阶段、各科成绩无效；参加高等教育自学考试的，当次考试各科成绩无效。

有下列情形之一的，可以视情节轻重，同时给予暂停参加该项考试1至3年的处理；情节特别严重的，可以同时给予暂停参加各种国家教育考试1至3年的处理：

（一）组织团伙作弊的；

（二）向考场外发送、传递试题信息的；

（三）使用相关设备接收信息实施作弊的；

（四）伪造、变造身份证、准考证及其他证明材料，由他人代替或者代替考生参加考试的。"

增加一款作为第四款："参加高等教育自学考试的考生有前款严重作弊行为的，也可以给予延迟毕业时间1至3年的处理，延迟期间考试成绩无效。"

六、将第十条中的《治安管理处罚条例》，修改为《中华人民共和国治安管理处罚法》。

七、将第十二条修改为："在校学生、在职教师有下列情形之一的，教育考试机构应当通报其所在学校，由学校根据有关规定严肃处理，直至开除学籍或者予以解聘：

（一）代替考生或者由他人代替参加考试的；

（二）组织团伙作弊的；

（三）为作弊组织者提供试题信息、答案及相应设备等参与团伙作弊行为的。"

八、第十三条第（四）项后增加一项作为第（五）项："未认真履行职责，造成所负责考场出现秩序混乱、作弊严重或者视频录像资料损毁、视频系统不能正常工作的；"

将第（五）项修改为第（六）项，其中的"积分误差"修改为"积分差错"。

其后各项序号依次顺延。

九、在第十六条"造成国家教育考试的试题、答案及评分参考丢失、"后增加"损毁、"。

十、将第十七条第一段修改为："有下列行为之一的，由教育考试机构建议行为人所在单位给予行政处分；违反《中华人民共和国治安管理处罚法》的，由公安机关依法处理；构成犯罪的，由司法机关依法追究刑事责任："

第一款第（二）项修改为："代替考生或者由他人代替参加国家教育考试的；"

第（三）项修改为："组织或者参与团伙作弊的；"

增加一款作为第二款："国家工作人员有前款行为的，教育考试机构应当建议有关纪检、监察部门，根据有关规定从重处理。"

十一、在第十九条增加一款，作为第二款："考试工作人员通过视频发现考生有违纪、作弊行为的，应当立即通知在现场的考试工作人员，并应当将视频录像作为证据保存。教育考试机构可以通过视频录像回放，对所涉及考生违规行为进行认定。"

十二、在第二十一条第一款后增加两款,分别作为第二款:"考生在参加全国硕士研究生招生考试中的违规行为,由组织考试的机构认定,由相关省级教育考试机构或者受其委托的组织考试的机构做出处理决定。"

第三款:"在国家教育考试考场视频录像回放审查中认定的违规行为,由省级教育考试机构认定并做出处理决定。"

原第二款修改为第四款。

十三、将第二十五条第二款修改为:"给予考生停考处理的,经考生申请,省级教育考试机构应当举行听证,对作弊的事实、情节等进行审查、核实。"

十四、将第二十九条修改为:"申请人对复核决定或者处理决定不服的,可以依法申请行政复议或者提起行政诉讼。"

十五、将第三十条修改为:"教育考试机构应当建立国家教育考试考生诚信档案,记录、保留在国家教育考试中作弊人员的相关信息。国家教育考试考生诚信档案中记录的信息未经法定程序,任何组织、个人不得删除、变更。

国家教育考试考生诚信档案可以依申请接受社会有关方面的查询,并应当及时向招生学校或单位提供相关信息,作为招生参考条件。"

附录 15　　　　国家教育考试违规处理办法

2004 年 5 月 19 日中华人民共和国教育部令第 18 号发布,根据 2012 年 1 月 5 日《教育部关于修改〈国家教育考试违规处理办法〉的决定》修正

第一章　总　则

第一条　为规范对国家教育考试违规行为的认定与处理,维护国家教育考试的公平、公正,保障参加国家教育考试的人员(以下简称考生)、从事和参与国家教育考试工作的人员(以下简称考试工作人员)的合法权益,根据《中华人民共和国教育法》及相关法律、行政法规,制定本办法。

第二条　本办法所称国家教育考试是指普通和成人高等学校招生考试、全国硕士研究生招生考试、高等教育自学考试等,由国务院教育行政部门确定实施,由经批准的实施教育考试的机构承办,面向社会公开、统一举行,其结果作为招收学历教育学生或者取得国家承认学历、学位证书依据的测试活动。

第三条　对参加国家教育考试的考生以及考试工作人员、其他相关人员,违反考试管理规定和考场纪律,影响考试公平、公正行为的认定与处理,适用本办法。

对国家教育考试违规行为的认定与处理应当公开公平、合法适当。

第四条　国务院教育行政部门及地方各级人民政府教育行政部门负责全国或者本地区国家教育考试组织工作的管理与监督。

承办国家教育考试的各级教育考试机构负责有关考试的具体实施,依据本办法,负责对考试违规行为的认定与处理。

第二章　违规行为的认定与处理

第五条　考生不遵守考场纪律,不服从考试工作人员的安排与要求,有下列行为之一的,应当认定为考试违纪:

(一)携带规定以外的物品进入考场或者未放在指定位置的;

(二)未在规定的座位参加考试的;

(三)考试开始信号发出前答题或者考试结束信号发出后继续答题的;

(四)在考试过程中旁窥、交头接耳、互打暗号或者手势的;

(五)在考场或者教育考试机构禁止的范围内,喧哗、吸烟或者实施其他影响考场秩序的行为的;

(六)未经考试工作人员同意在考试过程中擅自离开考场的;

(七)将试卷、答卷(含答题卡、答题纸等,下同)、草稿纸等考试用纸带出考场的;

(八)用规定以外的笔或者纸答题或者在试卷规定以外的地方书写姓名、考号或者以其他方式在答卷上标记信息的;

(九)其他违反考场规则但尚未构成作弊的行为。

第六条　考生违背考试公平、公正原则,在考试过程中有下列行为之一的,应当认定为考试作弊:

(一)携带与考试内容相关的材料或者存储有与考试内容相关资料的电子设备参加考试的;

(二)抄袭或者协助他人抄袭试题答案或者与考试内容相关的资料的;

(三)抢夺、窃取他人试卷、答卷或者胁迫他人为自己抄袭提供方便的;

(四)携带具有发送或者接收信息功能的设备的;

(五)由他人冒名代替参加考试的;

（六）故意销毁试卷、答卷或者考试材料的；

（七）在答卷上填写与本人身份不符的姓名、考号等信息的；

（八）传、接物品或者交换试卷、答卷、草稿纸的；

（九）其他以不正当手段获得或者试图获得试题答案、考试成绩的行为。

第七条 教育考试机构、考试工作人员在考试过程中或者在考试结束后发现下列行为之一的，应当认定相关的考生实施了考试作弊行为：

（一）通过伪造证件、证明、档案及其他材料获得考试资格、加分资格和考试成绩的；

（二）评卷过程中被认定为答案雷同的；

（三）考场纪律混乱、考试秩序失控，出现大面积考试作弊现象的；

（四）考试工作人员协助实施作弊行为，事后查实的；

（五）其他应认定为作弊的行为。

第八条 考生及其他人员应当自觉维护考试秩序，服从考试工作人员的管理，不得有下列扰乱考试秩序的行为：

（一）故意扰乱考点、考场、评卷场所等考试工作场所秩序；

（二）拒绝、妨碍考试工作人员履行管理职责；

（三）威胁、侮辱、诽谤、诬陷或者以其他方式侵害考试工作人员、其他考生合法权益的行为；

（四）故意损坏考场设施设备；

（五）其他扰乱考试管理秩序的行为。

第九条 考生有第五条所列考试违纪行为之一的，取消该科目的考试成绩。

考生有第六条、第七条所列考试作弊行为之一的，其所报名参加考试的各阶段、各科成绩无效；参加高等教育自学考试的，当次考试各科成绩无效。

有下列情形之一的，可以视情节轻重，同时给予暂停参加该项考试1至3年的处理；情节特别严重的，可以同时给予暂停参加各种国家教育考试1至3年的处理：

（一）组织团伙作弊的；

（二）向考场外发送、传递试题信息的；

（三）使用相关设备接收信息实施作弊的；

（四）伪造、变造身份证、准考证及其他证明材料，由他人代替或者代替考生参加考试的。

参加高等教育自学考试的考生有前款严重作弊行为的，也可以给予延迟毕业时间 1 至 3 年的处理,延迟期间考试成绩无效。

第十条　考生有第八条所列行为之一的,应当终止其继续参加本科目考试,其当次报名参加考试的各科成绩无效;考生及其他人员的行为违反《中华人民共和国治安管理处罚法》的,由公安机关进行处理;构成犯罪的,由司法机关依法追究刑事责任。

第十一条　考生以作弊行为获得的考试成绩并由此取得相应的学位证书、学历证书及其他学业证书、资格资质证书或者入学资格的,由证书颁发机关宣布证书无效,责令收回证书或者予以没收;已经被录取或者入学的,由录取学校取消录取资格或者其学籍。

第十二条　在校学生、在职教师有下列情形之一的,教育考试机构应当通报其所在学校,由学校根据有关规定严肃处理,直至开除学籍或者予以解聘:

　　(一)代替考生或者由他人代替参加考试的;

　　(二)组织团伙作弊的;

　　(三)为作弊组织者提供试题信息、答案及相应设备等参与团伙作弊行为的。

第十三条　考试工作人员应当认真履行工作职责,在考试管理、组织及评卷等工作过程中,有下列行为之一的,应当停止其参加当年及下一年度的国家教育考试工作,并由教育考试机构或者建议其所在单位视情节轻重分别给予相应的行政处分:

　　(一)应回避考试工作却隐瞒不报的;

　　(二)擅自变更考试时间、地点或者考试安排的;

　　(三)提示或暗示考生答题的;

　　(四)擅自将试题、答卷或者有关内容带出考场或者传递给他人的;

　　(五)未认真履行职责,造成所负责考场出现秩序混乱、作弊严重或者视频录像资料损毁、视频系统不能正常工作的;

　　(六)在评卷、统分中严重失职,造成明显的错评、漏评或者积分差错的;

　　(七)在评卷中擅自更改评分细则或者不按评分细则进行评卷的;

　　(八)因未认真履行职责,造成所负责考场出现雷同卷的;

　　(九)擅自泄露评卷、统分等应予保密的情况的;

　　(十)其他违反监考、评卷等管理规定的行为。

第十四条　考试工作人员有下列作弊行为之一的,应当停止其参加国家教育考试工作,由教育考试机构或者其所在单位视情节轻重分别给予相应的行政处分,并调离考试工作岗位;情节严重,构成犯罪的,由司法机关依法追究刑事责任:

（一）为不具备参加国家教育考试条件的人员提供假证明、证件、档案，使其取得考试资格或者考试工作人员资格的；

（二）因玩忽职守，致使考生未能如期参加考试的或者使考试工作遭受重大损失的；

（三）利用监考或者从事考试工作之便，为考生作弊提供条件的；

（四）伪造、变造考生档案（含电子档案）的；

（五）在场外组织答卷、为考生提供答案的；

（六）指使、纵容或者伙同他人作弊的；

（七）偷换、涂改考生答卷、考试成绩或者考场原始记录材料的；

（八）擅自更改或者编造、虚报考试数据、信息的；

（九）利用考试工作便利，索贿、受贿、以权徇私的；

（十）诬陷、打击报复考生的。

第十五条　因教育考试机构管理混乱、考试工作人员玩忽职守，造成考点或者考场纪律混乱，作弊现象严重；或者同一考点同一时间的考试有 1/5 以上考场存在雷同卷的，由教育行政部门取消该考点当年及下一年度承办国家教育考试的资格；高等教育自学考试考区内一个或者一个以上专业考试纪律混乱，作弊现象严重，由高等教育自学考试管理机构给予该考区警告或者停考该考区相应专业 1 至 3 年的处理。

对出现大规模作弊情况的考场、考点的相关责任人、负责人及所属考区的负责人，有关部门应当分别给予相应的行政处分；情节严重，构成犯罪的，由司法机关依法追究刑事责任。

第十六条　违反保密规定，造成国家教育考试的试题、答案及评分参考（包括副题及其答案及评分参考，下同）丢失、损毁、泄密，或者使考生答卷在保密期限内发生重大事故的，由有关部门视情节轻重，分别给予责任人和有关负责人行政处分；构成犯罪的，由司法机关依法追究刑事责任。

盗窃、损毁、传播在保密期限内的国家教育考试试题、答案及评分参考、考生答卷、考试成绩的，由有关部门依法追究有关人员的责任；构成犯罪的，由司法机关依法追究刑事责任。

第十七条　有下列行为之一的，由教育考试机构建议行为人所在单位给予行政处分；违反《中华人民共和国治安管理处罚法》的，由公安机关依法处理；构成犯罪的，由司法机关依法追究刑事责任：

（一）指使、纵容、授意考试工作人员放松考试纪律，致使考场秩序混乱、作弊严重的；

（二）代替考生或者由他人代替参加国家教育考试的；

（三）组织或者参与团伙作弊的；

（四）利用职权，包庇、掩盖作弊行为或者胁迫他人作弊的；

（五）以打击、报复、诬陷、威胁等手段侵犯考试工作人员、考生人身权利的；

（六）向考试工作人员行贿的；

（七）故意损坏考试设施的；

（八）扰乱、妨害考场、评卷点及有关考试工作场所秩序后果严重的。

国家工作人员有前款行为的，教育考试机构应当建议有关纪检、监察部门，根据有关规定从重处理。

第三章　违规行为认定与处理程序

第十八条　考试工作人员在考试过程中发现考生实施本办法第五条、第六条所列考试违纪、作弊行为的，应当及时予以纠正并如实记录；对考生用于作弊的材料、工具等，应予暂扣。

考生违规记录作为认定考生违规事实的依据，应当由 2 名以上监考员或者考场巡视员、督考员签字确认。

考试工作人员应当向违纪考生告知违规记录的内容，对暂扣的考生物品应填写收据。

第十九条　教育考试机构发现本办法第七条、第八条所列行为的，应当由 2 名以上工作人员进行事实调查，收集、保存相应的证据材料，并在调查事实和证据的基础上，对所涉及考生的违规行为进行认定。

考试工作人员通过视频发现考生有违纪、作弊行为的，应当立即通知在现场的考试工作人员，并应当将视频录像作为证据保存。教育考试机构可以通过视频录像回放，对所涉及考生违规行为进行认定。

第二十条　考点汇总考生违规记录，汇总情况经考点主考签字认定后，报送上级教育考试机构依据本办法的规定进行处理。

第二十一条　考生在普通和成人高等学校招生考试、高等教育自学考试中，出现第五条所列考试违纪行为的，由省级教育考试机构或者市级教育考试机构做出处理决定，由市级教育考试机构做出的处理决定应报省级教育考试机构备案；出现第六条、第七条所列考试作弊行为的，由市级教育考试机构签署意见，报省级教育考试机构处理，省级教育考试机构也可以要求市级教育考试机构报送材料及证据,直接进行处理;出现本办法第八条所列扰乱考试秩序行为的,由市级教育考试机构签署意见,报省级教育考试机构按照前款规定处理,对考生及其他人员违反治安管理法律法规的行为,由当地公安部门处理;评卷过程中发现考生有本办法第七条所列考试作弊行为的,由省级教育考试机构做出处理决定,并通知市级教育考试机构。

考生在参加全国硕士研究生招生考试中的违规行为,由组织考试的机构认定,由相关省级教育考试机构或者受其委托的组织考试的机构做出处理决定。

在国家教育考试考场视频录像回放审查中认定的违规行为,由省级教育考试机构认定并做出处理决定。

参加其他国家教育考试考生违规行为的处理由承办有关国家教育考试的考试机构参照前款规定具体确定。

第二十二条 教育行政部门和其他有关部门在考点、考场出现大面积作弊情况或者需要对教育考试机构实施监督的情况下,应当直接介入调查和处理。

发生第十四、十五、十六条所列案件,情节严重的,由省级教育行政部门会同有关部门共同处理,并及时报告国务院教育行政部门;必要时,国务院教育行政部门参与或者直接进行处理。

第二十三条 考试工作人员在考场、考点及评卷过程中有违反本办法的行为的,考点主考、评卷点负责人应当暂停其工作,并报相应的教育考试机构处理。

第二十四条 在其他与考试相关的场所违反有关规定的考生,由市级教育考试机构或者省级教育考试机构做出处理决定;市级教育考试机构做出的处理决定应报省级教育考试机构备案。

在其他与考试相关的场所违反有关规定的考试工作人员,由所在单位根据市级教育考试机构或者省级教育考试机构提出的处理意见,进行处理,处理结果应当向提出处理的教育考试机构通报。

第二十五条 教育考试机构在对考试违规的个人或者单位做出处理决定前,应当复核违规事实和相关证据,告知被处理人或者单位做出处理决定的理由和依据;被处理人或者单位对所认定的违规事实认定存在异议的,应当给予其陈述和申辩的机会。

给予考生停考处理的,经考生申请,省级教育考试机构应当举行听证,对作弊的事实、情节等进行审查、核实。

第二十六条 教育考试机构做出处理决定应当制作考试违规处理决定书,载明被处理人的姓名或者单位名称、处理事实根据和法律依据、处理决定的内容、救济途径以及做出处理决定的机构名称和做出处理决定的时间。

考试违规处理决定书应当及时送达被处理人。

第二十七条　考生或者考试工作人员对教育考试机构做出的违规处理决定不服的,可以在收到处理决定之日起 15 日内,向其上一级教育考试机构提出复核申请;对省级教育考试机构或者承办国家教育考试的机构做出的处理决定不服的,也可以向省级教育行政部门或者授权承担国家教育考试的主管部门提出复核申请。

第二十八条　受理复核申请的教育考试机构、教育行政部门应对处理决定所认定的违规事实和适用的依据等进行审查,并在受理后 30 日内,按照下列规定作出复核决定:

（一）处理决定认定事实清楚、证据确凿,适用依据正确,程序合法,内容适当的,决定维持。

（二）处理决定有下列情况之一的,决定撤销或者变更:

1.违规事实认定不清、证据不足的;

2.适用依据错误的;

3.违反本办法规定的处理程序的。

做出决定的教育考试机构对因错误的处理决定给考生造成的损失,应当予以补救。

第二十九条　申请人对复核决定或者处理决定不服的,可以依法申请行政复议或者提起行政诉讼。

第三十条　教育考试机构应当建立国家教育考试考生诚信档案,记录、保留在国家教育考试中作弊人员的相关信息。国家教育考试考生诚信档案中记录的信息未经法定程序,任何组织、个人不得删除、变更。

国家教育考试考生诚信档案可以依申请接受社会有关方面的查询,并应当及时向招生学校或单位提供相关信息,作为招生参考条件。

第三十一条　省级教育考试机构应当及时汇总本地区违反规定的考生及考试工作人员的处理情况,并向国家教育考试机构报告。

第四章　附　则

第三十二条　本办法所称考场是指实施考试的封闭空间;所称考点是指设置若干考场独立进行考务活动的特定场所;所称考区是指由省级教育考试机构设置,由若干考点组成,进行国家教育考试实施工作的特定地区。

第三十三条　非全日制攻读硕士学位全国考试、中国人民解放军高等教育自学考试及其他各级各类教育考试的违规处理可以参照本办法执行。

第三十四条　本办法自发布之日起施行。此前教育部颁布的各有关国家教育考试的违规处理规定同时废止。

附录16　　　考试作弊相关法律条文

《刑法修正案(九)》第二十五条

在法律规定的国家考试中,组织作弊的,处三年以下有期徒刑或者拘役,并处或者单处罚金;情节严重的,处三年以上七年以下有期徒刑,并处罚金。为他人实施前款犯罪提供作弊器材或者其他帮助的,依照前款的规定处罚。为实施考试作弊行为,向他人非法出售或者提供第一款规定的考试的试题、答案的,依照第一款的规定处罚。代替他人或者让他人代替自己参加第一款规定的考试的,处拘役或者管制,并处或者单处罚金。

《中华人民共和国教育法》第八十条

任何组织或者个人在国家教育考试中有下列行为之一,有违法所得的,由公安机关没收违法所得,并处违法所得一倍以上五倍以下罚款;情节严重的,处五日以上十五日以下拘留;构成犯罪的,依法追究刑事责任;属于国家机关工作人员的,还应当依法给予处分:(一)组织作弊的;(二)通过提供考试作弊器材等方式为作弊提供帮助或者便利的;(三)代替他人参加考试的;(四)在考试结束前泄露、传播考试试题或者答案的;(五)其他扰乱考试秩序的行为。

《中国共产党纪律处分条例》第一百二十九条

在考试、录取工作中,有泄露试题、考场舞弊、涂改考卷、违规录取等违反有关规定行为的,给予警告或者严重警告处分;情节较重的,给予撤销党内职务或者留党察看处分;情节严重的,给予开除党籍处分。

《国家教育考试违规处理办法》第十二条

在校学生、在职教师有下列情形之一的,教育考试机构应当通报其所在学校,由学校根据有关规定严肃处理,直至开除学籍或者予以解聘:(一)代替考生或者由他人代替参加考试的;(二)组织团伙作弊的;(三)为作弊组织者提供试题信息、答案及相应设备等参与团伙作弊行为的。

《普通高等学校学生管理规定》第五十二条第四款

学生有下列情形之一,学校可以给予开除学籍处分:(四)代替他人或者让他人代替自己参加考试、组织作弊、使用通讯设备或其他器材作弊、向他人出售考试试题或答案谋取利益,以及其他作弊或扰乱考试秩序行为的。

附录17 中国高等学校自然科学学报编排规范(修订版)

1998 年 2 月 17 日国家教育委员会办公厅教技厅〔1998〕1 号印发

为了加强高等学校自然科学学报(下称学报)的管理,进一步推动学报编排规范化,提高学报质量,促进学术交流,在 1993 年制定并实施的《中国高等学校自然科学学报编排规范》的基础上,根据新颁布的有关国家标准和法规,结合学报编辑实践,特制定本规范。

1 内容与适用范围

本规范规定了学报的基本项目、结构和编排格式,适用于高等学校自然科学学报,也可供其他科技期刊参考。

2 引用标准与法规

GB 6447—86 文摘编写规则

GB 788—87 图书杂志开本及其幅面尺寸

GB 7713—87 科学技术报告、学位论文和学术论文的编写格式

GB 7714—87 文后参考文献著录规则

GB 9999—88 中国标准刊号

GB 11668—89 图书和其他出版物的书脊规则

GB/T 3179—92 科学技术期刊编排格式

GB/T 13417—92 科学技术期刊目次表

GB 3259—92 中文书刊名称汉语拼音拼写法

GB/T 1.1—93 标准化工作导则 第 1 单元:标准的起草与表述规则 第 1 部

分：标准编写的基本规定

    GB 3100～3102—93 量和单位

    GB/T 7408—94 数据元和交换格式 信息交换 日期和时间表示法

    GB 3860—1995 文献叙词标引规则

    GB/T 15834—1995 标点符号用法

    GB/T 15835—1995 出版物上数字用法的规定

    GB/T 16159—1996 汉语拼音正词法基本规则

国家科学技术委员会、新闻出版署令 第 12 号：科学技术期刊管理办法 1991-06-05

新闻出版署、国家语言文字工作委员会 出版物汉字使用管理规定 1992-07-07

3 版式

1）每种学报的版式应力求统一和稳定。

2）学报的开本采用 16 开，标准的幅面尺寸为 210 mm×297 mm，但在过渡阶段即 2000 年以前，仍可使用 188 mm×260 mm 非标准开本。2 种开本尺寸的误差均为±1 mm。

4 封页

1）封页包括封一（封面）、封二、封三、封四（封底）和书脊。

2）封面、封底的设计要反映学报的特征，著录必要的信息。

3）封页上各标识项（刊名除外）中的数字应采用阿拉伯数字，竖排书脊中的数字可采用汉字数字。

4.1 封面

1）封面设计应庄重、简朴、美观，力求稳定。

2）封面应标明：

a. 中文刊名及其汉语拼音。中文刊名必须用规范的汉字；汉语拼音刊名也可标在封底或目次页。

b. 国际通用文种（如英文等）刊名。

c. 出版年份、卷次、期次。卷末期应注明"卷终"字样，也可将"卷终"置于目次页或版权页。

d. 国际标准刊号。用不小于新 5 号字印在右上角，也可同时标明

CODEN 码。

　　e. 主办单位全称(刊名已反映主办单位全称者可不标)。

　　f. 条形码(也可印在封底)。

　　g. "增刊"、"××××特刊"或"××××专辑"。

4.2　封底和版权标识

　　l)学报的封底一般作为版权页。版权页标识内容如下

　　a. 刊名。

　　b. 刊期和创刊年份,发行范围。

　　c. 卷次或年份、期次(也可标出总期次)、出版年月。

　　d. 主办单位,主编姓名,出版者及其地址和邮政编码。

　　e. 印刷单位。

　　f. 发行者及邮发代号。

　　g. 中国标准刊号。其通常格式为 $\dfrac{\text{ISSN}××××-××××}{\text{CN}××-××××/××}$,用不小于新

5 号字排印。

　　h. 增刊批准号。

　　i. 定价。

　　j. 广告经营许可证号。

　　2)公开发行的学报,其版权页还应以英文标明刊名及上述有关项目。

4.3　书脊

　　1)平装本书脊上应标明刊名、卷次、期号和出版年份。

　　2)对于边缘书脊,本条 1)中的内容应印在封底紧挨订口不大于 15 mm 处。

　　3)书脊各项标识一般纵排。

5　目次页

　　1)目次页包含版头和目次表两部分。

　　2)每期学报应有中文目次页,公开发行的学报还应有英文目次页。

　　3)目次页的版头应标明刊名、出版年月、卷次、期次或同时标明总期次。

　　4)中文目次表应列出该期全部文章的题名、作者姓名和起始或起止页码;英文目次表可只列出主要文章的题名、作者姓名和页码。作者超过 3 人时也可只列前 3 人,后面加"等"字。

　　5)目次表中的各条目,可按学报中文章的顺序排列,也可分专栏排列。

6)分期连载的文章,应在目次表中的题名后加注"待续""续 1"或"续前"或"续完"等字样。

7)简报、快报、消息报道等次要条目的编排,应与主要条目有所区别,可集中编排在主要条目之后。

8)中、英文目次页一般紧接封二专页编排,不编入正文页码;也可以编排在封二或封三上。目次页所在位置各期应相同,如必要变更,应从新一卷(年)的第 1 期开始。

6 学报的主体

学报中各篇文章的总汇称为学报主体(即除封页、目次页、总目次页或索引,以及与文章无关的广告、插页等之外的部分)。

6.1 页码和页眉

1)每卷或每期学报主体的页码,应以阿拉伯数字连续编码,每期页数应基本稳定,每期的首页和翻开的右页都应为单数页码。

2)每篇文章应尽可能编排成连续页码;必须转页时,应在中断处加注"下转第×页",在接页上注明"上接第×页"。每篇文章只宜转页 1 次,且不得逆转,也不允许由转页而导致接页上的文章产生再转页。

3)每篇论文篇首页的页眉应标明中、英文刊名(英文刊名过长者可按规定缩写),卷次、期号,出版年、月,其页次可用暗码。

4)非篇首页的页眉一般为:双页标明页码、中文刊名、出版年份或卷次;单页标明期次、作者(多于 1 人可略为第一作者,后加"等")、题名(副题名可略去)和页码。

6.2 收稿日期

1)收稿日期指编辑部收到文稿的日期,必要时可加注修改稿收到日期。

2)收稿日期可排在篇首页的地脚,并用正线与正文分开;也可排在文末。

6.3 题名

1)题名应以简明、确切的词语反映文章中最重要的特定内容,要符合编制题录、索引和检索的有关原则,并有助于选定关键词。

2)中文题名一般不宜超过 20 个字,必要时可加副题名。

3)英文题名应与中文题名含义一致。

4)题名应避免使用非公知公用的缩写词、字符、代号,尽量不出现数学式和化学式。

6.4　作者署名和工作单位

1）文章都应有作者署名，它是文责自负和拥有著作权的标志。

2）作者姓名署于题名下方，团体作者的执笔人也可标注于篇首地脚或文末，简讯等短文的作者可标注于文末。

3）英文摘要中的中国人名和地名应采用《中国人名汉语拼音字母拼写法》的有关规定：人名姓前名后分写，姓、名的首字母大写，名字中间不加连字符；地名中的专名和通名分写，每分写部分的首字母大写。

4）对作者应标明其工作单位全称（如"××大学物理学系"）、所在城市名及邮政编码。建议在作者单位项后面或篇首页地脚标注第一作者的年龄、性别、职称等信息。

6.5　摘要

1）论文都应有摘要（3 000 字以下的文章可以略去）。摘要的编写应符合 GB 6447—86 的规定。

2）摘要的内容包括研究的目的、方法、结果和结论。一般应写成报道性文摘，也可以写成指示性或报道—指示性文摘。

3）摘要应具有独立性和自明性，应是一篇完整的短文。一般不分段，不用图表和非公知公用的符号或术语，不得引用图、表、公式和参考文献的序号。

4）中文摘要的篇幅：报道性的以 300 字左右，指示性的以 100 字左右，报道-指示性的以 200 字左右为宜。

5）英文摘要一般与中文摘要内容相对应。

6.6　关键词

1）关键词是为了便于作文献索引和检索而选取的能反映论文主题概念的词或词组，一般每篇文章标注 3～8 个。

2）关键词应尽量从《汉语主题词表》等词表中选用规范词——叙词，未被词表收录的新学科、新技术中的重要术语和地区、人物、文献、产品及重要数据名称，也可作为关键词标出。

3）中、英文关键词应一一对应。

6.7　分类号

1）为便于检索和编制索引，建议按《中国图书资料分类法》对每篇论文编印分类号。

2）一篇涉及多学科的论文，可以给出几个分类号，主分类号应排在第 1 位。

6.8 引言

1)引言的内容可包括研究的目的、意义、主要方法、范围和背景等。应开门见山，言简意赅，不要与摘要雷同或成为摘要的注释，避免公式推导和一般性的方法介绍。

2)引言的序号可以不编，也可以编为"0"，不编序号时"引言"二字可以省略。

6.9 论文的正文部分

论文的正文部分系指引言之后、结论之前的部分，是论文的核心，应按 GB 7713—87 的规定格式编写。

6.9.1 层次标题

1)层次标题是指除文章题名外的不同级别的分标题。各级层次标题都要简短明确，同一层次的标题应尽可能"排比"，即词(或词组)类型相同(或相近)，意义相关，语气一致。

2)各层次标题一律用阿拉伯数字连续编号；不同层次的数字之间用小圆点"."相隔，末位数字后面不加点号，如"1""2.1""3.1.2"等；各层次的序号均左顶格起排，后空 1 个字距接排标题。

3)各层次标题要醒目，其字体与非标题要有区别。

6.9.2 图

1)图要精选，应具有自明性，切忌与表及文字表述重复。

2)图要精心设计和绘制，要大小适中，线条均匀，主辅线分明。图中文字与符号均应植字，缩尺后字的大小以处于 6 号至新 5 号之间为宜。

3)坐标图标目中的量和单位符号应齐全，并分别置于纵、横坐标轴的外侧，一般居中排。横坐标的标目自左至右；纵坐标的标目自下而上，顶左底右。坐标图右侧的纵坐标标目的标注方法同左侧。

4)图中的术语、符号、单位等应与表格及文字表述所用的一致。

5)图若卧排，应顶左底右，即双页图顶向切口，单页图顶向订口。

6)图在文中的布局要合理，一般随文编排，先见文字后见图。图旁空白较大时，可串排文字。

7)插页图版可另编页码，且须在图版上方标识文章的题名和所在页码。

8)图应有以阿拉伯数字连续编号的图序(如仅有 1 个图，图序可定名为"图 1")和简明的图题。图序和图题间空 1 个字距，一般居中排于图的下方。

6.9.3 表

1)表要精选，应具有自明性。表的内容切忌与插图及文字表述重复。

2)表应精心设计,为使表的结构简洁,建议采用三线表,必要时可加辅助线。

3)项目栏中各栏标注应齐全。若所有栏的单位相同,应将该单位标注在表的右上角,不写"单位"二字。

4)表中的术语、符号、单位等应与插图及文字表述所用的一致。

5)表中内容相同的相邻栏或上下栏,应重复示出或以通栏表示,不能用"同左""同上"等字样代替。

6)表一般随文排,先见相应文字后见表。表旁空白较大时,可串排文字。

7)表若卧排,应顶左底右,即双页表顶向切口,单页表顶向订口。表若跨页,一般排为双页跨单页。需要转页排的表,应在续表上方居中注明"续表",续表的表头应重复排出。

8)表应有以阿拉伯数字连续编号的表序(如仅有 1 个表,表序可定名为"表1")和简明的表题。表序和表题间空 1 个字距,居中排于表的上方。

6.9.4　数学式和反应式

1)文章中重要的或后文要重新提及的数学式、反应式等可另行起排,并用阿拉伯数字连续编序号。序号加圆括号,右顶格排。

2)数学式需断开,用 2 行或多行来表示时,最好在紧靠其中符号=,+,-,±,∓,×,·,/等后断开,而在下一行开头不应重复这一符号。

3)反应式需断开,用 2 行或多行来表示时,最好在紧靠其中符号→,=,⇌,+后断开,而在下一行开头不应重复这一符号。式中的反应条件应用比正文小1 号的字符标注于反应关系符号的上下方。

4)化学实验式、分子式、离子式、电子式、反应式、结构式和数学式等的编排,应遵守有关规定;结构式中键的符号与数学符号应严格区别,如单键"—"与减号"-",双键"="与等号"="等不应混淆。

6.9.5　量和单位

1)应严格执行 GB 3100～3102—1993 规定的量和单位的名称、符号和书写规则。

2)量的符号一般为单个拉丁字母或希腊字母,并一律采用斜体(pH 例外)。为区别不同情况,可在量符号上附加角标。

3)在表达量值时,在公式、图、表和文字叙述中,一律使用单位的国际符号,且无例外地用正体。单位符号与数值间要留适当间隙。

4)不许对单位符号进行修饰,如加缩写点、角标、复数形式,或在组合单位符号中插入化学元素符号等说明性记号,等等。

5)在插图和表格中用特定单位表示量的数值时,应当采用量与单位相比的形式,如 l/m,m/kg,$c_\mathrm{B}/(\mathrm{mol}\cdot\mathrm{dm}^{-3})$。

6)指数、对数和三角函数中的变量等,都是数、数值或量纲一的量的组合,如 $\exp(W/kT)$,$\lg(p/\mathrm{kPa})$,$\sin\omega t$。

7)不能把 ppm,pphm,ppb,ppt,rpm 等缩写字作单位使用。

8)词头不得独立使用,也不能重叠使用。如 $\mu\mathrm{m}$,不用 μ;pF,不用 $\mu\mu\mathrm{F}$。

9)组合单位的分母中一般不加词头,一般也不在分子分母同时加词头。如 $\mathrm{kJ/mol}$ 不写成 $\mathrm{J/mmol}$,$\mathrm{MV/m}$ 不写成 $\mathrm{kV/mm}$。

6.9.6 数字用法

[编者按:此处与《出版物上数字用法的规定》(GB/T 15835—1995)冲突的地方,应以《出版物上数字用法的规定》(GB/T 15835—1995)为准。]

1)凡是可以使用阿拉伯数字且很得体的地方,均应使用阿拉伯数字。

2)日期和时刻的表示。

a.公历世纪、年代、年、月、日和时刻用阿拉伯数字。年份不能简写,如 1997 年不能写成 97 年。

b.日期可采用全数字式写法,如 1993-02-18 或 1993 02 18 或 19930218。

c.日的时刻表示采用 GB/T 7408—94 的规定写法,如 15 时 9 分 38.5 秒写成 15:09:38.5 或 150938.5。

3)阿拉伯数字的使用规则。

a.计量和计数单位前的数字应采用阿拉伯数字。

b.多位的阿拉伯数字不能拆开转行。

c.对于计量和计数数字,小数点前或后若超过 4 位数(含 4 位),应从小数点起向左或向右每 3 位空出适当间隙,不用千分撇","。

d.阿拉伯数字不能与除万、亿和 SI 词头中文名称以外的数词连用。如 1 800 000 可写成 180 万;142 500 可写成 14.25 万,不能写成 14 万 2 千 5 百;5 000 元不能写为 5 千元。

e.纯小数必须写出小数点前用以定位的"0"。

f.数值的有效数字应全部写出,如"1.500,1.750,2.000"不能写成"1.5,1.75,2"。

4)参数与偏差范围的表示。

a.数值范围:五至十可写为 $5\sim10$;$3\times10^3\sim8\times10^3$,不能写成 $3\sim8\times10^3$。

b.百分数范围:$20\%\sim30\%$ 不能写成 $20\sim30\%$。

c.具有相同单位的量值范围:$1.5\sim3.6\ \mathrm{mA}$ 不必写成 $1.5\ \mathrm{mA}\sim3.6\ \mathrm{mA}$。

d. 偏差范围：(25 ± 1)℃不写成 25 ± 1℃；(85 ± 2)％不写成 85 ± 2％。

5）附带尺寸单位的量值相乘写为：50 cm×80 cm×100 cm，不能写成 $50\times80\times100$ cm 或 $50\times80\times100$ cm³。

6）汉字数字的使用。

a. 数字作为语素构成定型的词、词组、惯用语、缩略语等必须用汉字书写，如二倍体、一元二次方程、四氧化三铁、十二指肠、十字接头、"九五"计划等。

b. 相邻 2 个数字并列连用表示概数必须用汉字，数字间不加点号，如七八公里、五十二三岁等。

c. 非公历的历史纪年和日期要用汉字数字，如清咸丰十年九月二十日（1860 年 11 月 2 日）、日本庆应三年（1867 年）、八月十五中秋节等。

6.9.7　外文字母的编排规则

应特别注意外文字母的正斜体、黑白体、大小写和上下角标的表示。

1）外文正体的常用场合。

a. 计量单位和 SI 词头符号。

b. 数学式中的运算符号和缩写号，如微分号 d，偏微分号 ∂，有限增量符号 Δ，变分号 δ，极限 lim，行列式 det，最大值 max 等。

c. 其值不变的数学常数符号：圆周率 π，自然对数的底 e，虚数单位 i（电工中常用 j）。

d. 量符号中为区别其他量而加的具有特定含义的非量符号和非变动性数字符号角标，如势能 E_P，宏观总截面 Σ_{tot}；转置矩阵 A^T 等。

e. 仪器、元件、样品等的型号、代号。

f. 生物学中表示拉丁文学名的定名人和亚族以上（含亚族）的拉丁文学名。

g. 用作序号的拉丁字母，如：附录 A，附录 B，附录 C。

2）外文斜体的常用场合。

a. 用字母代表的数、一般函数以及统计学符号等，如：$x, y; \Delta ABC; f(x)$；概率 p，均数 x。

b. 量符号和量符号中代表量或变动性数字或坐标符号的角标字母，如体积 V，雷诺数 Re，能谱角截面砌 $\sigma\Omega, E$，能量 $Ei(i=1,2,3)$，力的 x 方向分量 Fx。

c. 矢量和张量符号用黑斜体。

d. 生物学中属以下（含属）的拉丁文学名。

e. 化学中表示旋光性、分子构型、构象、取代基位置等的符号，如左旋 l^-，外消旋 dl^-，邻位 o^-，对位 p^-，顺叠构象 sp^-，双键的顺异构 Z^-，反式 $trans^-$ 等。

6.9.8 化学元素与核素的符号

1)化学元素符号均为正体,且首字母大写。

2)核素的核子数(质量数)必须标注在元素符号的左上角,如 ^{14}N 不宜写成 ^{14} 氮或 N14。

3)分子中核素的原子数应标注在核素符号的右下角,如 $^{14}N_2$。

4)质子数(原子序数)可在左下角注明,如 $_{82}Pb$。

5)对于离子态,应将离子价数和符号"十"或"一"标于右上角,如 Mg^{2+} 和 PO_4^{3-},不应写成 Mg^{+2} 和 PO_4^{-3} 或 Mg^{++} 和 PO_4^{---}。

6)对于电子受激态和核受激态,可用星号"＊"表示于右上角,如 NO^* 和 $^{110}Ag^*$。

6.10 结论

1)结论是文章的主要结果、论点的提炼与概括,应准确、简明、完整、有条理。

2)如果不能导出结论,也可以没有"结论"而进行必要的讨论。可以在结论或讨论中提出建议或待解决的问题。

6.11 致谢

1)致谢是作者对该文章的形成做过贡献的组织或个人予以感谢的文字记载,内容要实在,语言要诚恳、恰当、简短。

2)致谢文字的字号或字体通常与论文的正文有所区别,并编排在参考文献表之前。

6.12 参考文献

〔**编者按**:此处落后于《文后参考文献著录规则》(GB/T 7714—2005),故略去。应以《文后参考文献著录规则》(GB/T 7714—2005)为准〕

6.13 附录

1)有些材料编入文章主体会有损于编排的条理性和逻辑性,或有碍于文章结构的紧凑和突出主题思想等,可将这些材料作为附录编排于全文的末尾。

2)附录的序号用 A,B,C…系列,如附录 A,附录 B…。附录中的公式、图和表的编号分别用(A1),(A2)…系列;图 A1,图 A2…系列;表 A1,表 A2…系列。

6.14 注释

1)解释题名、作者及某些内容,均可使用注释。

2)能在文章内用括号注释的,尽量不单独列出;不随文列出的注释,标注符号应注在需要注释的词、词组或语句的右上角。标注符号可用加半个圆括号的阿拉伯数字 1),2),…或剑号"†"。注释内容应置于该页地脚,并用正线与正文隔开。

3）属于国家自然科学基金等资助项目的论文,应在篇首页的地脚注明基金项目的名称和代号。

6.15 文句和术语

1）文句要通顺、精练,符合语法规范。

2）应使用全国科学技术名词审定委员会审定公布的各学科的名词和 GB 3102—93 规定的量名称。新兴学科的术语及尚无通用汉译名的术语,应在第 1 次出现时加以注释或附原文。

3）使用非公知公用的缩写词,应在第 1 次出现时注明全词。

6.16 文字和标点符号

1）汉字的使用应严格执行国家的有关规定,除特殊需要外,不得使用已废除的繁体字、异体字等不规范汉字。

2）标点符号的用法应该以 GB/T 15834—1995《标点符号用法》为准。根据科技书刊的习惯,建议:

a. 句号用小圆点"."表示。

b. 省略号用 2 个三连点,其后不写"等"字;对外文字符只用 1 个三连点。

c. 浪纹号"～"用于表示数值范围。

d. 一字线"—"用于表示地域范围、走向、相关、递进等。

e. 半字线" - "用于表示复合名词等。

f. 外文中的标点符号应遵循外文的习惯用法。

3）外文的缩写和转行应遵循有关规则。

7 总目次和索引

1）每卷（或年）最后一期的末尾应有全卷（或全年）的总目次表。其版头应标明刊名、卷次及出版年。

2）中、外文总目次表可按每期目次先后排列,最好按学科分类编排。

3）有条件的编辑部应按 GB/T 3179—1992 规定在每卷（或年）终期编印一两种索引,如分类索引、主题索引和作者索引等。

4）总目次或索引一般编印在卷（或年）终期的最后,应另编页码（不编入学报主体的连续页码）。

8　增刊和特刊

1）增刊是指正常刊次以外经期刊管理部门批准出版的出版物，其宗旨、开本、发行范围应同正刊一致。应在规定位置标明"增刊"字样。

2）特刊或专辑是指为了某种特殊需要或按照某一专题而编辑出版的学报，它可以是学报正刊，也可以是增刊。应在规定位置标注特刊或专辑名称。

3）增刊可以编入总目次和索引。

9　更改刊名

1）刊名应稳定，需要更改时应在本刊发出预告。

2）更改刊名，一般应从一卷（或年）的第 1 期开始，并在新刊出版的第 1 年内，于每期封面上标示原刊名。

附录18　中国高等学校社会科学学报编排规范（修订版）

各省、自治区、直辖市教委、教育厅，广东省高教厅，部属各高等学校：

为进一步推动我国高校社会科学学报编辑编排的规范化、标准化，全面提高刊物的办刊质量和文献计、评估及研究的水平，促进社科文献在网络化、数字化环境下快速交流和传播，中国高等学校文科学报研究会依据国家和国际有关文献编辑与出版工作的标准与法规，以及其他期刊管理办法，结合高等学校学报的实际，对原《中国高等学校社会科学学报编排规范》进行了修订，并经专家评审通过和我部批准。现将《中国高等学校社会科学学报编排规范》（修订版）印发给你们，请参照执行。在执行中有何意见和建议，请及时反馈给中国高等学校文科学报研究会。

教育部办公厅

二〇〇〇年一月十八日

为适应学术期刊文献信息传播现代化的需要，推动高等学校社会科学学报编排规范化，提高学报质量，扩大学术交流，根据有关国家标准和法规文件，并结合学报编排的实际，特制定本规范。

1　内容与适应范围

　　本规范规定了学报的基本项目、结构和编排格式,适用于高等学校人文社会科学学报和高等学校主办的专业性社会科学期刊,也可供其他社会科学期刊参照使用。

2　引用标准及参考规范文件

　　GB/T1.1—93 标准化工作导则标准编写的基本规定

　　GB 788—87 图书杂志开本及其幅面尺寸

　　GB/T3179—92 科学技术期刊编排格式

　　GB 7713—87 科学技术报告、学位论文和学术论文的编排格式

　　GB 9999—88 中国标准刊号

　　GB 3259—92 中文书刊名称汉语拼音拼写法

　　GB 11668—89 图书和其他出版物的书脊规则

　　GB 6447—86 文摘编写规则

　　GB/T3860—1995 文献叙词标引规则

　　GB/T7408—94 数据和交换格式信息交换 日期和时间表示法

　　GB/T15835—1995 出版物上数字用法的规定

　　GB 3100～3102—93 量和单位

　　GB/T15834—1995 标点符号用法

　　GB 7714—87 文后参考文献著录规则

　　GB 3469—83 文献类型与文献载体代码

　　新闻出版署.国家语言文字工作委员会,出版物汉字使用管理规定,1992-07-07

　　新闻出版署.社会科学期刊质量管理标准,1995-06-13

　　新闻出版署.期刊管理暂行规定,1998-11-24

　　CAJ-CD B/T1-1998 中国学术期刊(光盘版)检索与评价数据规范,1999-01-12

3　基本版式

　　3.1 每种学报的版式应力求统一和稳定。

　　3.2 采用 16 开本,幅面尺寸为 188 mm×260 mm 或 210 mm×297 mm。也

可采用其他开本。所有开本尺寸的误差均为±1 mm。

3.3 正文一般采用通栏或双栏横排,也可采用其他版式。

3.4 定期出版,周期一般不长于一季度;一年之内每期页码应固定。

4 封面

4.1 封面设计应庄重大方,体现刊物特点,并保持相对稳定。

4.2 封面上应标示中文刊名(包括刊名汉语拼音或自治民族文字刊名)、英文刊名、出版年份、卷次、期次。刊名应置于显要位置,并采用规范汉字。主办学校全称如未能在刊名中出现,应在封面予以标注。数字一律用阿拉伯数字表示。国际标准刊号(ISSN)应使用不小于新5号字印在封面右上角。条码应按规定印在封面左下角或封底右下角。

4.3 封底一般为版权页。应在固定位置标注中文刊名全称,创刊年,刊期,出版年份、卷次、期次,主办单位,主编姓名,编辑者、出版者及其地址、邮政编码,印刷单位,发行单位,中国标准刊号(含国际标准刊号、国内统一刊号),国内代号,国外代号,广告经营许可证号,定价以及出版日期;公开发行的学报,应用英文著录刊名全称及主要的版权事项。

4.4 厚度超过5 mm的学报,应在书脊上排印书脊名称,包括中文刊名全称、出版年份、卷次、期次;一般纵排,数字用汉字表示。无法排印书脊名称的学报,可在封四紧挨书脊边缘不太于15 mm处印刷边缘名称,其内容同书脊名称。

5 目次页

5.1 目次页版头应标注刊名全称、出版年月、卷次、期次或同时标明总期次。

5.2 中文目次表应列出本期全部文章的篇名、作者姓名和起始页码。英文目次表可选择列出重要文章的篇名、作者姓名和起始页码,排于中文目次表之后。作者超过3人时也可仅列前3人,后面加"等"字。

5.3 目次表可按学报内文章的顺序排列,也可分专栏排列。各种补白短文的篇名用较小字号集中排列于主要文章之后。

5.4 目次页所在位置各期应相同,如有必要变更,应从新一卷(年)的第1期开始。

6 页码与刊眉

6.1 页码是学报每期正文（含扉页、目次页）的连续编码，用阿拉伯数字表示。

6.2 刊眉应标注中英文刊名全称，卷次、期次、出版年月，一般排在正文篇名页。

7 篇名

篇名应简明、具体、确切，能概括文章的特定内容，符合编制题录、索引和检索的有关原则，一般不超过 20 个字。必要时可加副篇名，用较小字号另行起排。箱名应尽虽避免使用非公知公用的缩略语、字符、代号和公式。

8 作者署名及工作单位

8.1 文章均应有作者暑名。作者姓名置于篇名下方，团体作者的执笔人也可标注于篇首页地脚位置。译文的署名，应著者在前，译者在后，著者前用方括号标明国籍。各种补白短文，作者姓名亦可标注于正文末尾。

8.2 中国作者姓名的汉语拼音采用姓前名后，中间为空格，姓氏的全部字母均大字，复姓连写；名字的首字母大字，双名中间加连字符，姓氏与名均不缩写。

示例：ZHANG Ying（张颖），WANG Xi-lian（王锡联），ZHUGE Hua（诸葛华）

8.3 对作者应标明其工作单位全称、所在省、城市名及邮政编码，加圆括号置于作者署名下方。

8.4 多位作者的署名之间用逗号隔开；不同工作单位的作者，应在姓名右上角加注不同的阿拉伯数字序号，并在其工作单位名称之前加注与作者姓名序号相同的数字；各工作单位之间连排时以分号隔开。

示例：熊易群 1，贾改莲 2，钟小锋 1，刘建君 1（1.陕西师范大学教育系，陕西西安 710062；2.陕西省教育学院教育系，陕西西安 710061）

9 摘要

公开发行的学报，其论文应附有中英文摘要。摘要应能客观地反映论文主要内容的信息，具有独立性和自含性。一般不超过 200 字，以与正文不同的字体字号排在作者署名与关键词之间。英文摘要的内容一般应与中文摘要相对应。

中文摘要前以"摘要:"或"[摘要]"作为标识;英文摘要前以"Abstract:"作为标识。

10 关键词

关键词是反映论文主题概念的词或词组,一般每篇可选 3～8 个,应尽量从《汉语主题词表》中选用。未被词表收录的新学科、新技术中的重要术语和地区、人物、文献等名称,也可作为关键词标注。关键词应以与正文不同的字体字号编排在摘要下方。多个关键词之间用分号分隔。中英文关键词应一一对应。中文关键词前以"关键词:"或"[关键词]"作为标识;英文关键词前以"Key words:"作为标识。

示例:关键词:《左传》;语言艺术;修辞;交际语言

11 分类号

应按照《中国图书馆分类法》(第 4 版)对每篇论文标引分类号。涉及多主题的论文,一篇可给出几个分类号,主分类号排在第 1 位,多个分类号之间以分号分隔。分类号排在关键词之后,其前以"中图分类号:"或"[中图分类号]"作为标识。

示例:中图分类号:A81;D05

12 文献标识码

按照《中国学术期刊(光盘版)检索与评价数据规范》规定,每篇文章均应标识相应的文献标识码:

A——理论与应用研究学术论文;

B——理论学习与社会实践总结;

C——业务指导与技术管理性文章;

D——动态性信息;

E——文件、资料。

中文文章的文献标识码以"文献标识码:"或"[文献标识码]"作为标识。

示例:文献标识码:A

13 文章编号

凡具有文献标识码的文章均可标识一个数字化的文章编号;其中 A、B、C 三类文章必须编号。文章编号由每一学报的国际标准刊号、出版年、期次号及文章篇首页页码和页数等 5 段共 20 位数字组成,其结构为:XXXX—XXXX(YYYY)NN — PPPP-CC。其中文标识为"文章编号:"或"[文章编号]"。

示例:文章编号:1000-5293(1999)01-0066-09

14 收稿日期

14.1 收稿日期是指编辑部收到文稿的日期,必要时可加注修改稿收到日期。

14.2 收稿日期采用阿拉伯数字全数字式日期表示法标注,以"收稿日期:"或"[收稿日期]"作为标识,排在篇名页地脚,并用 10 字距正线与正文分开。

示例:收稿日期:1998-08-18

15 基金项目

获得基金资助产出的文章应以"基金项目:"或"[基金项目]"作为标识注明基金项目名称,并在圆括号内注明项目编号。多项基金项目应依次列出,其间以分号隔开。基金项目排在收稿日期之后。

示例:基金项目:国家社会科学规划基金资助项目(96BJL001)

16 作者简介

对文章主要作者的姓名、出生年、性别、民族(汉族可省略)、籍贯、职称、学位等作出介绍,其前以"作者简介:"或"[作者简介]"作为标识。一般排在篇首页地脚,置于收稿日期(或基金项目)之后。同一篇文章的其他主要作者简介可以在同一"作者简介:"或"[作者简介]"标识后相继列出,其间以分号隔开。

示例:作者简介:乌兰娜(1968—),女,蒙古族,内蒙古达拉特旗人,内蒙古大学历史学系副教授,博士。

17 正文

17.1 文内标题力求简短、明确,题末不用标点符号(问号、叹号、省略号除外)。层次不宜过多,一般不超过 5 级。大段落的标题居中排列,可不加序号。层次序号可采用一、(一)、1、(1)、1);不宜用①,以与注号区别。文中应做到不背题,一行不占页,一字不占行。

17.2 用字应符合现代汉语规范,除某些古籍整理和古汉语方面的文章外,避免使用旧体字、异体字和繁体字。简化字应执行新闻出版署和国家语言文字工作委员会 1992 年 7 月 7 日发布的《出版物汉字使用管理规定》以 1986 年 10 月 10 日重新发表的《简化字总表》为准。

17.3　标点符号使用要遵守 GB/T15834—1995《标点符号用法》的规定（参考文献著录中的标点作为标识的用法另据后文规定），除前引号、前括号、破折号、省略号外，其余都应紧接文字后面，不能排在行首。夹注及表格内的文句末尾不用句号。著作、文章、文件、刊物、报纸等均用书名号。用数字简称的会议或事件，只在数字上加引号；用地名简称的，不加引号。外文的标点符号应遵循外文的习惯用法。

17.4　数字使用应执行 GB/T15835—1995《出版物上数字用法的规定》，凡公历世纪、年代、年、月、日、时刻和各种记数与计量（包括正负数、分数、小数、百分比、约数），均采用阿拉伯数字。年份不能简写。星期几一律用汉字。非公历纪年用汉字，并加圆括号注明公元纪年。多位的阿拉伯数字不能移行。4 位以上数字采用 3 位分节法，即节与节之间空 1/4 字距。5 位以上的数字尾数零多的，可以"万""亿"作单位。数字作为语素构成定型的词、词组、惯用词、缩略语，应使用汉字。邻近两个数字并列连用所表示的概数均使用汉字数字。

17.5　插图和照片应比例适当，清楚美观；图中文字与符号一律植字。插图应标明图序和图题，序号和图题之间空 1 字；图序以阿拉伯数字连续编号，仅有 1 图者于图题处标明"图 1"；图题一般居中排于图的下方。图一般随文编排，图较多时也可集中排在文末或其他适当位置。插图的横向尺寸不超过版面 2/3 者，图旁应串文。图需卧排时，应顶左底右。插页图版可另编页码，并在图版上方标识文章篇名和所在页码。

17.6　表格应结构简洁，具有自明性。尽可能采用三线表，必要时可加辅助线。表格应有表序和表题。序号和表题居中排于表格上方，两者之间空 1 字。表序以阿拉伯数字连续编号，仅有 1 表者，于表题处标明"表 1"。表内数据一律采用阿拉伯数字。个位数、小数点位置应上下对齐。相邻行格内的数字或文字相同时，应重复填写。表一般随文编排，先见文字后见表。表格的横向尺寸不超过版面 2/3 者，表旁应串文。表需卧排时，应顶左底右；需跨页时，一般排为双面跨单面；需转页时，应在续表上方居中注明"续表×"，表头重复排出。

17.7　文稿中的计量单位应严格执行 GB 3100～3102—93《量和单位》的规定。

17.8　文稿中的数学公式应简明、准确地表达各个量之间的关系，一般另行编排，主辅线须区分清楚。在不引起误解的前提下，某些公式也可夹在文句中间。数学公式的编排,应遵循量、符号的书写规则。

17.9 每篇文章应尽可能排在连续页码上。确需转页时应在当页最末一行标点停顿处注明"下转第×页";在接转部分之前注明"上接第×页",字体与正文区别,加圆括号。转页应尽可能少,并不可逆转。

17.10 分期连载的长文,应在每期篇名之后加注连载序号,文末加注"待续",最末一期加注"续完"。

18 致谢

致谢是作者对认为需要感谢的组织或个人表示谢意的文字,排于注释及参考文献之前,字体应与正文有所区别。

19 注释

注释主要用于对文章篇名、作者及文内某一特定内容作必要的解释或说明。篇名、作者注置于当页地脚;对文内有关特定内容的注释可夹在文内(加圆括号),也可排在当页地脚或文末。序号用带圆圈的阿拉伯数字表示。

20 参考文献

20.1 参考文献的著录应执行 GB 7714—87《文后参考文献著录规则》及《中国学术期刊(光盘版)检索与评价数据规范》规则,采用顺序编码制,在引文处按论文中引用文献出现的先后以阿拉伯数字连续编码,序号置于方括号内。一种文献在同一文中被反复引用者,用同一序号标示,需表明引文具体出处的,可在序号后加圆括号注明页码或章、节、篇名,采用小于正文的字号编排。

20.2 文后参考文献的著录项目要齐全,其排列顺序以在正文中出现的先后为准;参考文献列表时应以"参考文献:"(左顶格)或"[参考文献]"(居中)作为标识;序号左顶格,用阿拉伯数字加方括号标示;每一条目的最后均以实心点结束。

20.3 各种参考文献的类型,根据 GB 3469—83《文献类型与文献载体代码》规定,以单字母方式标识:

M——专著,C——论文集,

N——报纸文章,J——期刊文章,

D——学位论文,R——研究报告,

S——标准,P——专利;

对于专著、论文集中的析出文献采用单字母"A"标识,对于其他未说明的文

献类型,采用单字母"Z"标识。对于数据库、计算机程序及电子公告等电子文献类型,以双字母作为标识:

DB——数据库,data base

CP——计算机程序,

EB——电子公告。

对于非纸张型载体电子文献,需在参考文献标识中同时标明其载体类型,建议采用双字母表示:

MT——磁带,DK——磁盘,CD——光盘,OL——联机网络,

并以下列格式表示包括了文献载体类型的参考文献类型标识:

DB/OL——联机网上数据库,DB/MT——磁带数据库,M/CD——光盘图书,

CP/DK——磁盘软件,J/OL——网上期刊,EB/OL——网上电子公告。

以纸张为载体的传统文献在引作参考文献时不注其载体类型。

20.4 参考文献著录的条目以小于正文的字号编排在文末。其格式为:

专著、论文集、学位论文、研究报告—[序号]主要责任者. 文献题名[文献类型标识]. 出版地:出版者,出版年. 起止页码(任选)。

示例:[1]周振甫. 周易译注[M]. 北京:中华书局,1991.

[2]陈崧. 五四前后东西方文化问题论战文选[C]. 北京:中国社会科学出版社,1985.

[3]陈桐生. 中国史官文化与《史记》[D]. 西安:陕西师范大学文学研究所,1992.

[4]白永秀,刘敢,任保平. 西安金融、人才、技术三大要素市场培育与发展研究[R]. 西安:陕西师范大学西北经济发展研究中心,1998.

期刊文章—[序号]主要责任者. 文献题名[J]. 刊名,年,卷(期):起止页码。

示例:[5]何龄修,读顾城《南明史》[J]. 中国史研究,1998,(3):167-173.

论文集中的析出文献—[序号]析出文献主要责任者. 析出文献题名[A]. 原文献主要责任者(任选). 原文献题名[C]. 出版地:出版者,出版年,析出文献起止页码。

示例:[6]瞿秋白. 现代文明的问题与社会主义[A]. 罗荣渠. 从西化到现代化[C]. 北京:北京大学出版社,1990.121-133.

报纸文章—[序号]主要责任者. 文献题名[N]. 报纸名,出版日期(版次).

示例:[7]谢希德. 创造学习的新思路[N]. 人民日报,1998-12-25(10).

国际标准、国家标准—[序号]标准编号,标准名称[S].

示例:[8] GB/T16159—1996,汉语拼音正词法基本规则[S].

电子文献—[序号]主要责任者.电子文献题名[电子文献及载体类型标识].电子文献的出处或可获得地址,发表或更新日期/引用日期(任选).

示例:[9]王明亮.关于中国学术期刊标准化数据库系统工程的进展[EB/01].http://www.cajcd.cn/pub/wml.txt/980810-2,html,1998-08-16/1998-10-04.

[10]万锦坤.中国大学学报论文文摘(1983~1993).英文版[DB/CD].北京:中国大百科全书出版社,1996。

各种未定类型的文献—[序号]主要责任者.文献题名[Z].出版地:出版者,出版年.

示例:

[11]张永禄.唐代长安词典[Z].西安:陕西人民出版社,1980.

20.5 注释集中排在文末时,参考文献排在注释之后。

21 总目次

21.1 每年(卷)最后一期末尾应有全年的总目次,其版头应标明刊名全称及出版年起迄期次。

21.2 总目次根据所设栏目及一般图书报刊资料索引学科分类方法,全年统一编排。

22 期刊基本参数

按照《中国学术期刊(光盘版)检索与评价数据规范》的规定,宜在每期目次页下方排印期刊基本参数,其项目及排列顺序为:

国内统一刊号＊创刊年＊出版周期代码＊开本＊本期页码＊语种代码＊载体类型代码＊本期定价＊本期印数＊本期文章总篇数＊出版年月。出版周期代码为 1 位字母:m—月刊,b—双月刊,q—季刊,f—半年刊,a—年刊;开本按GB788—87《图书杂志开本及其幅面尺寸》规定用 A 系列代号表示,对传统开本仍用数字表示;语种代码按 GB4880—91《语种名称代码》规定用双字母表示:汉文—h,英文—en,蒙古文—mn,哈萨克文—kk,维吾尔文—ug,藏文—bo,朝鲜文—ko,对于混合文种,可同时列出(如 zh＋en);文献载体代码,按 GB3469—83《文献类型与文献载体代码》规定,采用 1 位字母表示:P—印刷体,M—缩微制品,有关电子文献的载体类型见 19.3;文章总篇数为本期中具有文献标识码的文章篇数的总和。参数前以"期刊基本参数:"或"[期刊基本参数]"作为标识。

示例:期刊基本参数:CN—1012/C * 1960 * Q * 16 * 176 * ZH * P * ￥5.60 * 1800 * 30 * 1999-01

23 电子邮件与网络地址

按照《中国学术期刊(光盘版)检索与评价数据规范》规定,宜在版权页适当位置编排编辑部电子邮件地址(E-mail)和网络地址(http)。

示例:E-mail:caj-cd@tsinghua.edu.cn http://www.cajcd.edu.cn

24 增刊与专辑

24.1 增刊是指按出版周期出版的期次以外增加的期刊,应在封面上标注"增刊"字样。多于 1 期,应在一年(卷)内单独编连续期次,在封面上予以标注。增刊应以与正刊同样的宗旨及规格编排出版,与正刊发行范围一致。

24.2 专辑是指专题论文集,可纳入学报正刊或增刊的年(卷)期次,并在封面上标注专题名称。

25 更改刊名

25.1 刊名应稳定,需要更改时应报经有关管理部门批准并在本刊发表启事。

25.2 更改刊名,最好从一年(卷)的第 1 期开始,并在新刊发行的第二年内于每期封面上标示原刊名。

26 其他

26.1 公开发行的学报不得转载或摘编内部发行的图书、报纸、期刊和其他内部出版物的内容,不得刊登涉及内部出版物的出版活动消息。

26.2 公开发行的学报不得刊登非正式期刊、报纸或其他内部出版物的广告,也不得为内部发行的报纸、期刊、图书刊登广告。

附加说明:
本规范由中国人文社会科学学报学会提出。
本规范由中国人文社会科学学报学会学术委员会负责起草。

本规范起草人:张积玉。

本规范经中国人文社会科学学报学会 1999 年 3 月 8～10 日主持召开的《中国高等学校社会科学学报编排规范》定稿会讨论定稿。由教育部社会科学与政治思想教育司 1999 年 12 月 13 日主持召开的专家鉴定会评审通过。

附录 19　　学术出版规范——期刊学术不端行为界定

前　言

学术出版规范系列标准包括:

CY/T 118—2015 学术出版规范一般要求

CY/T 119—2015 学术出版规范科学技术名词

CY/T 120—2015 学术出版规范图书版式

CY/T 121—2015 学术出版规范注释

CY/T 122—2015 学术出版规范引文

CY/T 123—2015 学术出版规范中文译著

CY/T 124—2015 学术出版规范古籍整理

CY/T 170—2019 学术出版规范表格

CY/T 171—2019 学术出版规范插图

CY/T 172—2019 学术出版规范图书出版流程管理

CY/T 173—2019 学术出版规范关键词编写规则

CY/T 174—2019 学术出版规范期刊学术不端行为界定

本标准按照 GB/T 1.1—2009 给出的规则起草。

本标准由全国新闻出版标准化技术委员会(SAC/TC 527)提出并归口。

本标准起草单位:同方知网数字出版技术股份有限公司、中国科学院科技战略咨询研究院。本标准主要起草人:李真真、张宏伟、黄小茹、孙雄勇。

1　范围

本标准界定了学术期刊论文作者、审稿专家、编辑者所可能涉及的学术不端行为。

本标准适用于学术期刊论文出版过程中各类学术不端行为的判断和处理。其他学术出版物可参照使用。

2 术语和定义

下列术语和定义适用于本文件。

2.1 剽窃（plagiarism）

采用不当手段，窃取他人的观点、数据、图像、研究方法、文字表述等并以自己名义发表的行为。

2.2 伪造（fabrication）

编造或虚构数据、事实的行为。

2.3 篡改（falsification）

故意修改数据和事实使其失去真实性的行为。

2.4 不当署名（inappropriate authorship）

与对论文实际贡献不符的署名或作者排序行为。

2.5 一稿多投（duplicate submission；multiple submissions）

将同一篇论文或只有微小差别的多篇论文投给两个及以上期刊，或者在约定期限内再转投其他期刊的行为。

2.6 重复发表（overlapping publications）

在未说明的情况下重复发表自己（或自己作为作者之一）已经发表文献中内容的行为。

3 论文作者学术不端行为类型

3.1 剽窃

3.1.1 观点剽窃

不加引注或说明地使用他人的观点，并以自己的名义发表，应界定为观点剽窃。观点剽窃的表现形式包括：

a)不加引注地直接使用他人已发表文献中的论点、观点、结论等。

b)不改变其本意地转述他人的论点、观点、结论等后不加引注地使用。

c)对他人的论点、观点、结论等删减部分内容后不加引注地使用。

d)对他人的论点、观点、结论等进行拆分或重组后不加引注地使用。

e)对他人的论点、观点、结论等增加一些内容后不加引注地使用。

3.1.2 数据剽窃

不加引注或说明地使用他人已发表文献中的数据，并以自己的名义发表，应界定为数据剽窃。数据剽窃的表现形式包括：

a)不加引注地直接使用他人已发表文献中的数据。

b)对他人已发表文献中的数据进行些微修改后不加引注地使用。

c)对他人已发表文献中的数据进行一些添加后不加引注地使用。

d)对他人已发表文献中的数据进行部分删减后不加引注地使用。

e)改变他人已发表文献中数据原有的排列顺序后不加引注地使用。

f)改变他人已发表文献中的数据的呈现方式后不加引注地使用,如将图表转换成文字表述,或者将文字表述转换成图表。

3.1.3　图片和音视频剽窃

不加引注或说明地使用他人已发表文献中的图片和音视频,并以自己的名义发表,应界定为图片和音视频剽窃。图片和音视频剽窃的表现形式包括:

a)不加引注或说明地自接使用他人已发表文献中的图像、音视频等资料。

b)对他人已发表文献中的图片和音视频进行些微修改后不加引注或说明地使用。

c)对他人已发表文献中的图片和音视频添加一些内容后不加引注或说明地使用。

d)对他人已发表文献中的图片和音视频删减部分内容后不加引注或说明地使用。

e)对他人已发表文献中的图片增强部分内容后不加引注或说明地使用。

f)对他人已发表文献中的图片弱化部分内容后不加引注或说明地使用。

3.1.4　研究(实验)方法剽窃

不加引注或说明地使用他人具有独创性的研究(实验)方法,并以自己的名义发表,应界定为研究(实验)方法剽窃。研究(实验)方法剽窃的表现形式包括:

a)不加引注或说明地直接使用他人已发表文献中具有独创性的研究(实验)方法。

b)修改他人已发表文献中具有独创性的研究(实验)方法的一些非核心元素后不加引注或说明地使用。

3.1.5　文字表述剽窃

不加引注地使用他人已发表文献中具有完整语义的文字表述,并以自己的名义发表,应界定为文字表述剽窃。文字表述剽窃的表现形式包括:

a)不加引注地直接使用他人已发表文献中的文字表述。

b)成段使用他人已发表文献中的文字表述,虽然进行了引注,但对所使用文字不加引号,或者不改变字体,或者不使用特定的排列方式显示。

c)多处使用某一已发表文献中的文字表述，却只在其中一处或几处进行引注。

d)连续使用来源于多个文献的文字表述，却只标注其中一个或几个文献来源。

e)不加引注、不改变其本意地转述他人已发表文献中的文字表述，包括概括、删减他人已发表文献中的文字，或者改变他人已发表文献中的文字表述的句式，或者用类似词语对他人已发表文献中的文字表述进行同义替换。

f)对他人已发表文献中的文字表述增加一些词句后不加引注地使用。

g)对他人已发表文献中的文字表述删减一些词句后不加引注地使用。

3.1.6 整体剽窃

论文的主体或论文某一部分的主体过度引用或大量引用他人已发表文献的内容，应界定为整体剽窃。整体剽窃的表现形式包括：

a)直接使用他人已发表文献的全部或大部分内容。

b)在他人已发表文献的基础上增加部分内容后以自己的名义发表，如补充一些数据，或者补充一些新的分析等。

c)对他人已发表文献的全部或大部分内容进行缩减后以自己的名义发表。

d)替换他人已发表文献中的研究对象后以自己的名义发表。

e)改变他人已发表文献的结构、段落顺序后以自己的名义发表。

f)将多篇他人已发表文献拼接成一篇论文后发表。

3.1.7 他人未发表成果剽窃

未经许可使用他人未发表的观点，具有独创性的研究（实验）方法，数据、图片等，或获得许可但不加以说明，应界定为他人未发表成果剽窃。他人未发表成果剽窃的表现形式包括：

a)未经许可使用他人已经公开但未正式发表的观点，具有独创性的研究（实验）方法，数据、图片等。

b)获得许可使用他人已经公开但未正式发表的观点，具有独创性的研究（实验）方法，数据、图片等，却不加引注，或者不以致谢等方式说明。

3.2 伪造

伪造的表现形式包括：

a)编造不以实际调查或实验取得的数据、图片等。

b)伪造无法通过重复实验而再次取得的样品等。

c)编造不符合实际或无法重复验证的研究方法、结论等。

d)编造能为论文提供支撑的资料、注释、参考文献。

e)编造论文中相关研究的资助来源。

f)编造审稿人信息、审稿意见。

3.3 篡改

篡改的表现形式包括：

a)使用经过擅自修改、挑选、删减、增加的原始调查记录、实验数据等,使原始调查记录、实验数据等的本意发生改变。

b)拼接不同图片从而构造不真实的图片。

c)从图片整体中去除一部分或添加一些虚构的部分,使对图片的解释发生改变。

d)增强、模糊、移动图片的特定部分,使对图片的解释发生改变。

e)改变所引用文献的本意,使其对己有利。

3.4 不当署名

不当署名的表现形式包括：

a)将对论文所涉及的研究有实质性贡献的人排除在作者名单外。

b)未对论文所涉及的研究有实质性贡献的人在论文中署名。

c)未经他人同意擅自将其列入作者名单。

d)作者排序与其对论文的实际贡献不符。

e)提供虚假的作者职称、单位、学历、研究经历等信息。

3.5 一稿多投

一稿多投的表现形式包括：

a)将同一篇论文同时投给多个期刊。

b)在首次投稿的约定回复期内,将论文再次投给其他期刊。

c)在未接到期刊确认撤稿的正式通知前,将稿件投给其他期刊。

d)将只有微小差别的多篇论文,同时投给多个期刊。

e)在收到首次投稿期刊回复之前或在约定期内,对论文进行稍微修改后,投给其他期刊。

f)在不做任何说明的情况下,将自己(或自己作为作者之一)已经发表论文,原封不动或做些微修改后再次投稿。

3.6 重复发表

重复发表的表现形式包括：

a)不加引注或说明,在论文中使用自己(或自己作为作者之一)已发表文献中的内容。

b)在不做任何说明的情况下,摘取多篇自己(或自己作为作者之一)已发表文献中的部分内容,拼接成一篇新论文后再次发表。

c)被允许的二次发表不说明首次发表出处。

d)不加引注或说明地在多篇论文中重复使用一次调查、一个实验的数据等。

e)将实质上基于同一实验或研究的论文,每次补充少量数据或资料后,多次发表方法、结论等相似或雷同的论文。

f)合作者就同一调查、实验、结果等,发表数据、方法、结论等明显相似或雷同的论文。

3.7 违背研究伦理

论文涉及的研究未按规定获得伦理审批,或者超出伦理审批许可范围,或者违背研究伦理规范,应界定为违背研究伦理。违背研究伦理的表现形式包括:

a)论文所涉及的研究未按规定获得相应的伦理审批,或不能提供相应的审批证明。

b)论文所涉及的研究超出伦理审批许可的范围。

c)论文所涉及的研究中存在不当伤害研究参与者,虐待有生命的实验对象,违背知情同意原则等违背研究伦理的问题。

d)论文泄露了被试者或被调查者的隐私。

e)论文未按规定对所涉及研究中的利益冲突予以说明。

3.8 其他学术不端行为

其他学术不端行为包括:

a)在参考文献中加入实际未参考过的文献。

b)将转引自其他文献的引文标注为直引,包括将引自译著的引文标注为引自原著。

c)未以恰当的方式,对他人提供的研究经费、实验设备、材料、数据、思路、未公开的资料等,给予说明和承认(有特殊要求的除外)。

d)不按约定向他人或社会泄露论文关键信息,侵犯投稿期刊的首发权。

e)未经许可,使用需要获得许可的版权文献。

g)经许可使用他人版权文献,却不加引注,或引用文献信息不完整。

h)经许可使用他人版权文献,却超过了允许使用的范围或目的。

i)在非匿名评审程序中干扰期刊编辑、审稿专家。

j)向编辑推荐与自己有利益关系的审稿专家。

k)委托第三方机构或者与论文内容无关的他人代写、代投、代修。

l)违反保密规定发表论文。

4 审稿专家学术不端行为类型

4.1 违背学术道德的评审

论文评审中姑息学术不端的行为,或者依据非学术因素评审等,应界定为违背学术道德的评审。违背学术道德的评审的表现形式包括:

a)对发现的稿件中的实际缺陷、学术不端行为视而不见。

b)依据作者的国籍、性别、民族、身份地位、地域以及所属单位性质等非学术因素等,而非论文的科学价值、原创性和撰写质量以及与期刊范围和宗旨的相关性等,提出审稿意见。

4.2 干扰评审程序

故意拖延评审过程,或者以不正当方式影响发表决定,应界定为干扰评审程序。干扰评审程序的表现形式包括:

a)无法完成评审却不及时拒绝评审或与期刊协商。

b)不合理地拖延评审过程。

c)在非匿名评审程序中不经期刊允许,直接与作者联系。

d)私下影响编辑者,左右发表决定。

4.3 违反利益冲突规定

不公开或隐瞒与所评审论文的作者的利益关系,或者故意推荐与特定稿件存在利益关系的其他审稿专家等,应界定为违反利益冲突规定。违反利益冲突规定的表现形式包括:

a)未按规定向编辑者说明可能会将自己排除出评审程序的利益冲突。

b)向编辑者推荐与特定稿件存在可能或潜在利益冲突的其他审稿专家。

c)不公平地评审存在利益冲突的作者的论文。

4.4 违反保密规定

擅自与他人分享、使用所审稿件内容,或者公开未发表稿件内容,应界定为违反保密规定。违反保密规定的表现形式包括:

a)在评审程序之外与他人分享所审稿件内容。

b)擅自公布未发表稿件内容或研究成果。

c)擅自以与评审程序无关的目的使用所审稿件内容。

4.5 盗用稿件内容

擅自使用自己评审的、未发表稿件中的内容,或者使用得到许可的未发表稿

件中的内容却不加引注或说明,应界定为盗用所审稿件内容。盗用所审稿件内容的表现形式包括:

a)未经论文作者、编辑者许可,使用自己所审的、未发表稿件中的内容。

b)经论文作者、编辑者许可,却不加引注或说明地使用自己所审的、未发表稿件中的内容。

4.6　谋取不正当利益

利用评审中的保密信息、评审的权利为自己谋利,应界定为谋取不正当利益。谋取不正当利益的表现形式包括:

a)利用保密的信息来获得个人的或职业上的利益。

b)利用评审权利谋取不正当利益。

4.7　其他学术不端行为

其他学术不端行为包括:

a)发现所审论文存在研究伦理问题但不及时告知期刊。

b)擅自请他人代自己评审。

5　编辑者学术不端行为类型

5.1　违背学术和伦理标准提出编辑意见

不遵循学术和伦理标准、期刊宗旨提出编辑意见,应界定为违背学术和伦理标准提出编辑意见。表现形式包括:

a)基于非学术标准、超出期刊范围和宗旨提出编辑意见。

b)无视或有意忽视期刊论文相关伦理要求提出编辑意见。

5.2　违反利益冲突规定

隐瞒与投稿作者的利益关系,或者故意选择与投稿作者有利益关系的审稿专家,应界定为违反利益冲突规定。违反利益冲突规定的表现形式包括:

a)没有向编辑者说明可能会将自己排除出特定稿件编辑程序的利益冲突。

b)有意选择存在潜在或实际利益冲突的审稿专家评审稿件。

5.3　违反保密要求

在匿名评审中故意透露论文作者、审稿专家的相关信息,或者擅自透露、公开、使用所编辑稿件的内容,或者因不遵守相关规定致使稿件信息外泄,应界定为违反保密要求。违反保密要求的表现形式包括:

a)在匿名评审中向审稿专家透露论文作者的相关信息。

b)在匿名评审中向论文作者透露审稿专家的相关信息。

c)在编辑程序之外与他人分享所编辑稿件内容。

d)擅自公布未发表稿件内容或研究成果。

e)擅自以与编辑程序无关的目的使用稿件内容。

f)违背有关安全存放或销毁稿件和电子版稿件文档及相关内容的规定,致使信息外泄。

5.4 盗用稿件内容

擅自使用未发表稿件的内容,或者经许可使用未发表稿件内容却不加引注或说明,应界定为盗用稿件内容。盗用稿件内容的表现形式包括:

a)未经论文作者许可,使用未发表稿件中的内容。

b)经论文作者许可,却不加引注或说明地使用未发表稿件中的内容。

5.5 干扰评审

影响审稿专家的评审,或者无理由地否定、歪曲审稿专家的审稿意见,应界定为干扰评审。干扰评审的表现形式包括:

a)私下影响审稿专家,左右评审意见。

b)无充分理由地无视或否定审稿专家给出的审稿意见。

c)故意歪曲审稿专家的意见,影响稿件修改和发表决定。

5.6 谋取不正当利益

利用期刊版面、编辑程序中的保密信息、编辑权利等谋利,应界定为谋取不正当利益。谋取不正当利益的表现形式包括:

a)利用保密信息获得个人或职业利益。

b)利用编辑权利左右发表决定,谋取不当利益。

c)买卖或与第三方机构合作买卖期刊版面。

d)以增加刊载论文数量牟利为目的扩大征稿和用稿范围,或压缩篇幅单期刊载大量论文。

5.7 其他学术不端行为

其他学术不端行为包括:

a)重大选题未按规定申报。

b)未经著作权人许可发表其论文。

c)对需要提供相关伦理审查材料的稿件,无视相关要求,不执行相关程序。

d)刊登虚假或过时的期刊获奖信息、数据库收录信息等。

e)随意添加与发表论文内容无关的期刊自引文献,或者要求、暗示作者非必要地引用特定文献。

  f)以提高影响因子为目的协议和实施期刊互引。

  g)故意歪曲作者原意修改稿件内容。

参考文献

  [1]GB/T 7714—2015 信息与文献 参考文献著录规则

  [2]新闻出版总署科技发展司,新闻出版总署图书出版管理司,中国标准出版社.作者编辑常用标准及规范(第三版),北京:中国标准出版社,2011.

  [3]汪继祥.科学出版社作者编辑手册.北京:科学出版社,2010.

  [4] Francis L. Macrina. Scientific Integrity:Text and Cases in Responsible Conduct of Research. Washington,DC:ASM Press,2005.

  [5] InterAcademy Partnership. Doing Global Science:A Guide to Responsible Conduct in the Global Research Enterprise. Princeton and Oxford:Princeton University Press,2016.

附录20 国家中医药管理局关于印发《中医药科研实验室管理办法(修订)》及《中医药科研实验室分级标准》的通知

国中医药发〔2005〕82号

各省、自治区、直辖市卫生厅局、中医药管理局,局各直属单位:

  为进一步加强中医药科研实验室的规范化和科学化管理,提高中医药科学实验的质量和水平,我局在实施《中医药科研实验室分级登记管理办法(试行)》的基础上,结合近年来中医药科学技术研究进展情况,制定了《中医药科研实验室管理办法(修订)》及《中医药科研实验室分级标准》。现印发给你们,请遵照执行。

国家中医药管理局中医药科研实验室管理办法(修订)

  第一条 为加强中医药科研实验室的规范化和科学化管理,提高中医药科学实验的质量和水平,制定本办法。

  第二条 中医药科研实验室是中医药科学实验的场所,为中医药研究提供科学、规范的专项实验技术服务。

第三条　中医药科研实验室根据实验环境、专业实验技术水平、仪器设备和管理能力，实行一级实验室、二级实验室和三级实验室的分级管理，具体标准另行制定。

第四条　国家中医药管理局负责全国中医药科研实验室的监督管理，对专家委员会工作进行督导。全国中医药科研实验室专家委员会负责全国三级实验室和直属单位各级实验室的评估。

第五条　省级中医药主管部门负责行政区域内中医药科研实验室监督管理。省级中医药科研实验室专家委员会负责本辖区内三级实验室申报资料的初审和一、二级实验室的评估。

第六条　中医药科研实验室应当建立符合专项实验技术要求的技术梯队、实验环境，以及实验操作规程、管理制度和质量保证制度。

第七条　中医药科研实验室评估面向全国，定期组织申报，分别由各级专家委员会根据《中医药科研实验室分级标准》（见附件）对申报的实验室进行相应评估。

第八条　一级、二级、三级实验室的评估采取自愿申请的方式，按行政隶属关系将申报材料报送所在地省级专家委员会。

第九条　各级专家委员会建立专家库，根据所申报实验室的技术特点组织专家组。评估工作由专家组负责，采取审阅资料、听取汇报、现场考核与汇总讨论的评审步骤，并实行回避制度。

第十条　全国中医药科研实验室专家委员会对三级实验室评估结果进行公示，听取意见，公示期 20 天；公示无异议者，正式公布名单，并颁发相关证明文件。

第十一条　省级专家委员会对一、二级实验室的评估结果正式公布名单，并报送全国中医药科研实验室专家委员会备案。

第十二条　申报单位对评估结果有异议者，可向相关专家委员会提出复评申请；对于公示实验室有异议者需以文字署名方式提出异议内容。专家委员会针对复审要求、理由或异议内容进行材料复评，必要时进行实地考核，提出最终评估意见。

第十三条　正式公布的三级实验室，建立实验室工作进展报告制度，应每三年向国家中医药管理局提交书面报告，并由专家委员会重新评估。

第十四条　国家中医药管理局对中医药科研实验室进行动态管理，建立抽查和举报制度，反馈检查结果；对优秀者给予表彰奖励，对不合格者提出限期整改意见或进行通报。

第十五条 申报评估或正式公布的中医药科研实验室，如有隐瞒真实情况、弄虚作假行为者，由主管部门提出限期整改意见；情节严重者，进行通报；被通报的实验室自通报之日起三年内，不得提出评估申请。

第十六条 本办法自发布之日起实施。原《中医药科研实验室分级登记管理办法（试行）》同时废止。

中医药科研实验室分级标准

中医药科研实验室是中医药科学实验的场所，为中医药研究提供科学、规范的专项实验技术服务。为加强中医药科研实验室的规范化和科学化管理，提高中医药科学实验的质量和水平，根据《中医药科研实验室管理办法（修订）》，制定本标准。

中医药科研实验室根据实验环境、专业实验技术水平、仪器设备和管理能力，实行一级实验室、二级实验室和三级实验室的分级管理。

具体标准如下：

【实验室应具备的基本条件】

1.组织机构体系完善，有独立的机构建制，配备合格的实验室负责人和相应专职技术人员。

2.有固定的工作场所和适宜的实验环境条件，有独立的实验室区域，实验区与办公区应严格分开，实验区中的功能布局合理。

3.实验室仪器设备的种类、数量、精度应能满足实验工作需要，并达到较高的使用率。

4.建立相应的实验室管理制度并有效实施过程管理。

5.建立包括主要技术方法和实验项目单元的标准操作规程（SOP）并遵照执行。

6.正式科研实验应使用与研究工作需要相匹配的合格实验动物，建立与实验动物相匹配的环境条件。

7.技术资料档案有专人负责，保存完整。

【一级实验室】

一、组织机构与环境

1.实验室负责人具备相关专业本科以上学历、中级以上职称,实验室工作人员掌握有关标准操作规程。

2.实验室面积不少于 80 平方米。

二、专业技术水平与仪器设备

1.建立了基本的实验技术。

2.具备基本的实验仪器设备,有较高的使用率。

3.目前承担一般科研项目基本实验工作,近 3 年来,有完成的经济效益显著的自选课题。

三、管理水平

1.单位对实验室有建设规划或工作计划。

2.制定并有效实施机构设置及各级人员职责、环境保护及安全管理及各级岗位人员的培训考核等管理制度。

3.建立并严格遵照执行主要技术方法及主要实验项目单元等的标准操作规程(SOP)。

4.有实验室年度工作总结和重大事件记录。

【二级实验室】

一、组织机构与环境

1.实验室负责人具备相关专业本科以上学历、副高以上职称,有三年以上同类实验室工作经历,实验室工作人员熟练掌握有关标准操作规程。

2.实验室面积不少于 150 平方米,能满足不同实验室对环境条件要求,如恒温、恒湿及相应净化设施。

二、专业技术水平与仪器设备

1.建立了稳定、规范、有特色的实验技术,具有一定的先进水平(技术平台),初步确立了实验室技术研究方向,主要关键性技术工作在本室完成。

2.目前承担以本实验室主要技术为基础的省(部)级项目课题,近 3 年来有完成的厅局级课题或有显著经济效益的自选课题。

3.近 3 年来以本实验室主要技术为基础的科研项目获得省(部)级成果,每年有在国内专业核心期刊上发表以本实验室主要技术为基础的学术论文。

4.与国内相关实验室建立技术合作与交流,参加全国性学术会议并作大会发言交流,国内曾引用本室研究成果或论文。

5.在本科生或研究生论文的技术工作中,发挥了重要指导作用。

6.本室核心骨干技术所需仪器设备可保障稳定技术研究方向工作的顺利开展,体现技术水平的骨干仪器应具有先进性。

三、管理水平

1.单位对实验室有建设规划或工作计划,实验室有近期和远期计划。

2.制定并有效实施机构设置及各级人员职责、环境保护及安全管理、科研项目管理以及标准操作规程(SOP)制订和管理等制度。

3.建立并严格遵照执行主要技术方法及主要实验项目单元等标准操作规程(SOP)。

【三级实验室】

一、组织机构与环境

1.实验室负责人具备相关专业本科以上学历、副高以上职称,有五年以上同类实验室工作经历。实验室工作人员结构合理,有较好的技术梯队。

2.设立质量保证体系(QAU),QAU能独立开展质量保证工作,配备与规模相适应的负责人及督查员,符合质量保证要求。

3.实验室面积不少于300平方米,能满足不同功能实验室对环境条件要求,如恒温、恒湿及相应净化设施。

二、专业技术水平与仪器设备

1.建立了稳定、规范、有特色的实验技术,具有一定的先进性(技术平台)及稳定的技术研究方向,主要关键性技术工作在本室完成。

2.目前承担以本实验室主要技术为基础的国家级科研项目或省(部)级项目课题,形成较为稳定的重点研究方向,具有较高学术水平,体现中医药特色和规律。

3.近3年有以本实验室主要技术为基础的科研项目获得省(部)级成果,发表被SCI等著名检索系统收录以本实验室主要技术为基础的学术论文或发明专利。

4.向国内开放,每年有多项实验(或人次)在实验室进行,与国内外相关实验室建立技术合作与交流。

5.本室核心骨干技术所需仪器设备可保障稳定技术研究方向及开放工作顺

利开展,体现技术水平的骨干仪器具有先进性,可达到智能化数据处理和质量监测,满足现代定量分析的要求。

三、管理水平

1. 单位对实验室有建设规划或工作计划,实验室建设有保障措施和依托单位的投入。

2. 制定并有效实施开放制度、标准操作规程(SOP)管理制度、环境保护及安全管理制度以及科研项目管理等制度。

3. 制定并有效实施质保督查员职责、定期评估和监督、科研项目实验的质量保证以及质量工作汇报和举报等质量管理制度。

4. 建立并严格遵照执行主要技术方法及主要实验项目单元等标准操作规程(SOP)。

附录 21   **教育部 财政部关于加强中央部门所属高校科研经费管理的意见**

教财〔2012〕7 号

各省、自治区、直辖市教育厅(教委)、财政厅(局),新疆生产建设兵团教育局、财务局,有关部门(单位)教育司(局)、财务司(局),中央部门所属各高等学校:

为贯彻落实《国家中长期科学和技术发展规划纲要(2006～2020 年)》和《国家中长期教育改革和发展规划纲要(2010～2020 年)》,建立健全符合科研活动规律的中央高校内部科研经费管理体制和运行机制,提升科研经费管理服务水平,提高资金使用效益,促进科研事业健康发展,现提出如下意见。

一、明确责任主体,建立分级管理体制

1. 强化学校主体责任。学校是科研经费管理的责任主体,校(院)长对学校科研经费管理承担领导责任。学校要建立健全"统一领导、分级管理、责任到人"的科研经费管理体制,合理确定科研、财务、人事、资产(设备)、审计、监察等部门的职责和权限,完善内部控制和监督约束机制,确保经费使用权、管理权和监督权的有效行使。

2. 明确院系监管责任。学院、系、所和国家认定的校内各类研究机构(简称院系),是科研活动的基层管理单位,对本单位科研经费使用承担监管责任。院系要根据学科特点和项目(含课题,下同)实际需要,合理配置资源,为科研项目执行提供条件保障;要监督预算执行,督促项目进度。学校要将科研经费管理绩效纳入院系负责人的业绩考核范围。

3.落实项目负责人直接责任。科研项目负责人是科研经费使用的直接责任人,对经费使用的合规性、合理性、真实性和相关性承担法律责任。项目负责人要熟悉并掌握有关财经法律法规和科研经费管理制度,依法、据实编制科研项目预算和决算,按照批复预算和合同(任务书)使用经费,接受上级和学校相关部门的监督检查。

二、完善工作机制,提升管理服务能力

4.设立专门机构。科研管理任务重、科研经费规模大的学校,可以在财务部门或科研部门内部统一设置科研经费管理服务机构。科研经费管理服务机构负责协助、指导项目申请人合理编制经费预算,对已批复或签订合同(任务书)的项目提供从到款通知到具体项目经费分配、预算执行进度通报、经费使用建议、预算调整、决算编制、外部沟通协调等全过程服务,会同学校有关部门做好政策咨询、业务培训、科研合同管理、技术市场登记、税费减免等相关工作。

5.建设专业化队伍。学校要根据实际需要,配备专业的财务、科研管理人员,充实科研经费管理服务力量。建立科研经费管理服务人员业务培训制度,提升管理服务的专业化水平;引导院系和有条件的项目负责人根据需要聘用科研秘书,协助完成项目经费预算执行过程中的相关工作。学校财务部门要会同科研管理部门加强对项目负责人和科研秘书等人员的政策宣传和业务培训,强化遵纪守法、廉洁自律意识。

6.完善科研信息系统。学校要统筹规划,整合现有信息资源,完善系统功能,建立校内科研、财务等部门和院系、项目负责人共享的信息平台,实现科研项目从申报、评审、立项、执行到验收的全过程数字化管理与服务,提高管理水平,提升服务质量。

三、规范预算管理,提高预算编制质量

7.科学编制项目预算。学校财务部门和院系要协助科研项目申请人根据有关科研经费管理办法的规定,结合科研活动的特点和实际需要,按照目标相关性、政策相符性和经济合理性的原则,科学、合理、真实地编制科研经费预算。坚持勤俭节约,合理安排支出,提高资金使用效益。涉及政府采购的,要严格按照

政府采购相关规定和程序编制政府采购预算。相关科研经费管理办法规定科研项目经费分为直接费用和间接费用的,直接费用的各项支出由项目申请人根据科研特点和实际需要编制;间接费用按照归口管理部门和学校相关规定,由学校统一编制。

8.建立预算评审制度。学校可根据实际情况,组织校内相关职能部门、咨询专家或中介机构对本校拟申报的财政资金支持的相关科研项目进行预算评审,提出预算审核建议。项目负责人应当依据预算审核建议调整预算编制。涉及劳务费的,要考虑相关人员参与课题的全时工作时间及完成任务的可行性,合理核定劳务费开支范围和标准;涉及重大仪器设备、重要文本文献等资产购置的,要综合考虑学校现有相关资产存量及使用情况、区域内资源配置及共享情况,避免重复购置和闲置浪费;涉及外拨经费的,必须充分论证并严格审核合作(外协)单位和参与人员与科研项目的相关性以及关联交易的公允性。

9.规范预算调整程序。纵向科研项目预算一经批复,原则上不予调整,确需调整并符合相关科研经费管理办法规定调整范围的,应按规定履行相关调整程序;横向科研项目预算的调整按照合同规定或当事人约定进行。按规定属于学校预算调整权限内的一般预算调整事项,由项目负责人根据科研活动实际需要提出预算调整方案,经院系及学校科研部门审核同意,由财务部门批准后执行;重大预算调整事项,除履行上述一般预算调整程序外,还须经分管校领导批准后方可执行。

四、强化统一管理,严格科研经费支出

10.加强科研经费统一管理。纵向科研经费和横向科研经费应当全部纳入学校财务统一管理,按照相关科研经费管理办法、委托方或科研合同的要求合理使用。涉及国有资产(包括知识产权等无形资产)的使用和处置管理,应按国有资产管理相关规定办理手续,不得以任何方式隐匿、私自转让、非法占有国有资产或利用国有资产谋取私利。

11.规范经费支出管理。学校要完善科研经费支出审核制度,严格票据审核,必要时应要求项目负责人提供明细单等有效证明,杜绝虚假票据;建立银行卡支付制度,依据有关规定发放给个人的劳务性费用,要严格审核发放人员资格、标准,一律通过个人银行卡发放,以零现金方式支付;严格执行国家政府采购制度的规定,购买货物、工程或服务的支出,必须通过法定的采购方式、采购方法和采购程序来进行。

12.严格外拨经费审核。科研项目的外拨经费支出应当以合作(外协)项目合同为依据,按照合同约定的外拨经费额度、拨付方式、开户银行和账号等条款办理。合作(外协)单位是公司、企业的,应提供收款单位法人营业执照、组织机构代码证、税务登记证、资质证书等相关资料;合作(外协)单位是高校、科研院所、社会团体等公益性组织的,应提供收款单位组织机构代码等相关资料。项目负责人应对合作(外协)业务的真实性、相关性负责。

13.严禁违规使用经费。学校科研人员应严格按照预算批复或合同(任务书)的支出范围和标准使用经费,严禁以任何方式挪用、侵占、骗取科研经费。严禁编造虚假合同、编制虚假预算;严禁违规将科研经费转拨、转移到利益相关的单位或个人;严禁购买与科研项目无关的设备、材料;严禁虚构经济业务、使用虚假票据套取科研经费;严禁在科研经费中报销个人家庭消费支出;严禁虚列、伪造名单,虚报冒领科研劳务性费用;严禁借科研协作之名,将科研经费挪作他用;严禁设立"小金库"。

五、健全管理机制,完善绩效管理办法

14.按规定加强间接费用管理。按照有关科研项目经费管理办法规定提取间接费用的,学校要合理确定项目间接费用标准,以直接提取方式将间接费用纳入学校财务统一管理,并结合实际制定间接费用分配及使用办法。间接费用按照有关规定用于补偿学校、院系为支持科研活动开展而发生的无法在直接费用中列支的相关费用。

15.完善校内科研绩效管理办法。学校要建立以高水平成果、高层次人才为导向的科研绩效评价体系。学校可按有关规定统筹利用科研经费间接费用中的绩效支出、中央高校绩效拨款、学校学费收入等经费渠道,在对科研工作进行绩效考核的基础上,结合科研人员实绩,建立健全鼓励创新、体现实绩的科研绩效管理机制。

六、加强监督检查,落实责任追究制度

16.健全监督检查机制。健全包括审计、监察、财政、科技等部门,主管部门和社会中介机构在内的科研经费监督体系,建立科研项目的财务审计与财务验收制度。学校要将科研经费使用管理纳入内部审计部门的重点审计范围,对全部科研项目实施抽查审计,对重大、重点科研项目开展全过程跟踪审计。

17.推进财务信息公开。学校要建立非涉密项目信息公开和回访制度,在学

校内部公开项目组人员构成、协作单位及人员组成、预算批复、预算调整、经费支出、外拨经费、资产购置等情况。探索建立科研项目经费支出明细、报销票据分级公开制度。实行科研经费审计报告公开,整改情况公开,处理结果公开。

18.落实责任追究制度。有关部门和学校要将专项审计、中期财务检查、财务验收和绩效评价等结果作为项目申请和科研经费预算分配的重要依据。对发生违纪违法问题的单位和个人,按照《财政违法行为处罚处分条例》《事业单位工作人员处分暂行规定》等规定进行严肃处理,依情节轻重给予行政处罚或处分。涉嫌犯罪的,依法移送司法机关追究刑事责任。

各地区可参照本意见精神,采取相应措施,加强地方所属普通高校科研经费管理。

教育部　财政部

2012 年 12 月 17 日

附录 22　　关于印发《国家科技计划(专项、基金等)严重失信行为记录暂行规定》的通知

国科发政〔2016〕97 号

各省、自治区、直辖市及计划单列市科技厅(委、局)、发展改革委、教育厅(委、局)、工业和信息化主管部门、财政厅(局)、农业厅(局)、人力资源社会保障厅(局)、卫生计生委、新闻出版广电局、科协,新疆生产建设兵团科技局、发展改革委、教育局、工业和信息化委、财务局、农业局、人力资源社会保障局、卫生局、人口计生委、新闻出版广电局、科协,国务院有关部门,各有关单位:

为加强科研信用体系建设,净化科研风气,构筑诚实守信的科技创新环境氛围,规范中央财政科技计划(专项、基金等)相关管理工作,保证科技计划和项目目标实现及财政资金安全,推进依法行政,根据国家有关法律法规和政策文件,我们制定了《国家科技计划(专项、基金等)严重失信行为记录暂行规定》。现印发给你们,请遵照执行。

科技部　国家发展改革委　教育部　工业和信息化部　财政部农业部　人力资源社会保障部　国家卫生计生委　新

闻出版广电总局　中科院　社科院　工程院　自然科学基
金会　中国科协　中央军委装备发展部

2016 年 3 月 25 日

国家科技计划（专项、基金等）严重失信行为记录暂行规定

　　第一条　为加强科研信用体系建设，净化科研风气，构筑诚实守信的科技创
新环境氛围，规范中央财政科技计划（专项、基金等）（以下简称科技计划）相关管
理工作，保证科技计划和项目目标实现及财政资金安全，推进依法行政，根据《中
华人民共和国科学技术进步法》、《国务院关于改进加强中央财政科研项目和资
金管理的若干意见》（国发〔2014〕11 号）、《国务院印发关于深化中央财政科技计
划（专项、基金等）管理改革方案的通知》（国发〔2014〕64 号）、《国务院关于印发
社会信用体系建设规划纲要（2014～2020 年）的通知》（国发〔2014〕21 号）和有关
法律法规，制定本规定。

　　第二条　本规定所指严重失信行为是指科研不端、违规、违纪和违法且造成
严重后果和恶劣影响的行为。本规定所指严重失信行为记录，是对经有关部门/
机构查处认定的，科技计划和项目相关责任主体在项目申报、立项、实施、管理、
验收和咨询评审评估等全过程的严重失信行为，按程序进行的客观记录，是科研
信用体系建设的重要组成部分。

　　第三条　严重失信行为记录应当覆盖科技计划、项目管理和实施的相关责
任主体，遵循客观公正、标准统一、分级分类的原则。

　　第四条　本规定的记录对象为在参与科技计划、项目组织管理或实施中存
在严重失信行为的相关责任主体，主要包括有关项目承担人员、咨询评审专家等
自然人，以及项目管理专业机构、项目承担单位、中介服务机构等法人机构。

　　政府工作人员在科技计划和项目管理工作中存在严重失信行为的，依据公
务员法及其相关规定进行处理。

　　第五条　科技部牵头制定严重失信行为记录相关制度规范，会同有关行业
部门、项目管理专业机构，根据科技计划和项目管理职责，负责受其管理或委托
的科技计划和项目相关责任主体的严重失信行为记录管理和结果应用工作。

　　充分发挥科研诚信建设部际联席会议作用，加强与相关部门合作与信息共
享，实施跨部门联合惩戒，形成工作合力。

　　重大事项应当向国家科技计划管理部际联席会议报告。

第六条　实行科技计划和项目相关责任主体的诚信承诺制度,在申请科技计划项目及参与科技计划项目管理和实施前,本规定第四条中所涉及的相关责任主体都应当签署诚信承诺书。

第七条　结合科技计划管理改革工作,逐步推行科研信用记录制度,加强科技计划和项目相关责任主体科研信用管理。

第八条　参与科技计划、项目管理和实施的相关项目承担人员、咨询评审专家等自然人,应当加强自律,按照相关管理规定履职尽责。以下行为属于严重失信行为:

(一)采取贿赂或变相贿赂、造假、故意重复申报等不正当手段获取科技计划和项目承担资格。

(二)项目申报或实施中抄袭他人科研成果,故意侵犯他人知识产权,捏造或篡改科研数据和图表等,违反科研伦理规范。

(三)违反科技计划和项目管理规定,无正当理由不按项目任务书(合同、协议书等)约定执行;擅自超权限调整项目任务或预算安排;科技报告、项目成果等造假。

(四)违反科研资金管理规定,套取、转移、挪用、贪污科研经费,谋取私利。

(五)利用管理、咨询、评审或评估专家身份索贿、受贿;故意违反回避原则;与相关单位或人员恶意串通。

(六)泄露相关秘密或咨询评审信息。

(七)不配合监督检查和评估工作,提供虚假材料,对相关处理意见拒不整改或虚假整改。

(八)其他违法、违反财经纪律、违反项目任务书(合同、协议书等)约定和科研不端行为等情况。

第九条　参与科技计划、项目管理和实施相关项目管理专业机构、项目承担单位以及中介服务机构等法人和机构,应当履行法人管理职责,规范管理。以下行为属于严重失信行为:

(一)采取贿赂或变相贿赂、造假、故意重复申报等不正当手段获取管理、承担科技计划和项目或中介服务资格。

(二)利用管理职能,设租寻租,为本单位、项目申报单位/项目承担单位或项目承担人员谋取不正当利益。

(三)项目管理专业机构违反委托合同约定,不按制度执行或违反制度规定;管理严重失职,所管理的科技计划和项目或相关工作人员存在重大问题。

（四）项目承担单位未履行法人管理和服务职责；包庇、纵容项目承担人员严重失信行为；截留、挤占、挪用、转移科研经费。

（五）中介服务机构违反合同或协议约定，采取造假、串通等不正当竞争手段谋取利益。

（六）不配合监督检查和评估工作，提供虚假材料，对相关处理意见拒不整改或虚假整改。

（七）其他违法、违反财经纪律、违反项目任务书（合同、协议书等）约定等情况。

第十条 对具有本规定第八条、第九条行为的责任主体，且受到以下处理的，纳入严重失信行为记录。

（一）受到刑事处罚或行政处罚并正式公告。

（二）受审计、纪检监察等部门查处并正式通报。

（三）受相关部门和单位在科技计划、项目管理或监督检查中查处并以正式文件发布。

（四）因伪造、篡改、抄袭等严重科研不端行为被国内外公开发行的学术出版刊物撤稿，或被国内外政府奖励评审主办方取消评审和获奖资格并正式通报。

（五）经核实并履行告知程序的其他严重违规违纪行为。

对纪检监察、监督检查等部门已掌握确凿违规违纪问题线索和证据，因客观原因尚未形成正式处理决定的相关责任主体，参照本条款执行。

第十一条 依托国家科技管理信息系统建立严重失信行为数据库。记录信息应当包括：责任主体名称、统一社会信用代码、所涉及的项目名称和编号、违规违纪情形、处理处罚结果及主要责任人、处理单位、处理依据和做出处理决定的时间。

对于责任主体为法人和机构，根据处理决定，记录信息还应包括直接责任人员。

第十二条 对于列入严重失信行为记录的责任主体，按照科技计划和项目管理办法的相关规定，阶段性或永久取消其申请国家科技计划、项目或参与项目实施与管理的资格。同时，在后续科技计划和项目管理工作中，应当充分利用严重失信行为记录信息，对相关责任主体采取如下限制措施：

（一）在科研立项、评审专家遴选、项目管理专业机构确定、科研项目评估、科技奖励评审、间接费用核定、结余资金留用以及基地人才遴选中，将严重失信行为记录作为重要依据。

（二）对纳入严重失信行为记录的相关法人单位，以及违规违纪违法多发、频发，一年内有 2 个及以上相关责任主体被纳入严重失信行为记录管理的法人单位作为项目实施监督的重要对象，加强监督和管理。

第十三条　实行记录名单动态调整机制，对处理处罚期限届满的相关责任主体，及时移出严重失信记录名单。

第十四条　严重失信行为记录名单为科技部、相关部门，项目管理专业机构、监督和评估专业化支撑机构掌握使用，严格执行信息发布、查询、获取和修改的权限。

严重失信行为记录名单及时向责任主体通报，对于责任主体为自然人的还应向其所在法人单位通报。

对行为恶劣、影响较大的严重失信行为按程序向社会公布失信行为记录信息。

第十五条　在本规定暂行实施的基础上，总结经验，完善跨部门联动工作体系，加强与其他社会信用记录衔接，逐步形成国家统一的科研信用制度和管理体系。

第十六条　国家有关法律法规对国家科技计划和项目相关责任主体所涉及的严重失信行为另有规定的，依照其规定执行。

地方科技计划和项目管理可参照执行。

第十七条　本规定自发布之日起实施，由科技部负责解释。

附录 23

教育部关于进一步规范高校科研行为的意见

教监〔2012〕6 号

省、自治区、直辖市教育厅（教委）、新疆生产建设兵团教育局，有关部门（单位）教育司（局），部属各高等学校：

为全面落实科教兴国和人才强国战略，调动和保护高校和科研人员的积极性创造性，维护高校科学研究秩序，营造良好科研氛围，增强高校科研能力，促进教育科技事业科学发展、健康发展，现就规范高校科研行为提出如下意见：

一、规范高校科研行为的总体要求

1. 科学研究是高校的重要职能，科研人员是高校科学发展的重要资源。长期以来,高校科研人员牢记科教兴国和人才强国使命,立足岗位、敬业奉献,为创新型国家建设和高校人才培养、科学研究、社会服务、文化传承创新作出重要贡献。新的历史条件下,大力推动科技创新驱动发展、全面提高高等教育质量,对高校科学研究提出新的更高要求。当前,在高校科研活动中学术失范行为较为严重,贪污、挪用科研经费案件时有发生。进一步规范高校科研行为,维护科研秩序,是一项紧迫任务。

2.规范高校科研行为的总体工作要求是:坚持教育引导、制度规范、监督约束并重的原则,坚持标本兼治、综合治理、惩防并举、注重预防的方针,坚持管理与服务相结合、自律与他律相结合、严格规范科研行为与保护科研人员积极性创造性相结合,切实加强科研行为管理,促进科研人员廉洁从业。

3.高校科研人员开展科研活动的总体要求是:自觉践行社会主义核心价值观,严格遵守国家宪法和法律法规;模范遵循学术规范和科学伦理,坚决抵制学术失范和学术不端行为;大力弘扬科学研究精神,不断增强科技创新能力;严格遵守师德规范,牢固树立服务意识,主动服务经济社会发展。

二、高校科研行为规范的具体内容

4.科研人员申报项目,要坚持实事求是,充分考虑自身研究力量,加强可行性论证,对申报项目的工作基础、研究现状、人员组成等作真实陈述,保证申报项目材料的真实可信。不得隐瞒与项目协作单位以及参与人员的利益关系。不得以任何方式干扰影响项目评审工作。

5.科研人员要在学校指导协助下,按照目标相关性、政策相符性和经济合理性原则,科学、合理、真实地编制科研经费预算,增强预算的前瞻性和可操作性。不得以编造虚假合同、虚列支出项目等手段编报虚假预算。

6.科研人员要严格按照项目合同(任务书)的预期目标和要求,认真完成各项研究任务,严格执行国家保密法规。不得随意变更项目承担单位、项目负责人、研究目标、研究内容、研究进度和执行期、主要研究人员。不得违反规定将科研任务外包、转包他人,利用科研项目为特定关系人谋取私利。不得泄露国家秘密、商业秘密和个人隐私,确保科研项目安全。

7.科研人员要有高度的社会责任感,坚持实事求是的科学精神和严谨认真的治学态度。不得从事危害国家安全、损害社会公共利益、危害人体健康、违反伦理道德等方面的研究。不得抄袭、剽窃、侵占他人研究成果,伪造、篡改科研数据文献。

8.科研人员要严格遵守财经法律法规,坚持科研经费统一管理原则,按照预算批复的支出范围和标准使用经费,提高科研经费使用效益。不得违反规定转拨、转移科研经费,购买与科研活动无关的设备、材料。不得虚构项目支出、使用虚假票据套取科研经费。不得虚列、虚报、冒领科研劳务费,用科研经费报销个人家庭消费支出。不得用科研经费从事投资、办企业等违规经营活动。不得隐匿、私自转让、非法占有学校用科研经费形成的固定资产和无形资产。不得借科研协作之名将科研经费挪作他用。

9.科研人员在学术评价和学术评审活动中,要坚持科学标准,遵循客观、公正原则,如实反映评价对象的质量和水平,若与被评对象存在利益关系,要及时主动说明并回避。不得在学术评价或学术评审活动中徇私舞弊,接受可能影响客观公正的礼金和各种有价证券、支付凭证。不得泄露评审信息,散布不实评审信息,利用评审工作或掌握的评审信息谋取利益,从事不正当交易。

10.项目负责人要模范遵守相关法律法规和规章制度,对项目申报、执行和科研经费使用的合规性、合理性、真实性、相关性负直接责任,在项目申报、实施和结项等环节,主动向管理部门说明与科研活动利益关联和利益冲突情况,自觉接受监督。要加强对所带领科研团队、所承担项目的成员特别是青年人才的教育和管理,做到身体力行、言传身教。

三、建立健全高校科研行为管理机制

11.坚持党管人才的原则,在高校党委的领导下,贯彻落实人才强国战略,把科研人才队伍建设纳入人才工作总体部署,不断完善科研行为管理制度和服务保障机制,激发科研人员的创新创造活力。

12.坚持高校党委对重大科研项目和重大科研经费的监管,强化责任意识,完善责任体系,健全科技资源配置机制、科研活动内控机制。校长要认真履行法人代表责任,指导督促分管科研、财务工作的校领导,加强对科研行为的管理。分管科研、财务工作的校领导要切实担负起对科研活动督促引导和对科研经费监督管理的职责。

13.高校科研、财务等职能部门,要增强管理和服务意识,认真履行监管职能,加强对科研人员的服务、指导、管理、监督,对科研人员申报的合作(外协)项目,要按项目管理规定严格审核把关。学院(系、所、中心、研究院等)作为科研活动基层管理单位,要认真履行对本单位科研行为的监管责任,对项目执行、经费使用等情况予以指导和监督。审计、纪检监察部门要加强对重大科研项目执行、

科研经费使用、科研人员从业行为的监督检查。

14.高校学术委员会、学位评定委员会、学风建设委员会应充分发挥在学术评价、学术发展、学风建设中的重要作用,完善工作规程,积极开展学术规范和科研诚信宣传教育。学校科研机构和学术团队要加强团队管理,完善自我约束、自我管理机制。学校要为学术组织有序有效开展工作提供支持和保障。

15.高校要把教育引导作为规范科研行为、促进科研人员廉洁从业的基础,加强对科研人员职业素养和诚信教育,弘扬良好学风,不断提高科研人员思想政治素质和业务素质。加大违法违纪案件通报力度,加强警示教育、示范教育,增强科研人员廉洁从业意识。建立健全科研人员培训制度,将法律法规、廉洁从业培训纳入教师岗位培训和职业培训之中,完善培训内容,创新培训形式,建立培训档案,增强培训实效。

16.高校要加强科研文化建设,把科研文化建设作为大学文化传承创新的重要动力,大力培育崇尚科学、追求真理的思想理念,包容并蓄、宽松和谐的学术环境,诚实守信、风清气正的文化氛围。

17.高校要建立健全科研人员考核评价体系,建立科研诚信档案制度,及时准确记录科研人员从业行为,将廉洁从业情况纳入对科研人员考核的重要内容,考核结果作为对教学科研人员专业技术职务评聘、奖惩的重要依据。

四、依法惩处高校科研违法违纪行为

18.高校要完善学术不端行为的查处机制,严肃查处科研活动中的违规违纪违法行为。对于违反科研行为规范的,视情节轻重,给予约谈警示、通报批评、暂停项目执行和项目拨款、责令整改、终止项目执行和项目拨款直至限制项目申报资格等处理。构成违纪的,依据《事业单位工作人员处分暂行规定》、《财政违法行为处罚处分条例》,视情节轻重给予警告、记过、降低岗位等级或撤职、开除等处分。涉嫌犯罪的,移送司法机关依法追究其刑事责任。

19.高校各级领导特别是主要负责人,要切实履行对科研人员的服务和科研活动的监管职责,加强服务保障、教育引导、监督管理,确保科研工作健康发展。因未能正确履行监管责任,发生科研人员重大违法违纪问题被依法判处刑罚的,参照《关于实行党政领导干部问责的暂行规定》,追究责任单位和有关领导、管理人员的责任。

教育部

2012 年 12 月 18 日

附录24 教育部关于进一步加强高校科研项目管理的意见

教技〔2012〕14号

各省、自治区、直辖市教育厅(教委)、新疆生产建设兵团教育局,有关部门(单位)教育司(局)、部属各高等学校:

为贯彻党的十八大精神,落实《中共中央 国务院关于深化科技体制改革 加快国家创新体系建设的意见》和《国家中长期教育改革和发展规划纲要(2010～2020年)》要求,充分发挥高校在自身科研管理与监督工作中的主体作用,提高科研管理水平,推动高校科技体制改革,促进高校科研事业健康可持续发展,现就进一步加强高校科研项目管理工作提出如下意见:

一、完善科研管理体系,增强科学管理能力

1.强化学校管理责任。学校是科研项目管理的责任主体,应认真履行法人职责。要转变观念,扭转科研项目管理"重争取、轻管理"的倾向,以保障科研活动健康顺利开展作为科研管理与监督工作的根本出发点和落脚点,坚持申请立项和过程管理并重、服务支撑与管理监督并重的原则,建立健全过程管理制度,完善涵盖校、院(系)、项目负责人的分级管理体制;监督项目严格执行国家管理规定,提供相应支撑服务,组织开展科研管理工作的指导、宣传、培训,加强对各级行政领导科研管理绩效考核。各高校主要负责人要将科研项目管理工作列入学校重要议事日程,高度重视,加强领导,切实做好统筹协调。

2.强化管理部门职责与协同。高校科研项目管理是一项政策性、系统性强的工作,涉及校内多部门。学校要统筹领导,相关部门分工负责,形成多部门协同、分级管理的机制,明确学校科研、财务、人事、资产、档案、纪检监察和审计等职能部门和院(系)以及项目负责人的权责,强化院(系、所)和国家认定的各类研究机构(重点实验室、工程研究中心等)等二级单位管理,加强分工与合作,将责任落到实处,形成"统一领导、协同合作、责任到人"的管理机制。

3.严格规范项目负责人的责权。项目负责人对科研项目实施负有直接责任,要按照国家各级各类科技计划和经费管理的有关规定和项目合同(任务书)要求开展科学研究和使用经费,对项目实施全过程进行科学规范管理。要确保

项目研究的科学性和合理性,经费支出的真实性和规范性,并对科研成果的真实性承担相应责任,自觉接受国家有关部门和学校的监督和检查。

4. 健全科研项目管理制度。学校要在严格遵守国家各级各类科研计划管理规定和相关法律法规基础上,结合纵向和横向科研项目不同特点和管理要求,强化对纵向和横向各类科研项目的管理责任。经费来源性质属于中央或地方财政资金,属于纵向项目,经费来源性质属于社会资金,属于横向项目。对纵向项目要严格按照国家各类计划项目管理办法进行管理,对横向项目要严格按照合同(协议)执行,并纳入学校统一管理,保障国家、学校、委托方和科研人员的合法权益。同时,结合科研管理工作的新形势、新特点和新要求,逐步完善涉及学校科研活动全过程及人财物各方面的管理办法、制度以及科学合理的工作流程,最终形成既有利于充分调动科研人员积极性,又具约束力,界限分明、程序规范、简洁易行、覆盖纵向横向项目的分级分类管理制度体系。

二、加强科研项目全过程管理,保障科研任务顺利实施

5. 组织做好项目申报的指导。学校应面向国家战略和经济社会发展需求,结合自身优势特色,集成校内、校外优势资源,遴选、推荐基础好、水平高且符合相关规定要求的项目申报各级各类科研计划项目。要综合考虑申请人和研究团队科研项目执行能力,加强统筹协调,扭转重申报、轻质量的现象。指导和协助科研人员科学规范地做好项目申请书、经费预算书、合同(协议)等编制和签订工作,完善和规范项目推荐申报程序,确保申报项目研究的质量和材料的真实性。

6. 严格合作(外协)项目的审核把关。学校应结合项目研究任务目标的需要,强化对合作(协议)真实性、可行性和合规性的审核。要对纵向项目的合作(外协)单位资质、履行合作(协议)任务能力、业务相关性、经济合理性等内容进行审核把关。要严格区分和界定校内科研活动与个人公司业务范围,加强对项目负责人和参与人员本人及其亲属或有直接利益关系人员所成立或参与公司承担合作(外协)项目的严格审查,确保关联交易的公允性,项目负责人要主动申明与合作(外协)方的关系,提供相关信息,接受监督。严格防止虚假资源匹配和虚假合作,严禁利用科研项目和国有资产为参与科研项目的个人及其亲属谋取利益,坚决杜绝假借合作名义骗取国家和社会资源。

7. 加强项目研究过程的监督管理。学校要依据项目合同(任务书)的预期目标和要求,督促科研人员按进度完成各项研究内容,了解项目执行进度和进展情况,及时发现和解决研究过程中的困难和问题,确保项目顺利实施。要引导科研

人员合理统筹安排科研与教学活动,将科研优势转化为教学优势,鼓励、支持研究生参与科研项目,加强对研究生参与科研工作的规范管理和指导,注重创新能力培养。

8.严肃纵向项目计划任务的调整。纵向项目合同(任务书)一经批复应认真履行,任务目标原则上不予调整,确需调整并符合国家规定调整范围的,应依据相关管理要求履行有关程序。对于涉及项目实施过程中研究目标、研究内容、研究进度和执行期、主要研究人员、合作单位等重大事项的变更,要组织专家论证,学校严格审核把关,并按照项目组织单位或计划主管部门规定的相关程序、要求办理和执行。防止利用任务调整降低研究目标、水平或造假。对任务调整造成的不良后果,学校和项目负责人要承担相应的责任。

9.严格科研项目经费管理。学校要将各类科研项目经费纳入学校财务统一管理,严格按照国家有关规定、办法要求以及合同(任务书)和预算批复,组织科研人员合理使用科研项目经费。认真做好转拨和外协经费的审核,严格按照相关规定加强对劳务费、间接费用和结存结余经费等的管理,规范预算调整程序,加强对横向项目经费的规范管理,完善科研项目经费支出、报销审核监督制度。

10.切实做好科研项目结题验收工作。学校要按照有关管理办法和项目合同(任务书)要求,及时组织项目负责人做好结题验收准备,认真审核验收材料,保证按期完成结题验收工作。对纵向项目要防止同一科研成果在不同项目验收中重复使用,对横向项目要按照合同约定进行验收。对未能通过验收的项目,学校要加强督促与监管,按照有关管理办法履行相关程序和手续,并采取有效措施,提供相应的帮助和支持。

11.加强科研项目涉密工作的管理。严格执行《科学技术保密规定》等国家相关保密规定,建立完善科研项目和科研成果相关保密工作管理制度,落实保密工作管理责任制,完善保密防护措施,规范涉密信息系统、载体和设备等的管理,加强对从事涉密科研项目的科研人员和学生的管理、教育和培训。在项目申报、立项和验收时,及时提出定密建议。对于泄露国家秘密、商业秘密和个人隐私的,依法追究其法律责任。

12.注重成果与知识产权管理。学校要尊重成果完成人的贡献,积极创造条件,鼓励科研项目成果的保护、转化、应用及申报知识产权。科研项目产生的知识产权归属依据国家法律、法规规定以及科研合同的约定确定。学校要建立健全知识产权申报、转让、使用信息登记制度,保障学校和研究人员的合法权益,不得以任何方式隐匿、私自转让、非法占有或谋取私利。

13. 发挥科研成果的科学普及功能。学校要引导科研人员树立科研项目成果服务社会的意识，积极创造条件，扩大科研项目成果效益，大力推进学校相关科研资源向全社会开放和共享，鼓励科研人员积极面向社会和学生开展科学普及和宣传教育活动，为培养学生科学精神、提升全社会科学素养做出贡献。

三、建立科研服务体系，提高科研项目管理水平

14. 提供项目全过程指导服务。建立形成涵盖立项申报、项目实施、预算执行、结题验收、成果保护及推广应用的全方位科研咨询服务体系，指导科研人员按照相关法律法规开展科研活动、依照预算合理使用经费，确保科研项目执行进度，逐步建立和完善科研管理分级、分类的常态化宣传培训制度，使科研人员熟悉掌握科研管理的相关政策规定。

15. 加强科研服务队伍建设。学校要根据科研工作发展新形势的需要，强化科研管理队伍建设。形成结构和规模合理、专职与辅助相结合的专业化、高素质科研服务队伍，组织和引导院（系）及科研团队设立专职的科研项目服务岗位，配合项目负责人开展科研项目的全过程管理。加强科研服务人员的培训和管理，提升科研管理队伍的政策水平和业务能力。

16. 提高科研项目管理信息化水平。整合现有的科研管理系统，建立全面涵盖科研项目管理相关的项目、人员、设备、经费等信息的管理和共享机制，注重完善各学校信息库的建设，实现校内科研项目实施过程及科研成果的动态监管，提高科研项目管理效率，方便科研和管理服务人员及时了解科研项目的动态信息。

17. 规范科研项目资料档案管理。项目资料档案管理是科研管理过程中一项重要的基础性工作，学校要重视科研项目资料的积累，完备归档工作，按规定对各类档案资料（包括项目技术资料和管理资料等）进行整理、立卷、归档，确保科研项目资料档案的完整性、准确性和系统性。科研项目形成的各类资料要按照国家相关规定，在遵守国家相关保密制度、维护知识产权和保障委托人权益前提下，建立公共查询机制，实现资源共享。

四、优化考核与监督机制，促进科研工作健康发展

18. 创新考核评价机制。学校要充分发挥评价导向作用，正确引导和调动科研人员开展科研工作的积极性，改革评价机制，推行分类评价和开放评价的新机制，建立以创新质量和贡献为导向的科研项目考核、评价和奖励制度，鼓励科研人员面向国家需求，潜心研究，为国家科技事业发展做出更多的创新性贡献。建

立和完善科研绩效档案,并将其作为科研人员年度考核、专业技术职务评聘和项目推荐的重要依据。

19.建立科研诚信档案。学校要加强科研诚信建设,将维护科研诚信、弘扬科学道德作为重要职责,加强组织建设,完善科研诚信相关的科研管理制度建设,健全教育、制度、监督并重的科研诚信体系,建立科研人员科研诚信档案,引导科研人员遵守相关法律法规,恪守科学道德准则,有效遏制科研不端行为。

20.强化监督管理职责。学校要充分发挥监督职能,加强校内监控和相互制约,要根据各类科研项目的研究周期、任务要求和研究特点,有计划地开展科研项目全过程监督检查,对重大科研项目要实行全过程的跟踪审计,强化风险意识,加强预警和防范,提高监管能力。逐步建立项目基本信息和绩效以及违法违规行为等情况的公开、公示制度,接受公众监督。

21.建立有效奖惩制度。学校要研究建立有效的奖惩制度,对于管理成效好、经费管理规范、使用效益高的科研团队和个人予以表彰和奖励,并在项目申报或经费分配等方面加大支持力度。对于项目执行不力、出现违规行为的团队和个人,给予相应的惩处。对于发生学术造假、违纪违法等行为的单位和个人,应按照国家相关规定,给予严肃处理或依法移送司法机关追究刑事责任。对于发现的问题,学校有责任组织调查和按照相关规定进行相应处理。重大问题应及时上报。

高校主管部门对重视程度不够、管理制度不健全、出现重大管理失误的学校,将会商国家相关部门,视情节轻重,采取约谈警示、暂停项目经费拨付、限制项目申报资格等处罚。

各地方、高校应根据本意见要求,结合实际,制定相应实施办法和细则,切实将科研项目管理工作落到实处。

教育部
2012 年 12 月 17 日

附录 25   国务院关于改进加强中央财政
科研项目和资金管理的若干意见

国发〔2014〕11 号

各省、自治区、直辖市人民政府,国务院各部委、各直属机构:

《国家中长期科学和技术发展规划纲要(2006~2020 年)》实施以来,我国财政科技投入快速增长,科研项目和资金管理不断改进,为科技事业发展提供了有力支撑。但也存在项目安排分散重复、管理不够科学透明、资金使用效益亟待提高等突出问题,必须切实加以解决。为深入贯彻党的十八大和十八届二中、三中全会精神,落实创新驱动发展战略,促进科技与经济紧密结合,按照《中共中央国务院关于深化科技体制改革加快国家创新体系建设的意见》(中发〔2012〕6 号)的要求,现就改进加强中央财政民口科研项目和资金管理提出如下意见。

一、改进加强科研项目和资金管理的总体要求

(一)总体目标。

通过深化改革,加快建立适应科技创新规律、统筹协调、职责清晰、科学规范、公开透明、监管有力的科研项目和资金管理机制,使科研项目和资金配置更加聚焦国家经济社会发展重大需求,基础前沿研究、战略高技术研究、社会公益研究和重大共性关键技术研究显著加强,财政资金使用效益明显提升,科研人员的积极性和创造性充分发挥,科技对经济社会发展的支撑引领作用不断增强,为实施创新驱动发展战略提供有力保障。

(二)基本原则。

——坚持遵循规律。把握全球科技和产业变革趋势,立足我国经济社会发展和科技创新实际,遵循科学研究、技术创新和成果转化规律,实行分类管理,提高科研项目和资金管理水平,健全鼓励原始创新、集成创新和引进消化吸收再创新的机制。

——坚持改革创新。推进政府职能转变,发挥好财政科技投入的引导激励作用和市场配置各类创新要素的导向作用。加强管理创新和统筹协调,对科研项目和资金管理各环节进行系统化改革,以改革释放创新活力。

——坚持公正公开。强化科研项目和资金管理信息公开,加强科研诚信建

设和信用管理,着力营造以人为本、公平竞争、充分激发科研人员创新热情的良好环境。

——坚持规范高效。明确科研项目、资金管理和执行各方的职责,优化管理流程,建立健全决策、执行、评价相对分开、互相监督的运行机制,提高管理的科学化、规范化、精细化水平。

二、加强科研项目和资金配置的统筹协调

(三)优化整合各类科技计划(专项、基金等)。科技计划(专项、基金等)的设立,应当根据国家战略需求和科技发展需要,按照政府职能转变和中央与地方合理划分事权的要求,明确各自功能定位、目标和时限。建立各类科技计划(专项、基金等)的绩效评估、动态调整和终止机制。优化整合中央各部门管理的科技计划(专项、基金等),对定位不清、重复交叉、实施效果不好的,要通过撤、并、转等方式进行必要调整和优化。项目主管部门要按照各自职责,围绕科技计划(专项、基金等)功能定位,科学组织安排科研项目,提升项目层次和质量,合理控制项目数量。

(四)建立健全统筹协调与决策机制。科技行政主管部门会同有关部门要充分发挥科技工作重大问题会商与沟通机制的作用,按照国民经济和社会发展规划的部署,加强科技发展优先领域、重点任务、重大项目等的统筹协调,形成年度科技计划(专项、基金等)重点工作安排和部门分工,经国家科技体制改革和创新体系建设领导小组审议通过后,分工落实、协同推进。财政部门要加强科技预算安排的统筹,做好各类科技计划(专项、基金等)年度预算方案的综合平衡。涉及国民经济、社会发展和国家安全的重大科技事项,按程序报国务院决策。

(五)建设国家科技管理信息系统。科技行政主管部门、财政部门会同有关部门和地方在现有各类科技计划(专项、基金等)科研项目数据库基础上,按照统一的数据结构、接口标准和信息安全规范,在 2014 年底前基本建成中央财政科研项目数据库;2015 年底前基本实现与地方科研项目数据资源的互联互通,建成统一的国家科技管理信息系统,并向社会开放服务。

三、实行科研项目分类管理

(六)基础前沿科研项目突出创新导向。基础、前沿类科研项目要立足原始创新,充分尊重专家意见,通过同行评议、公开择优的方式确定研究任务和承担者,激发科研人员的积极性和创造性。引导支持企业增加基础研究投入,与科研

院所、高等学校联合开展基础研究,推动基础研究与应用研究的紧密结合。对优秀人才和团队给予持续支持,加大对青年科研人员的支持力度。项目主管部门要减少项目执行中的检查评价,发挥好学术咨询机构、协会、学会的咨询作用,营造"鼓励探索、宽容失败"的实施环境。

(七)公益性科研项目聚焦重大需求。公益性科研项目要重点解决制约公益性行业发展的重大科技问题,强化需求导向和应用导向。行业主管部门应当充分发挥组织协调作用,提高项目的系统性、针对性和实用性,及时协调解决项目实施中存在的问题,保证项目成果服务社会公益事业发展。加强对基础数据、基础标准、种质资源等工作的稳定支持,为科研提供基础性支撑。

(八)市场导向类项目突出企业主体。明晰政府与市场的边界,充分发挥市场对技术研发方向、路线选择、要素价格、各类创新要素配置的导向作用,政府主要通过制定政策、营造环境,引导企业成为技术创新决策、投入、组织和成果转化的主体。对于政府支持企业开展的产业重大共性关键技术研究等公共科技活动,在立项时要加强对企业资质、研发能力的审核,鼓励产学研协同攻关。对于政府引导企业开展的科研项目,主要由企业提出需求、先行投入和组织研发,政府采用"后补助"及间接投入等方式给予支持,形成主要由市场决定技术创新项目和资金分配、评价成果的机制以及企业主导项目组织实施的机制。

(九)重大项目突出国家目标导向。对于事关国家战略需求和长远发展的重大科研项目,应当集中力量办大事,聚焦攻关重点,设定明确的项目目标和关键节点目标,并在任务书中明确考核指标。项目主管部门主要采取定向择优方式遴选优势单位承担项目,鼓励产学研协同创新,加强项目实施全过程的管理和节点目标考核,探索实行项目专员制和监理制;项目承担单位上级主管部门要切实履行在项目推荐、组织实施和验收等环节的相应职责;项目承担单位要强化主体责任,组织有关单位协同创新,保证项目目标的实现。

四、改进科研项目管理流程

(十)改革项目指南制定和发布机制。项目主管部门要结合科技计划(专项、基金等)的特点,针对不同项目类别和要求编制项目指南,市场导向类项目指南要充分体现产业需求。扩大项目指南编制工作的参与范围,项目指南发布前要充分征求科研单位、企业、相关部门、地方、协会、学会等有关方面意见,并建立由各方参与的项目指南论证机制。项目主管部门每年固定时间发布项目指南,并通过多种方式扩大项目指南知晓范围,鼓励符合条件的科研人员申报项目。自指南发布日到项目申报受理截止日,原则上不少于 50 天,以保证科研人员有充足时间申报项目。

（十一）规范项目立项。项目申请单位应当认真组织项目申报,根据科研工作实际需要选择项目合作单位。项目主管部门要完善公平竞争的项目遴选机制,通过公开择优、定向择优等方式确定项目承担者;要规范立项审查行为,健全立项管理的内部控制制度,对项目申请者及其合作方的资质、科研能力等进行重点审核,加强项目查重,避免一题多报或重复资助,杜绝项目打包和"拉郎配";要规范评审专家行为,提高项目评审质量,推行网络评审和视频答辩评审,合理安排会议答辩评审,视频与会议答辩评审应当录音录像,评审意见应当及时反馈项目申请者。从受理项目申请到反馈立项结果原则上不超过 120 个工作日。要明示项目审批流程,使项目申请者能够及时查询立项工作进展,实现立项过程"可申诉、可查询、可追溯"。

（十二）明确项目过程管理职责。项目承担单位负责项目实施的具体管理。项目主管部门要健全服务机制,积极协调解决项目实施中出现的新情况新问题,针对不同科研项目管理特点组织开展巡视检查或抽查,对项目实施不力的要加强督导,对存在违规行为的要责成项目承担单位限期整改,对问题严重的要暂停项目实施。

（十三）加强项目验收和结题审查。项目完成后,项目承担单位应当及时做好总结,编制项目决算,按时提交验收或结题申请,无特殊原因未按时提出验收申请的,按不通过验收处理。项目主管部门应当及时组织开展验收或结题审查,并严把验收和审查质量。根据不同类型项目,可以采取同行评议、第三方评估、用户测评等方式,依据项目任务书组织验收,将项目验收结果纳入国家科技报告。探索开展重大项目决策、实施、成果转化的后评价。

五、改进科研项目资金管理

（十四）规范项目预算编制。项目申请单位应当按规定科学合理、实事求是地编制项目预算,并对仪器设备购置、合作单位资质及拟外拨资金进行重点说明。相关部门要改进预算编制方法,完善预算编制指南和评估评审工作细则,健全预算评估评审的沟通反馈机制。评估评审工作的重点是项目预算的目标相关性、政策相符性、经济合理性,在评估评审中不得简单按比例核减预算。除以定额补助方式资助的项目外,应当依据科研任务实际需要和财力可能核定项目预算,不得在预算申请前先行设定预算控制额度。劳务费预算应当结合当地实际以及相关人员参与项目的全时工作时间等因素合理编制。

（十五）及时拨付项目资金。项目主管部门要合理控制项目和预算评估评审时间，加强项目立项和预算下达的衔接，及时批复项目和预算。相关部门和单位要按照财政国库管理制度相关规定，结合项目实施和资金使用进度，及时合规办理资金支付。实行部门预算批复前项目资金预拨制度，保证科研任务顺利实施。对于有明确目标的重大项目，按照关键节点任务完成情况进行拨款。

（十六）规范直接费用支出管理。科学界定与项目研究直接相关的支出范围，各类科技计划（专项、基金等）的支出科目和标准原则上应保持一致。调整劳务费开支范围，将项目临时聘用人员的社会保险补助纳入劳务费科目中列支。进一步下放预算调整审批权限，同时严格控制会议费、差旅费、国际合作与交流费，项目实施中发生的三项支出之间可以调剂使用，但不得突破三项支出预算总额。

（十七）完善间接费用和管理费用管理。对实行间接费用管理的项目，间接费用的核定与项目承担单位信用等级挂钩，由项目主管部门直接拨付到项目承担单位。间接费用用于补偿项目承担单位为项目实施所发生的间接成本和绩效支出，项目承担单位应当建立健全间接费用的内部管理办法，合规合理使用间接费用，结合一线科研人员实际贡献公开公正安排绩效支出，体现科研人员价值，充分发挥绩效支出的激励作用。项目承担单位不得在核定的间接费用或管理费用以外再以任何名义在项目资金中重复提取、列支相关费用。

（十八）改进项目结转结余资金管理办法。项目在研期间，年度剩余资金可以结转下一年度继续使用。项目完成任务目标并通过验收，且承担单位信用评价好的，项目结余资金按规定在一定期限内由单位统筹安排用于科研活动的直接支出，并将使用情况报项目主管部门；未通过验收和整改后通过验收的项目，或承担单位信用评价差的，结余资金按原渠道收回。

（十九）完善单位预算管理办法。财政部门按照核定收支、定额或者定项补助、超支不补、结转和结余按规定使用的原则，合理安排科研院所和高等学校等事业单位预算。科研院所和高等学校等事业单位要按照国家规定合理安排人员经费和公用经费，保障单位正常运转。

六、加强科研项目和资金监管

（二十）规范科研项目资金使用行为。科研人员和项目承担单位要依法依规使用项目资金，不得擅自调整外拨资金，不得利用虚假票据套取资金，不得通过编造虚假合同、虚构人员名单等方式虚报冒领劳务费和专家咨询费,不得通过虚构测试化验内容、提高测试化验支出标准等方式违规开支测试化验加工费,不得随意调账变动支出、随意修改记账凭证、以表代账应付财务审计和检查。项目承担单位要建立健全科研和财务管理等相结合的内部控制制度,规范项目资金管理,在职责范围内及时审批项目预算调整事项。对于从中央财政以外渠道获得的项目资金,按照国家有关财务会计制度规定以及相关资金提供方的具体要求管理和使用。

(二十一)改进科研项目资金结算方式。科研院所、高等学校等事业单位承担项目所发生的会议费、差旅费、小额材料费和测试化验加工费等,要按规定实行"公务卡"结算;企业承担的项目,上述支出也应当采用非现金方式结算。项目承担单位对设备费、大宗材料费和测试化验加工费、劳务费、专家咨询费等支出,原则上应当通过银行转账方式结算。

(二十二)完善科研信用管理。建立覆盖指南编制、项目申请、评估评审、立项、执行、验收全过程的科研信用记录制度,由项目主管部门委托专业机构对项目承担单位和科研人员、评估评审专家、中介机构等参与主体进行信用评级,并按信用评级实行分类管理。各项目主管部门应共享信用评价信息。建立"黑名单"制度,将严重不良信用记录者记入"黑名单",阶段性或永久取消其申请中央财政资助项目或参与项目管理的资格。

(二十三)加大对违规行为的惩处力度。建立完善覆盖项目决策、管理、实施主体的逐级考核问责机制。有关部门要加强科研项目和资金监管工作,严肃处理违规行为,按规定采取通报批评、暂停项目拨款、终止项目执行、追回已拨项目资金、取消项目承担者一定期限内项目申报资格等措施,涉及违法的移交司法机关处理,并将有关结果向社会公开。建立责任倒查制度,针对出现的问题倒查项目主管部门相关人员的履职尽责和廉洁自律情况,经查实存在问题的依法依规严肃处理。

七、加强相关制度建设

(二十四)建立健全信息公开制度。除涉密及法律法规另有规定外,项目主管部门应当按规定向社会公开科研项目的立项信息、验收结果和资金安排情况等,接受社会监督。项目承担单位应当在单位内部公开项目立项、主要研究人员、资金使用、大型仪器设备购置以及项目研究成果等情况,接受内部监督。

(二十五)建立国家科技报告制度。科技行政主管部门要会同有关部门制定科技报告的标准和规范,建立国家科技报告共享服务平台,实现国家科技资源持续积累、完整保存和开放共享。对中央财政资金支持的科研项目,项目承担者必须按规定提交科技报告,科技报告提交和共享情况作为对其后续支持的重要依据。

(二十六)**改进专家遴选制度。**充分发挥专家咨询作用,项目评估评审应当以同行专家为主,吸收海外高水平专家参与,评估评审专家中一线科研人员的比例应当达到75％左右。扩大企业专家参与市场导向类项目评估评审的比重。推动学术咨询机构、协会、学会等更多参与项目评估评审工作。建立专家数据库,实行评估评审专家轮换、调整机制和回避制度。对采用视频或会议方式评审的,公布专家名单,强化专家自律,接受同行质询和社会监督;对采用通讯方式评审的,评审前专家名单严格保密,保证评审公正性。

(二十七)**完善激发创新创造活力的相关制度和政策。**完善科研人员收入分配政策,健全与岗位职责、工作业绩、实际贡献紧密联系的分配激励机制。健全科技人才流动机制,鼓励科研院所、高等学校与企业创新人才双向交流,完善兼职兼薪管理政策。加快推进事业单位科技成果使用、处置和收益管理改革,完善和落实促进科研人员成果转化的收益分配政策。加强知识产权运用和保护,落实激励科技创新的税收政策,推进科技评价和奖励制度改革,制定导向明确、激励约束并重的评价标准,充分调动项目承担单位和科研人员的积极性创造性。

八、明确和落实各方管理责任

(二十八)**项目承担单位要强化法人责任。**项目承担单位是科研项目实施和资金管理使用的责任主体,要切实履行在项目申请、组织实施、验收和资金使用等方面的管理职责,加强支撑服务条件建设,提高对科研人员的服务水平,建立常态化的自查自纠机制,严肃处理本单位出现的违规行为。科研人员要弘扬科学精神,恪守科研诚信,强化责任意识,严格遵守科研项目和资金管理的各项规定,自觉接受有关方面的监督。

(二十九)**有关部门要落实管理和服务责任。**科技行政主管部门要会同有关部门根据本意见精神制定科技工作重大问题会商与沟通的工作规则;项目主管部门和财政部门要制定或修订各类科技计划(专项、基金等)管理制度。各有关部门要建立健全本部门内部控制和监管体系,加强对所属单位科研项目和资金管理内部制度的审查;督促指导项目承担单位和科研人员依法合规开展科研活动,做好经常性的政策宣传、培训和科研项目实施中的服务工作。各地区要参照本意见,制定加强本地财政科研项目和资金管理的办法。

国务院

2014 年 3 月 3 日

参考文献

[1] 教育部科学技术委员会学风建设委员会.高等学校科学技术学术规范指南[M].北京:中国人民大学出版社,2010.

[2] 教育部科学技术委员会学风建设委员会.高等学校科学技术学术规范指南(第二版)[M].北京:中国人民大学出版社,2017.

[3] 胡阿祥,颜岸青.历史学学术规范与方法论研究[M].南京:南京大学出版社,2018.

[4] 叶继元.学术规范通论[M].2版.上海:华东师范大学出版社,2017.

[5] 顾黔.语言学学术规范与方法论研究[M].南京:南京大学出版社,2018.

[6] 刘伟.政治学学术规范与方法论研究[M].南京:南京大学出版社,2017.

[7] 王建华.学科、学科制度、学科建制与学科建设[J].江苏高教,2003(3):54-56.

[8] 顾黔.语言学学术规范与方法论研究[M].江苏:南京大学出版社2018.

[8] 杨萍.高校学术道德与学术诚信体系建设研究[M].成都:西南财经大学出版社,2015.

[10] 马智.医学图书与论文写作编辑手册[M].长春:世界图书出版公司,2019.

[11] 中华中医药学会.中医药期刊编排规范[M].北京:中国中医药出版社,2017.

[12] 中华中医药学会.中医古籍整理规范[M].北京:中国中医药出版社,2012.

[13] 林琳,姜永茂,李英华.医学期刊编辑出版伦理规范[M].北京:人民卫

生出版社,2018.

[14]舒鸿飞.中医写作入门[M].上海:上海浦江教育出版社,2014.

[15]中医药编辑手册.国家中医药管理局"编辑规范课题组"[M].北京:中国中医药出版社,2007.

[16]范越,张海洋,刘明.中医英译与英文论文写作[M].北京:中国中医药出版社,2017.

[17]孟建宇.中医药文献检索策略探讨[J].山东中医药大学学报,2014,38(2):120-121.

[18]陆施婷,陈清光,徐佩英,等.名老中医经验传承模式研究概述[J].中华中医药杂志,2017,32(8):3269-3631.

[19]中华人民共和国国家质量监督检验检疫总局:中国国家标准化管理委员会.学位论文编写规则:GB/T 7713.1—2006[S].北京:中国标准出版社,2017.

[20]中华人民共和国国家质量监督检验检疫总局:中国国家标准化管理委员会.文后参考文献著录规则:GB/T 7714—2005[S].北京:中国标准出版社,2015.

[21]中华人民共和国国家质量监督检验检疫总局:中国国家标准化管理委员会.文献型与文献载体代码:GB/T 3469—1983[S].北京:中国标准出版社,1983.

[22]《北京中医药大学研究生学位论文规定(试行)(京中校发〔2019〕6号)》

[23]《南京中医药大学研究生学位论文基本要求及格式规范(征求意见稿)》

[24]《天津中医药大学研究生学位论文撰写与印制要求》